全国高等医学院校规划教材

配套学习辅导系列

（供医疗、护理及相关医学专业本科、高职高专及成人教育等层次用）

生理学精要与习题

主　编　许继德　李建华　胡景鑫

副主编　董　顾　李　何　刘筱蔼

　　　　涂永生　颜建云

编　委　（以姓氏笔画为序）

　　　　卢佳怡　白洪波　刘国辉

　　　　刘筱蔼　许继德　李　何

　　　　李建华　胡景鑫　涂永生

　　　　彭妙茹　董　顾　颜建云

科学出版社

北　京

内 容 简 介

　　本书是与最新版规划教材紧密配套的医学院校专业基础课——生理学辅导教材。全书共 12 章。每章有生理学精要与生理学习题两部分内容。精要是授课教师于课堂上讲授的内容,对学生课后学习和学生解答生理学习题具有指导意义。生理学习题有 A 型题、B 型题、X 型题、名词解释、简答题和论述题,每题均有参考答案。

　　本书可作为本(专)科生(包括成人教育学生)期末考试、硕士研究生入学、各种国家级和省级的生理学考试的考生学习和应考用书。

图书在版编目(CIP)数据

生理学精要与习题 / 许继德,李建华,胡景鑫主编. 北京:科学出版社,2007.4

(全国高等医学院校规划教材配套学习辅导系列)

ISBN　978-7-03-018814-4

Ⅰ.生…　Ⅱ.①许…②李…③胡…　Ⅲ.人体生理学-医学院校-教学参考资料　Ⅳ.R33

中国版本图书馆 CIP 数据核字(2007)第 046882 号

责任编制:裴中惠 / 责任校对:邹慧卿
责任印制:徐晓晨 / 封面设计:黄　超

科 学 出 版 社 出版
北京东黄城根北街 16 号
邮政编码:100717
http://www.sciencep.com

北京东华虎彩印刷有限公司 印刷

科学出版社发行　各地新华书店经销

*

2007 年 4 月第 一 版　　开本:787×1092　1/16
2016 年 7 月第三次印刷　　印张:16 1/2
字数:389 000

定价:45.00 元

(如有印装质量问题,我社负责调换)

前　言

　　本书是高等医科院校专业基础课——生理学辅导教材。本书主要以最新版规划教材为蓝本编写。

　　全书共 12 章,每章内容分为两部分:第一部分为生理学精要。精要内容是授课教师依据教学大纲,于课堂上讲授的内容。在医学院校,因生理学教材内容繁多,课时有限,教师不可能将教材内容全部讲授,只能在基本知识的基础上,突出重点,讲清难点。精要内容是生理学精华所在。精要对学生课后学习及学生解答生理学习题均具有指导意义。第二部分为生理学习题,与生理学精要对应。包括目前为各医学院校、各政府部门生理学考试所采用的常用类型的试题,其中有 A 型题、B 型题、X 型题、名词解释、简答题和论述题,每题均有参考答案。

　　本书可作为本(专)科生(包括成人教育学生)期末考试、硕士研究生入学、各种国家级和省级组织的生理学考试的考生学习和应考用书。

　　诚恳地希望读者对本书不妥之处给予批评指正。

编　者

2006 年 12 月 10 日于广州

目　　录

第一章 绪 论

学习要求

1. 掌握 内环境和稳态的定义;神经调节、体液调节和自身调节的概念;反馈控制系统(负反馈控制系统、正反馈控制系统)。
2. 熟悉 生理学定义和生理学的任务;生理学与医学的关系;非自动控制系统;前馈控制系统。
3. 了解 生理学研究的不同水平。

第一节 生理学的研究对象和任务

一、生理学的任务

生理学(physiology)

概念:研究生物机体功能活动(生命活动)规律的一门科学。

任务:研究功能和功能活动发生的机制、产生条件和内外环境对其影响。

生理学是医学的一门重要的基础课程。

二、生理学研究的三个水平

(一) 细胞和分子水平

以细胞和构成细胞的分子为研究对象,如研究细胞的跨膜信号转导、细胞生物电活动以及肌细胞收缩机制等。

(二) 器官和系统水平

研究各器官和系统功能活动的过程、机制以及各种因素对它们的影响。

(三) 整体水平

以完整的机体为研究对象,研究不同生理条件下,机体各系统之间的协调活动以及机体与外环境相适应的规律和机制。

第二节 机体的内环境与稳态

体内的液体称体液,在成人约占体重的60%。其中约占体重40%的液体分布在细胞内,称为细胞内液;约占体重20%的液体分布在细胞外(其中血浆占5%,组织液占15%),称为细胞外液。人体的绝大多数细胞浸浴在细胞外液之中,细胞外液是细胞直接接触的环境。

内环境(internal environment):细胞直接生活的液体环境,即细胞外液。

稳态(homeostasis):内环境理化性质保持相对稳定的状态。

内环境的稳态是指在正常生理情况下内环境的理化因素,如渗透压、酸碱度、各种化学成分和温度等经常保持相对稳定。内环境的理化因素不是静止不变的,由于细胞新陈代谢不断地与内环境进行物质交换,如不断地从内环境中摄取 O_2 和营养物质,不断地排出代谢产物,因此也就不断地扰乱或破坏内环境稳态。此外,外环境因素的改变也可影响内环境的稳态。内环境理化性质如何保持相对稳定? 实际上,体内各组织和器官不断地从不同方面来维持内环境稳态。如:通过呼吸活动补充 O_2 和排出 CO_2;通过消化器官消化吸收补充营养物质;通过泌尿器官生成和排出尿和代谢产物等。

内环境的稳态是细胞维持正常生理功能的必要条件,也是机体维持正常生命活动的必要条件。

第三节 机体生理功能的调节

一、神 经 调 节

通过神经系统进行的调节方式称为神经调节(nervous regulation)。神经调节的基本方式是反射。反射是指在中枢神经系统参与下,机体对刺激产生的规律性反应。如角膜反射、膝跳反射、屈肌反射等。完成反射的结构基础是反射弧。

二、体 液 调 节

体液调节(humoral regulation)是指体内产生的一些特殊化学物质通过体液途径对某些细胞或组织器官的活动进行的调节过程。如胰岛素维持血糖浓度稳定的作用。体液调节作用的方式有远距分泌、旁分泌、自分泌和神经分泌。

三、自 身 调 节

自身调节(autoregulation)是指细胞或组织器官不依赖神经和体液而自身对刺激产生适应性反应。如肾血流量的自身调节。

第四节 体内的控制系统

一、非自动控制系统

在人体生理功能的调节中,非自动控制系统的控制极少见。

二、反馈控制系统

负反馈(negative feedback):反馈信息与控制信息作用方向相反,起减弱或矫正控制部分活动的反馈。负反馈普遍存在于机体各种功能调节过程中,是维持机体内环境稳态的重要控制机制。如颈动脉窦和主动脉弓压力感受性反射(减压反射)。

正反馈(positive feedback):反馈信息与控制信息作用方向相同,起加强或促进控制部分活动的反馈。其意义是使某些生理过程得到加强。如排尿反射、血液凝固和分娩。

三、前馈控制系统

概念:通过预先监测,在输出变量尚未改变之前,改变控制系统的活动,保持输出变量稳定。其意义是使机体反应具有预见性和超前性,能够提前做出适应性反应。如运动前呼吸和心率加快。

(许继德)

习 题

一、选择题

A 型题

1. 生理学是
   - A. 动物学的分支
   - B. 植物学的分支
   - C. 生物学的分支
   - D. 病理学的分支
   - E. 解剖学的分支

2. 人体生理学是研究
   - A. 人体物理变化的规律
   - B. 人体化学变化的规律
   - C. 正常人体功能活动的规律
   - D. 异常人体功能活动的规律
   - E. 人体与环境之间的关系

3. 内环境的稳态指
   - A. 维持细胞外液理化性质保持不变
   - B. 维持细胞内液理化性质保持不变
   - C. 维持细胞内液化学成分相对恒定
   - D. 维持细胞内液理化性质相对恒定
   - E. 维持细胞外液理化性质相对恒定

4. 机体中细胞生活的内环境指
   - A. 细胞外液
   - B. 细胞内液
   - C. 脑脊液
   - D. 组织液
   - E. 血浆

5. 维持内环境稳态的重要调节方式是
   - A. 体液调节
   - B. 自身调节
   - C. 正反馈调节
   - D. 负反馈调节
   - E. 前馈控制

6. 神经调节的基本方式是
   - A. 反射
   - B. 非条件反射
   - C. 条件反射
   - D. 反馈
   - E. 前馈

7. 反射弧效应器的主要功能是
   - A. 接受刺激
   - B. 整合分析信息
   - C. 产生反应
   - D. 传导信息
   - E. 接受刺激与产生反应

8. 在寒冷环境中,甲状腺激素分泌增多是由于
   - A. 神经调节
   - B. 体液调节
   - C. 自身调节
   - D. 旁分泌调节
   - E. 神经-体液调节

9. 胰岛 B 细胞分泌的胰岛素具有降低血糖作用,主要是通过
   - A. 神经调节
   - B. 体液调节
   - C. 正反馈
   - D. 前馈
   - E. 自身调节

10. 在下列各种情况中,属于自身调节的是
    - A. 血糖水平维持相对恒定
    - B. 血液 pH 维持相对恒定

　　C. 体温维持相对恒定　　　　　　　　　　D. 全身血压维持相对恒定

　　E. 当平均动脉压在一定范围内变化时,肾血流量维持相对恒定

11. 心肌的初长度对收缩力量的调节作用属于

　　A. 局部神经调节　　　　B. 体液中 ATP 的作用　　　C. 等长自身调节

　　D. 异长自身调节　　　　E. 正反馈调节

12. 下列生理过程中,属于负反馈调节的是

　　A. 排尿反射　　　　　　B. 分娩过程　　　　　　　C. 血液凝固

　　D. 减压反射　　　　　　E. 动作电位去极化期的 Na^+ 内流

13. 下列关于负反馈调节的叙述,错误的是

　　A. 是一个闭环系统　　　　　　　　　　B. 与神经调节和体液调节无关

　　C. 反馈信息与控制信息的作用性质相反　　D. 反馈信号能减弱控制部分的活动

　　E. 是维持内环境稳态的重要调节形式

14. 下列反射中存在正反馈调节的是

　　A. 腱反射　　B. 肺牵张反射　　C. 减压反射　　D. 排尿反射　　E. 屈肌反射

15. 下列生理过程中,属于正反馈调节的是

　　A. 体温调节　　　　　　B. 排尿反射　　　　　　　C. 肺牵张反射

　　D. 血糖浓度的调节　　　E. 减压反射

16. 正反馈调节的作用是使

　　A. 人体血压稳定

　　B. 人体体液理化特性相对稳定

　　C. 人体活动按某一固定程序进行,达到某一特定目标

　　D. 体内激素水平不致过高

　　E. 体温保持相对稳定

17. 通过条件反射方式发动体温调节的是

　　A. 稳态　　　B. 正反馈　　　C. 负反馈　　　D. 前馈　　　E. 神经调节

B 型题

　　A. 传出神经　　B. 效应器　　C. 感受器　　D. 反射中枢　　E. 传入神经

1. 心迷走神经和心交感神经属于

2. 平滑肌和心肌属于

3. 皮肤黏膜的游离神经末梢属于

4. 肌梭属于

5. 躯体运动神经属于

6. 窦神经和主动脉神经在减压反射中属于

　　A. 正反馈　　　B. 负反馈　　　C. 前馈　　　D. 非自动控制　　E. 自身调节

7. 分娩过程是

8. 血液凝固过程是

9. 食物进入口腔前的唾液分泌是

X 型题

1. 下列关于稳态的描述,正确的是
   A. 维持内环境理化性质相对恒定的状态,称为稳态
   B. 稳态是机体的各种调节机制维持的一种动态平衡状态
   C. 负反馈调节是维持内环境稳态的重要途径
   D. 稳态是指内环境理化性质静止不变
   E. 稳态是维持细胞正常功能的必要条件

2. 反射弧的组成部分是
   A. 感受器　　　B. 效应器　　　C. 传入神经　　　D. 传出神经　　　E. 反射中枢

3. 下列情况中,不属于自身调节的是
   A. 一定范围内心肌纤维初长度愈长,收缩强度愈大
   B. 人过度通气后,呼吸暂停
   C. 动脉血压升高时,肾血流量相对稳定
   D. 血浆 pH 上升时,尿中 H^+ 排出减少
   E. 人在寒冷气候中出现寒战

4. 正反馈调节的特点是
   A. 破坏原先的平衡状态　　　　　　　　　B. 能使整个系统处于再生状态
   C. 体内的控制系统绝大多数都是正反馈控制系统　　D. 在病理情况下出现较多
   E. 是一个开环系统

5. 下列生理过程属于正反馈的有
   A. 排尿　B. 血压相对恒定的维持　C. 分娩过程　D. 凝血过程　E. 骨骼肌的收缩

二、名词解释

1. 内环境(internal environment)　　　　2. 稳态(homeostasis)
3. 负反馈(negative feedback)　　　　　　4. 正反馈(positive feedback)

三、简答题

1. 内环境稳态有何生理意义?
2. 负反馈调节有何生理意义?
3. 前馈有何生理意义?

参考答案

一、选择题

A 型题

1. C　2. C　3. E　4. A　5. D　6. A　7. C　8. E　9. B　10. E　11. D　12. D　13. B
14. D　15. B　16. C　17. D

B 型题

1. A　2. B　3. C　4. C　5. A　6. E　7. A　8. A　9. C

X 型题

1. ABCE　2. ABCDE　3. BDE　4. ABD　5. ACD

二、名词解释

1. 内环境：指细胞直接生活的环境，即细胞外液。
2. 稳态：内环境理化性质保持相对稳定的状态称为稳态。
3. 负反馈：反馈信息对控制部分产生抑制，使其活动减弱的反馈。
4. 正反馈：反馈信息使控制部分活动加强，起加强控制信息作用的反馈。

三、简答题

1. 内环境稳态对保证生命活动正常进行具有重要意义：提供机体细胞生命活动必要的各种理化条件，使细胞各种酶促反应和生理功能正常进行；为细胞新陈代谢提供各种营养物质，并通过循环系统运走细胞的代谢产物，保证了细胞新陈代谢的正常进行。

2. 负反馈调节在机体内普遍存在，是维持内环境稳态的重要调节方式。机体多数生理功能的调节是通过负反馈调节实现的。例如，体内多种激素正常水平的维持、人体正常血压相对稳定的调节等。负反馈调节的生理意义在于使某种生理功能保持相对稳定。

3. 前馈使控制部分输出变量在出现偏差前就得到了纠正，能及时调节受控部分的活动，使受控部分的活动更加准确、稳定、适时和适度。前馈能避免负反馈调节的被动性和反应的滞后及波动性，更好地参与稳态的维持。前馈控制系统可使机体的反应具有一定的超前性和预见性。

（许继德）

第二章　细胞的基本功能

学习要求

1. 掌握　物质的跨膜转运形式;G蛋白偶联受体介导的信号转导;静息电位及其产生机制;动作电位及其产生机制;组织的兴奋和兴奋性;骨骼肌神经-肌肉接头处的兴奋传递;横纹肌的收缩机制;横纹肌的兴奋-收缩偶联;影响横纹肌收缩效能的因素。

2. 熟悉　跨膜信号转导概念的提出;离子通道受体介导的信号转导;酶偶联受体介导的信号转导。

3. 了解　细胞膜的结构概述;平滑肌。

第一节　细胞膜的结构和物质转运功能

一、细胞膜的结构概述

细胞膜主要由脂质、蛋白质和糖类组成。

液态镶嵌模型(fluid mosaic model):细胞膜以液态脂质双分子层为基架,其中镶嵌着许多不同结构和功能的蛋白质。

二、物质的跨膜转运

(一)单纯扩散

脂溶性物质由高浓度侧向低浓度侧的净移动,如体内的 O_2 和 CO_2 的转运。

(二)膜蛋白介导的跨膜转运

不溶于脂或脂溶性甚小的物质在膜蛋白质"帮助"下,由高浓度侧向低浓度侧的转运。

1. 经载体易化扩散(facilitated diffusion via carrier)　载体介导的易化扩散:物质与载体蛋白的位点结合,引起后者变构将物质移向低浓度侧。如葡萄糖和氨基酸的转运等。

特点:①顺浓度梯度;②饱和现象;③结构特异性;④竞争性抑制。

2. 经通道易化扩散(facilitated diffusion via ion channel)　通道蛋白受化学因素、电和机械等刺激而导致通道开放,带电离子经通道顺电-化学梯度移动。通道有开放和关闭两种状态,并由"闸门"控制。离子通道有明显的离子选择性,每种通道只对一种或几种离子有较高的通透能力,对其他离子则不易或不能通过。根据离子选择性不同,通道可分为钠通道、钾通道和钙通道等。

3. 原发性主动转运　通过细胞本身耗能过程,将物质(通常是带电离子)逆浓度梯度或电位梯度进行跨膜转运的过程。

钠-钾泵(sodium-potassium pump)简称钠泵,也称 Na^+,K^+-ATP 酶。当膜内 Na^+ 浓度或膜外 K^+ 浓度升高时均可激活钠泵,钠泵每分解 1 分子 ATP 可将 3 个 Na^+ 移出胞外,同时将 2 个 K^+ 移入胞内。

细胞代谢能量的 1/3 以上用于维持钠泵活动。

钠泵活动的意义:①使细胞内高 K^+,利于细胞代谢活动;②建立 Na^+、K^+ 浓度势能储备,而其是产生生物电的基础;③防止 Na^+ 和与 Na^+ 相伴随的水过多进入细胞,以维持细胞的正常渗透压和形态;④维持细胞内 pH 稳定;⑤Na^+ 浓度势能是 Na^+-Ca^{2+} 交换动力;⑥生电作用;⑦Na^+ 浓度势能也可用于非离子物质的主动转运(继发性主动转运)。

4. 继发性主动转运 如葡萄糖在小肠黏膜的吸收。葡萄糖在小肠黏膜的吸收是通过位于肠黏膜上皮细胞的顶端膜区的 Na^+-葡萄糖同向转运体(Na^+-glucose symporter),利用 Na^+ 的浓度势能,将肠腔中的 Na^+ 和葡萄糖分子一起转运至上皮细胞内。

(三)出胞和入胞

出胞是指胞质内的大分子物质以分泌囊泡的形式排出细胞的过程。

入胞是指大分子物质或物质团块(细菌、细胞碎片等)借助于与细胞膜形成吞噬泡或吞饮泡的方式进入细胞的过程,并分别称为吞噬和吞饮。

第二节 细胞的跨膜信号转导

跨膜信号转导概念:细胞外的信号物质(激素、递质、细胞因子等)作用于细胞膜表面的受体或起受体样作用的蛋白质,将胞外信号分子所携带的信号传到细胞内的过程。

一、G蛋白偶联受体介导的信号转导

(一)参与 G 蛋白偶联受体跨膜信号转导的信号分子

1. G 蛋白偶联受体 G 蛋白偶联受体也称促代谢型受体。包括肾上腺素能 α 和 β 受体、ACh 受体等近 1000 种。每种受体都是由一条 7 次穿膜的肽链构成,因此又称为 7 次跨膜受体。

2. G 蛋白 鸟苷酸结合蛋白,由 α、β 和 γ 三个亚单位组成。α 亚单位同时具有结合 GTP 或 GDP 的能力和 GTP 酶活性。

3. G 蛋白效应器 G 蛋白效应器主要指催化生成(或分解)第二信使的酶。主要有腺苷酸环化酶(adenylyl cyclase,AC)、磷脂酶 C(phospholipase C,PLC)、磷脂酶 A_2(phospholipase A_2,PLA_2)、鸟苷酸环化酶(guanylyl cyclase,GC)和磷酸二酯酶(phosphodiesterase,PDE)。

4. 第二信使 指激素、递质和细胞因子等信号分子(第一信使)作用于细胞膜后产生的细胞内信号分子,它们把细胞外信号分子携带的信息转入胞内。重要的第二信使有:环-磷酸腺苷(cyclic adenosine monophosphate,cAMP)、三磷酸肌醇(inositol triphosphate,IP_3)、二酰甘油(diacylglycerol,DG)、环-磷酸鸟苷(cyclic guanosine monophosphate,cGMP)和 Ca^{2+} 等。

(二)G 蛋白偶联受体介导的信号转导过程

胞外信号分子(第一信使)→G 蛋白偶联受体→活化的受体→与 α 亚单位结合并使之发生构象变化→α 亚单位与 GDP 解离并与胞质中 GTP 结合→形成激活型 G 蛋白→α 亚单位与 β-γ 亚单位分离并与活化受体解离→形成 α 亚单位 GTP 与 β-γ 亚单位两部分→G 蛋

白效应器→第二信使增加或减少→功能效应。

（三）G 蛋白偶联受体介导的信号转导的主要途径

1. 受体-G 蛋白-腺苷酸环化酶途径。

2. 受体-G 蛋白-磷脂酶 C 途径。

二、离子通道受体介导的信号转导

1. 化学门控通道（如 N_2 型 ACh 受体）　离子跨膜转运,并实现化学信号跨膜转导。例如:ACh→终板膜上 ACh 受体结合→受体构象变化和通道开放→Na^+、K^+ 经通道跨膜流动→产生终板电位→骨骼肌细胞动作电位→骨骼肌收缩。

2. 电压门控通道　动作电位发生→心肌细胞 T 管去极化激活 L 型 Ca^{2+} 通道→Ca^{2+} 内流(作为第二信使)→进一步激活肌质网的钙释放通道→胞内 Ca^{2+} 浓度升高→心肌收缩。

3. 机械门控通道　对血管壁的牵张(血压升高)→激活平滑肌细胞的机械门控离子通道→Ca^{2+} 内流→血管收缩。

三、酶偶联受体介导的信号转导

（一）酪氨酸激酶受体

胰岛素、生长因子(表皮生长因子、神经生长因子和血小板源生长因子等)→酪氨酸激酶受体结合→分子构象改变→胞质侧酶活性部位活化或对胞质酪氨酸激酶的结合和激活→细胞核内基因转录过程改变。

（二）鸟苷酸环化酶受体

心房钠尿肽→鸟苷酸环化酶受体→激活鸟苷酸环化酶→胞质内三磷酸鸟苷环化生成环−磷酸鸟苷→结合并激活依赖环−磷酸鸟苷的蛋白激酶 G →对底物蛋白磷酸化实现信号转导。

第三节　细胞的生物电现象

一、静息电位及其产生机制

（一）细胞的静息电位

静息电位(resting potential,RP):指细胞在未受刺激时存在于细胞膜内外两侧的电位差,又称跨膜静息电位。

1. RP 数值:$-100 \sim -10$mV。

骨骼肌细胞:-90mV。

神经细胞:-70mV。

平滑肌细胞:-55mV。

红细胞:-10mV。

2. 概念

极化:静息电位存在时,膜电位外正内负的状态。

超极化:静息电位增大。

去极化(除极化):静息电位减小。

反极化:膜两侧电位发生倒转,膜外带负电,膜内带正电。

超射:膜电位高于零电位的部分。

复极化:膜去极化后再向静息电位方向恢复的过程。

(二)静息电位产生的机制

1. 静息电位产生的条件 ①细胞内外 K^+ 的分布不均衡,细胞内 K^+ 浓度高于细胞外 K^+ 浓度;②安静状态下细胞膜主要对 K^+ 有通透性。

2. 静息电位产生的机制 安静状态下,K^+ 向细胞膜外扩散,膜内带负电荷的蛋白质因膜对其不通透而留在细胞内,K^+ 向细胞膜外扩散使膜内电位变负而膜外变正。这个外正内负的电场力将阻止 K^+ 继续向膜外扩散,当促使 K^+ 外流的驱动力(K^+ 浓度差)与阻止 K^+ 外流的阻力(K^+ 外流所形成的电场力)达到平衡时,膜对 K^+ 的净通量为零,于是 K^+ 不再向膜外扩散,此时膜两侧的电位差稳定于某一数值不变,此电位差称为 K^+ 平衡电位即静息电位。

影响静息电位水平的主要因素有:①膜内外 K^+ 浓度;②膜对 Na^+、K^+ 的相对通透性;③Na^+-K^+ 泵活动水平。

二、动作电位及其产生机制

(一)细胞的动作电位

1. 动作电位(action potential, AP) 细胞在受到一个阈刺激或阈上刺激时,膜电位在静息电位基础上发生的一过性波动。

2. 动作电位产生机制

去极相(上升支):刺激→Na^+ 通道开放(膜对 Na^+ 通透性↑)→Na^+ 在电-化学驱动力作用下→Na^+ 内流→膜去极化→当内流的 Na^+ 在膜内形成的正电位足以阻止 Na^+ 的净移入时为止→Na^+ 平衡电位(超射)。

复极相(下降支):Na^+ 通道很快失活,Na^+ 通透性迅速↓,K^+ 通道激活和 K^+ 外流,膜内电位向负值恢复达到原先静息水平。

小结:神经动作电位的去极是 Na^+ 内流引起,复极是 K^+ 外流引起,锋电位是动作电位的主要成分。

3. 单一细胞动作电位的特点

(1)"全或无"性质:动作电位一旦产生,其幅度就达到一定的数值,不会因刺激的增强而随之增大。

(2)不衰减性传导:动作电位一旦在细胞膜某一部位产生,会立即向整个细胞膜传布,其幅度不会因传布距离的增加而减小。

4. 膜片钳技术

基本原理:微吸管接触胞膜和抽吸→高阻封接(膜片与胞膜其他部位电学隔离)→记录经一个或少数几个通道的离子电流并进行通道功能的分析。

5. 动作电位的引起

阈电位(threshold potential,TP):能使 Na^+ 通道突然大量开放产生动作电位的临界膜电位数值。阈电位一般较静息电位小 10~20mV(绝对值)。

局部反应(兴奋):指阈下刺激引起少量 Na^+ 通道开放所产生的、较小的局部去极化电位。

特征:非"全或无"式电位,随刺激强度加大而增大;电位幅度小呈衰减性传导(电紧张性扩布,影响邻近膜的兴奋性);可产生总和(时间和空间总和)而使膜去极达阈电位而兴奋。

（二）动作电位的传导

通过局部电流传导,即兴奋部位与未兴奋部位形成的局部电流"刺激"未兴奋部位产生动作电位(兴奋)。

有髓神经纤维:跳跃式传导。

三、组织的兴奋和兴奋性

刺激:细胞所处环境因素的变化。

阈强度:引起组织兴奋所需的最小刺激强度。

阈刺激:具有阈强度的刺激。

兴奋:刺激引起组织细胞产生反应(AP)的过程。

兴奋性:组织细胞具有对刺激产生兴奋(AP)的能力。

可兴奋细胞:神经、肌肉和腺细胞。

第四节 肌细胞的收缩功能

一、横纹肌

（一）骨骼肌神经-肌肉接头处兴奋的传递

传递过程:运动神经兴奋→末梢去极化和膜上电压门控 Ca^{2+} 通道开放→ Ca^{2+} 内流→末梢释放递质 ACh→ACh 与终板膜化学门控通道 α-亚基结合,引起通道开放→ Na^+ 内流与 K^+ 外流(Na^+ 内流大于 K^+ 外流)→终板膜去极化(终板电位)→肌膜动作电位和肌细胞收缩。

特点:易受环境影响(美洲箭毒、α-银环蛇毒与 ACh 竞争受体而阻断传递;有机磷农药和新斯的明选择性抑制胆碱酯酶,使 ACh 在接头间隙内蓄积而中毒)。

ACh 的清除:由胆碱酯酶降解。

（二）横纹肌的微细结构

1. 肌原纤维和肌节

肌原纤维:每一肌细胞有上千条肌原纤维,由粗、细肌丝组成。

肌节:两 Z 线之间的肌原纤维区域,它是肌肉收缩的基本单位,长度变动于 1.5~3.5μm,安静时为 2.0~2.2μm。

2. 肌管系统

横管(T 管):起传递信息作用。

纵管(L 管):即肌浆网,其上有钙池、钙通道和钙泵,起储存和释放 Ca^{2+} 作用。

三联管:是细胞膜动作电位与细胞内肌收缩过程偶联的关键部位。

(三) 骨骼肌细胞的兴奋-收缩偶联

兴奋-收缩偶联:指以电变化为特征的兴奋和以肌丝滑行为基础的收缩联系起来的中介过程。

偶联的步骤:电兴奋经横管膜传向细胞深处→三联管处信息传递→肌浆网对 Ca^{2+} 的释放和再积聚。

(四) 骨骼肌的收缩机制

细肌丝向粗肌丝之间滑行→肌节缩短→肌肉缩短。已从分子水平上得到阐明。

1. 粗肌丝　肌球蛋白(肌凝蛋白)组成,其上有横桥。

横桥特性:有 ATP 酶特性;能与肌动蛋白可逆结合产生扭动,继而解离、复位和再结合。

横桥周期:横桥与肌动蛋白结合、摆动、复位和再结合的过程。

2. 细肌丝　①肌动蛋白:其上有与横桥结合的位点;②原肌凝蛋白:有阻碍横桥与肌动蛋白结合的作用;③肌钙蛋白:间断出现于原肌凝蛋白分子上。

3. 肌丝滑行的基本过程

收缩过程:肌浆 Ca^{2+} 浓度↑→Ca^{2+} 与肌钙蛋白结合→原肌凝蛋白变构暴露位点→横桥周期→肌丝滑行→肌节缩短。

舒张过程:肌浆 Ca^{2+} 浓度↓→肌钙蛋白与 Ca^{2+} 解离→原肌凝蛋白复位→阻碍横桥与肌纤蛋白结合→细肌丝复位→肌节复位→肌肉舒张。

(五) 影响横纹肌收缩效能的因素

等长收缩(isometric contraction):肌肉收缩时长度保持不变而只有张力的增加。

等张收缩(isotonic contraction):肌肉收缩时长度缩短,但张力不再改变。

1. 前负荷　指肌肉收缩前就加在肌肉上的负荷,它使肌肉预先被拉长,又称初长。

长度-张力曲线是反映初长度与收缩张力的关系曲线,这种关系表明在一定范围内,肌肉产生的张力随初长度的加大而增大。当产生的张力达最大时的初长度为最适初长度,此时粗、细肌丝处于最理想的重叠,起作用的横桥数达最大。

2. 后负荷　指肌肉开始收缩后才遇到的负荷或阻力。

张力-速度曲线:表明在不同后负荷下进行等张收缩时,张力与速度呈反变关系。

后负荷过大(大于最大张力)时,只产生张力,无长度缩短(等长收缩);后负荷过小(理论上为零)时,缩短速度达最大但无功输出;后负荷在最大张力的 30% 时, 输出功达最大。

3. 肌肉收缩能力对肌肉收缩的影响

肌肉收缩能力(contractility):指不依赖前、后负荷改变而仅由肌肉内部功能状态所决定的肌肉收缩效能。主要取决于兴奋-收缩偶联过程中胞质内 Ca^{2+} 的水平、横桥 ATP、酶活性和肌钙蛋白对 Ca^{2+} 的亲和力等。

4. 收缩的总和

(1) 单收缩(twitch):当骨骼肌受到一次短促刺激时,可发生一次动作电位,随后出现一次收缩和舒张,这种形式的收缩称为单收缩。

(2) 不完全强直收缩(incomplete tetanus):骨骼肌受到频率较高的连续刺激时,后一刺激总是落在前一刺激引起的肌肉收缩的舒张期,肌肉呈现锯齿状收缩波形,称为不完全强直收缩。

（3）完全性强直收缩（complete tetanus）：骨骼肌受到高频率的连续刺激时，后一刺激总是落在前一刺激引起的肌肉收缩的收缩期，肌肉将处于完全的收缩状态，看不出舒张期痕迹，称为完全强直收缩。

在生理条件下，支配骨骼肌的传出神经总是发出连续的冲动，所以骨骼肌的收缩都是强直收缩。

二、平　滑　肌

平滑肌（smooth muscle）是气道、消化道、血管和泌尿生殖器官的主要构成成分，它收缩时产生张力和缩短，为这些器官的运动提供动力或改变这些器官形态。

平滑肌的收缩机制与横纹肌不同：①平滑肌收缩对细胞外 Ca^{2+} 依赖性大；②平滑肌细肌丝中没有肌钙蛋白。

收缩机制：①胞质内 Ca^{2+} 浓度升高时，Ca^{2+} 与钙调蛋白（calmodulin，CaM）结合生成钙与钙调蛋白复合物（$4Ca^{2+}$·CaM 复合物）；② $4Ca^{2+}$·CaM 复合物与肌球蛋白轻链激酶结合并使之激活；③活化的肌球蛋白轻链激酶使肌球蛋白轻链磷酸化；④肌球蛋白轻链磷酸化引起肌球蛋白头部构象改变，导致横桥与细肌丝肌动蛋白结合；⑤进入与横纹肌相似的横桥周期并产生张力和缩短；⑥胞质内 Ca^{2+} 浓度下降时，肌球蛋白轻链激酶失活，肌球蛋白轻链在磷酸酶作用下脱磷酸，横桥与细肌丝肌动蛋白解离，肌肉舒张。

（许继德）

习　题

一、选择题

A 型题

1. 关于细胞膜结构和功能的叙述，错误的是
   A. 细胞膜是一个具有特殊结构和功能的半透性膜
   B. 细胞膜的结构是以脂质双分子层为基架，其中镶嵌着具有不同生理功能的蛋白质
   C. 细胞膜是细胞和它所处环境之间物质交换的必经场所
   D. 细胞膜是接受细胞外的各种刺激、传递生物信息，进而影响细胞功能活动的必由途径
   E. 水溶性物质一般能自由通过细胞膜，而脂溶性物质则不能

2. 对单纯扩散速度无影响的因素是
   A. 膜两侧的浓度差　　　　B. 膜对该物质的通透性　　　　C. 膜通道的激活
   D. 物质相对分子质量的大小　　E. 物质的脂溶性

3. 人体内 O_2 和 CO_2 跨膜转运的方式是
   A. 单纯扩散　　　B. 易化扩散　　　C. 主动转运　　　D. 出胞　　　E. 入胞

4. 关于对易化扩散的叙述，错误的是
   A. 主动转运　　　　　　　　　B. 由高浓度一侧向低浓度一侧移动
   C. 部分以"载体"为中介　　　　D. 部分以"通道"为中介
   E. 被动转运

5. 载体扩散的饱和现象是因为
    A. 跨膜梯度降低   B. 疲劳   C. 能量匮乏
    D. 载体数量决定的转运极限   E. 载体数减少

6. 产生生物电的跨膜离子移动属于
    A. 单纯扩散   B. 主动转运   C. 通道介导的易化扩散
    D. 载体介导的易化扩散   E. 入胞

7. Na^+的跨膜转运方式是
    A. 单纯扩散   B. 易化扩散   C. 主动转运   D. 出胞和入胞   E. 易化扩散和主动转运

8. 肾小管液中的葡萄糖重吸收进入肾小管上皮细胞是通过
    A. 单纯扩散   B. 易化扩散   C. 主动转运   D. 继发性主动转运   E. 入胞

9. 肠上皮细胞由肠腔吸收葡萄糖是通过
    A. 主动转运   B. 继发性主动转运   C. 易化扩散
    D. 单纯扩散   E. 入胞

10. 关于钠泵生理作用的描述,错误的是
    A. 钠泵能逆着浓度差将进入细胞内的 Na^+ 移出胞外
    B. 钠泵能顺着浓度差使细胞外的 K^+ 移入胞内
    C. 由于从膜内移出 Na^+,可防止水分子进入细胞内
    D. 钠泵的活动造成细胞内高 K^+,使许多反应得以进行
    E. 钠泵的活动可造成膜两侧的离子势能储备

11. 在一般生理情况下,每分解一个 ATP 分子,钠泵能使
    A. 二个 Na^+ 移出膜外,同时有三个 K^+ 移入膜内
    B. 三个 Na^+ 移出膜外,同时有二个 K^+ 移入膜内
    C. 二个 Na^+ 移入膜内,同时有二个 K^+ 移出膜外
    D. 三个 Na^+ 移入膜内,同时有二个 K^+ 移出膜外
    E. 二个 Na^+ 移入膜内,同时有三个 K^+ 移出膜外

12. 细胞膜内外正常 Na^+ 和 K^+ 浓度差的形成和维持是由于
    A. 膜在安静时对 K^+ 通透性大   B. 膜在安静时对 Na^+ 通透性大
    C. Na^+、K^+ 易化扩散的结果   D. 膜上 Na^+-K^+ 泵的作用
    E. 膜兴奋时对 Na^+ 通透性增加

13. G 蛋白是下列何物质的简称
    A. 鸟苷酸结合蛋白   B. 腺苷酸结合蛋白   C. 三磷脂肌醇
    D. 转录调节因子   E. 鸟苷酸环化酶蛋白

14. 不属于第二信使的物质是
    A. cAMP   B. 三磷肌醇(IP_3)   C. 二酰甘油(DG)   D. cGMP   E. 肾上腺素

15. cAMP 作为第二信使,它的主要作用是激活
    A. 腺苷酸环化酶   B. G 蛋白   C. 蛋白激酶 A
    D. 蛋白激酶 C   E. 蛋白激酶 G

16. 在化学信号跨膜传递过程中,可激活腺苷酸环化酶的是
    A. DG   B. cAMP   C. IP_3 D. G 蛋白   E. Ca^{2+}

17. 膜结构中,促使二磷酸磷脂酰肌醇分解生成 IP_3 和二酰甘油(DG)的物质是

    A. G 蛋白　　B. 磷脂酶 C　　C. 蛋白激酶 C　　D. 腺苷酸环化酶　　E. 鸟苷酸环化酶

18. 静息电位产生的基础是

    A. 细胞内高 Na^+ 且细胞膜对 Na^+ 有较大通透性

    B. 细胞外高 Na^+ 且细胞膜对 Na^+ 有较大通透性

    C. 细胞外高 Ca^{2+} 且细胞膜对 Ca^{2+} 有较大通透性

    D. 细胞外高 K^+ 且细胞膜对 K^+ 有较大通透性

    E. 细胞内高 K^+ 且细胞膜对 K^+ 有较大通透性

19. 下列离子中,细胞膜在静息情况下对其通透性最大的是

    A. Cl^-　　　B. Na^+　　　C. K^+　　　　D. Ca^{2+}　　　　E. Mg^{2+}

20. 安静时细胞膜内 K^+ 向膜外移动是由于

    A. 单纯扩散　　B. 易化扩散　　C. 主动转运　　D. 出胞作用　　E. 入胞作用

21. 当达到 K^+ 平衡电位时

    A. 膜两侧 K^+ 浓度差为零　　B. 膜外 K^+ 浓度大于膜内　　C. 膜两侧电势差为零

    D. 膜两侧的电化学势差为零　　E. 膜外的电化学势差大于膜内

22. 在静息时,细胞膜外正内负的稳定状态称为

    A. 极化　　　B. 去极化　　　C. 倒极化　　　D. 复极化　　　E. 超极化

23. 静息电位实测值略小于 K^+ 平衡电位理论值,是因为

    A. 测量误差　　　　　B. 理论计算方法需修正　　　　C. K^+ 外流不够

    D. 静息时膜对 Na^+ 少量通透　　E. 少量蛋白质外流

24. 关于神经纤维静息电位的形成机制,错误的是

    A. 细胞外的 K^+ 浓度小于细胞内的 K^+ 浓度

    B. 细胞膜对 Na^+ 的通透性低

    C. 细胞膜主要对 K^+ 有通透性

    D. 加大细胞外 K^+ 浓度,会使静息电位绝对值加大

    E. 细胞内的 Na^+ 浓度低于细胞外 Na^+ 浓度

25. 降低细胞外液 K^+ 浓度,将使

    A. 静息电位增高　　　　　　　　　B. 静息电位降低

    C. 静息电位增高而锋电位降低　　　D. 静息电位降低而锋电位幅值加大

    E. 静息电位不变,动作电位的超射值增大

26. 阈电位指

    A. 细胞膜对 K^+ 通透性开始增大的临界膜电位

    B. 细胞膜对 Na^+ 通透性开始增大的临界膜电位

    C. 细胞膜对 K^+ 通透性突然增大的临界膜电位

    D. 细胞膜对 Na^+ 通透性突然增大的临界膜电位

    E. 细胞膜对 Na^+、K^+ 通透性突然增大的临界膜电位

27. 神经细胞锋电位幅值取决于

    A. 刺激的强度　　　　　　B. 阈电位水平　　　　　　C. 刺激的持续时间

D. 静息电位绝对值与超射值之和　　　　　E. 刺激的强度-时间变化率

28. 动作电位的"全或无"特性是指同一细胞动作电位的幅度
    A. 不受细胞外 K^+ 浓度的影响　　　　　　B. 不受细胞外 Na^+ 浓度的影响
    C. 与刺激强度和传导距离无关　　　　　　D. 与静息电位无关
    E. 与 Na^+ 通道的状态无关

29. 以下关于可兴奋细胞动作电位的描述,正确的是
    A. 动作电位是细胞受刺激时出现的快速而不可逆的电位变化
    B. 在动作电位的去极相,膜电位由内正外负变为内负外正
    C. 动作电位的大小不随刺激强度和传导距离而改变
    D. 动作电位的传导距离随刺激强度的大小而改变
    E. 不同的细胞,动作电位的幅值都相同

30. 下列关于神经细胞兴奋传导的叙述,错误的是
    A. 动作电位可沿细胞膜传导到整个细胞
    B. 传导的方式是通过产生局部电流来刺激未兴奋部位,使之也出现动作电位
    C. 动作电位的幅度随传导距离增加而衰减
    D. 传导速度与神经纤维的直径有关
    E. 传导速度与温度有关

31. 动作电位去极化期的 Na^+ 内流和复极化期的 K^+ 外流属于
    A. 单纯扩散　　　　　B. 载体中介的易化扩散　　　　　C. 通道中介的易化扩散
    D. 入胞作用或出胞作用　　　E. 主动转运

32. 人工减少细胞浸浴液中的 Na^+ 浓度,神经动作电位的幅度
    A. 不变　　　B. 加大　　　C. 减小　　　D. 先加大,后减小　　　E. 先减少,后加大

33. 神经细胞锋电位上升支的离子机制是
    A. Na^+ 外流复极化　　　　　B. Na^+ 内流去极化　　　　　C. K^+ 外流复极化
    D. K^+ 内流去极化　　　　　E. Ca^{2+} 内流超极化

34. 细胞受刺激兴奋时,膜内电位负值减小,称作
    A. 极化　　　B. 去极化　　　C. 复极化　　　D. 超极化　　　E. 反极化

35. 去极化过程中 Na^+ 通道"再生性"开放的结构基础是
    A. 电压依从性 Na^+ 通道　　　　　B. "全或无"性通道　　　　　C. 化学依从性 Na^+ 通道
    D. 受体活化 Na^+ 通道　　　　　E. 机械门控性 Na^+ 通道

36. 膜的去极化表现为
    A. 细胞未受刺激时,膜两侧内负外正的状态　　　B. 膜电位绝对值加大
    C. 膜电位绝对值减小　　　　　　　　　　　　D. 膜电位绝对值先减少再增大
    E. 膜电位绝对值先增大再减少

37. 在去极化过程中,膜片钳记录到的单个 Na^+ 通道
    A. 逐渐地开放或关闭　　　B. 开放和关闭很快　　　　　C. 始终处于开放状态
    D. 开放的持续时间一定　　　E. 开放程度与膜电位差相关

38. 在神经细胞动作电位的复极相中,通透性最大的离子是
    A. K^+　　　　　B. Na^+　　　　　C. Ca^{2+}　　　　　D. Mg^{2+}　　　　　E. Cl^-

39. 神经细胞锋电位下降支的离子机制是
    A. Na$^+$外流复极化　　　B. K$^+$外流复极化　　　　C. Ca^{2+}外流复极化
    D. K$^+$内流去极化　　　　E. Cl$^-$内流复极化

40. 锋电位由顶点向静息电位水平方向变化的过程称为
    A. 极化　　　B. 去极化　　　C. 超极化　　　D. 复极化　　　E. 反极化

41. 当神经细胞的静息电位由−90mV 变化为−100mV 时称为
    A. 去极化　　B. 超极化　　　C. 反极化　　　D. 复极化　　　E. 除极化

42. 常用的 K$^+$通道阻断剂是
    A. 河豚毒　　　　B. 四乙基铵　　　　　C. 毒毛花苷(哇巴因)
    D. 维拉帕米(异搏定)　　E. 阿托品

43. Na$^+$通道的阻断剂是
    A. 阿托品　　　　　B. 河豚毒　　　　　C. 美洲箭毒
    D. 四乙基铵　　　　E. 六烃季铵

44. 电紧张性扩布的特点是
    A. 跳跃传导　　　　　　　　B. 通过局部电流传导
    C. 传导的距离远　　　　　　D. 不随刺激强度的增加而增加
    E. 随着距离增加而迅速衰减

45. 下列对局部反应特征的叙述,错误的是
    A. 电位大小随刺激强度而改变　　B. 可进行空间总和
    C. 可进行时间总和　　　　　　　D. 是全或无的
    E. 有电紧张性扩布

46. 有髓神经纤维的传导特点是
    A. 单向传导　　　　B. 传导速度慢　　　C. 衰减性传导
    D. 跳跃式传导　　　E. 离子跨膜移动总数多

47. 下列有关兴奋在同一细胞上传导的叙述,错误的是
    A. 无髓纤维以局部电流的形式传导
    B. 有髓纤维比无髓纤维传导快
    C. 有髓纤维跳跃传导时离子跨膜移动总数多,耗能多
    D. 动作电位可沿细胞膜传导到整个细胞
    E. 动作电位的幅度不随传导距离的增加降低

48. 可兴奋组织对刺激发生兴奋反应的能力称为
    A. 反应性　　B. 兴奋性　　　C. 兴奋　　　D. 反应　　　E. 反射

49. 刺激引起兴奋的基本条件是使跨膜电位达到
    A. 阈电位　　B. 锋电位　　　C. 负后电位　　D. 正后电位　　E. 局部电位

50. 各种可兴奋组织产生兴奋的共同标志是
    A. 肌肉收缩　　B. 腺体分泌　　C. 神经冲动　　D. 动作电位　　E. 局部电位

51. 通常用作判断组织兴奋性高低的指标是
    A. 阈电位　　　　B. 阈强度　　　　　C. 基强度

D. 刺激强度对时间的变化率　　　　　　　　E. 动作电位的幅度

52. 细胞在一次兴奋后,其兴奋性会出现周期性变化,其中兴奋性最低的时期是
　　A. 绝对不应期　　　　　B. 有效不应期　　　　　C. 相对不应期
　　D. 超常期　　　　　E. 低常期

53. 在神经纤维一次兴奋后的相对不应期时
　　A. 全部 Na^+ 通道失活　　　　　　　　B. 较强的刺激也不能引起动作电位
　　C. 多数 K^+ 通道失活　　　　　　　　D. 部分 Na^+ 通道失活
　　E. 膜电位处在去极化过程中

54. 组织细胞处于相对不应期,其兴奋性为
　　A. 零　　　　B. 低于正常　　　　C. 高于正常　　　　D. 正常水平　　　　E. 无限大

55. 神经纤维中相邻两个锋电位的时间间隔至少应大于
　　A. 相对不应期　　　　　B. 绝对不应期　　　　　C. 超常期
　　D. 低常期　　　　　E. 相对不应期和绝对不应期之和

56. 神经纤维在单位时间内所能产生和传导的动作电位的最大数取决于
　　A. 刺激的频率　　　　B. 组织的兴奋性　　　　C. 锋电位的幅度
　　D. 绝对不应期的长短　　　E. 神经纤维的传导速度

57. 连续刺激不能使动作电位波形叠加的原因是
　　A. 刺激强度不够　　　　B. 刺激频率不够　　　　C. 存在不应期
　　D. 细胞能量不足　　　　E. 离子分布的恢复需要时间

58. 下列关于兴奋性的叙述,不正确的是
　　A. 机体对环境变化产生的反应能力,称为兴奋性
　　B. 兴奋性是生物体生存的必要条件,也是生命的基本表现之一
　　C. 可兴奋组织接受刺激后,具有产生兴奋的特性,称为兴奋性
　　D. 环境变化时,机体生化机能随之变化的能力
　　E. 兴奋性是机体在接受刺激后,产生动作电位的能力

59. 绝对不应期为 2ms 的蛙坐骨神经,每秒最多能传导的冲动次数是
　　A. 1000　　　B. 750　　　　C. 500　　　　D. 250　　　　E. 50

60. 神经-肌肉接头处的化学递质是
　　A. 肾上腺素　　　　B. 乙酰胆碱　　　　C. 多巴胺
　　D. 5-羟色胺　　　　E. 去甲肾上腺素

61. 运动终板膜上的胆碱能受体是
　　A. M 受体　　　B. N_2 受体　　　C. α 受体　　　D. β 受体　　　E. H_2 受体

62. 运动神经末梢释放乙酰胆碱属于
　　A. 单纯扩散　　　　B. 主动转运　　　　C. 出胞作用
　　D. 载体中介的易化扩散　　　E. 通道中介的易化扩散

63. 当动作电位传到运动神经末梢时,可引起接头前膜的
　　A. Na^+ 通道关闭　　　　B. K^+ 通道关闭　　　　C. Ca^{2+} 通道开放
　　D. K^+ 和 Na^+ 通道开放　　　E. Cl^- 通道开放

64. 终板膜位于
    A. 传出神经纤维末梢处   B. 运动神经纤维末梢处   C. 心肌细胞膜上
    D. 平滑肌细胞膜上   E. 骨骼肌细胞膜上

65. 兴奋通过神经-肌肉接头时,乙酰胆碱与受体结合,使终板膜
    A. 对 Na^+、K^+ 通透性增加,发生超极化   B. 对 Na^+、K^+ 通透性增加,发生去极化
    C. 仅对 K^+ 通透性增加,发生超极化   D. 仅对 Ca^{2+} 通透性增加,发生去极化
    E. 对乙酰胆碱通透性增加,发生去极化

66. 关于终板电位的论述,错误的是
    A. 具有全或无性质
    B. 其大小与神经末梢释放的乙酰胆碱量成正相关性
    C. 无不应期
    D. 可总和
    E. 可以电紧张形式向周围传播

67. 运动神经兴奋时,进入轴突末梢的量与囊泡释放的量呈正变关系的离子是
    A. Ca^{2+} B. Mg^{2+} C. Na^+ D. K^+ E. Cl^-

68. "量子式释放"的机制是
    A. 神经末梢释放光量子
    B. 递质释放量是单个囊泡内递质含量的整数倍
    C. 单个囊泡释放递质的量与 Ca^{2+} 浓度有关
    D. 囊泡的大小不均匀
    E. 囊泡所含递质量不均匀

69. 安静时运动神经末梢的囊泡
    A. 不释放乙酰胆碱   B. 有少数囊泡随机释放
    C. 有少数囊泡依次轮流释放   D. 每秒钟约有 10^7 个乙酰胆碱分子释放
    E. 每秒钟约有 200~300 个囊泡释放

70. 在神经-肌肉接头处兴奋传递中,清除乙酰胆碱的酶是
    A. ATP 酶   B. 胆碱酯酶   C. 单胺氧化酶
    D. 磷酸二酯酶   E. 腺苷酸环化酶

71. 筒箭毒能阻断神经肌肉接头处的兴奋传递,是由于其
    A. 增加乙酰胆碱的释放量   B. 增加胆碱酯酶的活性
    C. 减少乙酰胆碱的释放量   D. 占据终板膜上的乙酰胆碱受体
    E. 加速乙酰胆碱的重摄取

72. 有机磷农药中毒时,可使
    A. 乙酰胆碱释放量减少   B. 乙酰胆碱释放量增加
    C. 胆碱酯酶活性降低   D. 胆碱酯酶活性增强
    E. 骨骼肌终板处的乙酰胆碱受体功能障碍

73. 神经-肌接头传递的阻断剂是
    A. 阿托品   B. 胆碱酯酶   C. 美洲箭毒   D. 六烃季铵   E. 四乙基铵

74. 骨骼肌收缩和舒张的基本功能单位是
　　A. 肌原纤维　　B. 细肌丝　　　C. 肌纤维　　　D. 粗肌丝　　　E. 肌小节

75. 与肌细胞的横管系统相通的是
　　A. 细胞内液　　B. 细胞外液　　C. 纵管系统　　D. 终末池　　　E. 肌小节

76. 骨骼肌细胞中横管的功能是
　　A. Ca^{2+} 的储存库　　　　　　　　B. Ca^{2+} 进出肌纤维的通道
　　C. 营养物质进出肌细胞的通道　　　D. 将电兴奋传向肌细胞内部
　　E. 使 Ca^{2+} 和肌钙蛋白结合

77. 肌细胞中的三联管结构指的是
　　A. 每个横管及其两侧的肌小节　　　B. 每个横管及其两侧的终末池网
　　C. 横管、纵管和肌质　　　　　　　D. 每个纵管及其两侧的横管
　　E. 每个纵管及其两侧的肌小节

78. 骨骼肌的肌质网终末池可储存
　　A. Na^+　　　　　B. K^+　　　　　C. H^+　　　　　D. Cl^-　　　　　E. Ca^{2+}

79. 安静时阻碍肌动蛋白同横桥结合的物质是
　　A. 肌钙蛋白　　B. 肌球蛋白　　　C. 肌动蛋白　　　D. 钙调蛋白　　　E. 原肌球蛋白

80. 骨骼肌中的收缩蛋白包括
　　A. 肌动蛋白　　　　　　　B. 肌球蛋白　　　　　　　C. 肌球蛋白和肌动蛋白
　　D. 肌球蛋白和原肌球蛋白　　E. 肌球蛋白和肌钙蛋白

81. 骨骼肌中的调节蛋白是指
　　A. 肌钙蛋白　　　　　　　B. 肌球蛋白　　　　　　　C. 原肌球蛋白
　　D. 原肌球蛋白和肌球蛋白　　E. 原肌球蛋白和肌钙蛋白

82. 骨骼肌中 Ca^{2+} 的结合位点是
　　A. 肌动蛋白　　　　　　　B. 原肌球蛋白　　　　　　C. 肌球蛋白
　　D. 肌钙蛋白亚单位　　　　E. 横桥

83. 肌肉被动拉长时
　　A. 明带增宽、H 带缩短　　B. 暗带增宽、H 带增宽　　C. 明带增宽、H 带增宽
　　D. 暗带变窄、H 带增宽　　E. 明带不变、暗带增宽

84. 骨骼肌兴奋-收缩偶联的关键部位是
　　A. 肌膜　　B. 肌质网　　　C. 横管系统　　　D. 纵管系统　　　E. 三联管结构

85. 在骨骼肌兴奋-收缩偶联过程中起关键作用的离子是
　　A. Na^+　　　B. K^+　　　　C. Ca^{2+}　　　　D. Cl^-　　　　E. Mg^{2+}

86. 骨骼肌兴奋-收缩偶联过程的必要步骤是
　　A. 电兴奋经纵管传向肌细胞深部　　B. 纵管膜产生动作电位
　　C. Ca^{2+} 与肌凝蛋白结合　　　　　D. 终末池 Ca^{2+} 通透性增高
　　E. Ca^{2+} 逆浓度差进入胞质

87. 骨骼肌兴奋-收缩偶联不包括
　　A. 电兴奋通过横管系统传向肌细胞的内部

B. 三联管结构处的信息传递,导致终末池 Ca^{2+} 释放

C. 肌浆中的 Ca^{2+} 与肌钙蛋白结合

D. 横桥头部结合并分解 ATP 分子释放能量

E. 当肌浆中的 Ca^{2+} 与肌钙蛋白结合后,可触发肌丝滑行

88. 关于对骨骼肌兴奋-收缩偶联的叙述,错误的是

A. 电兴奋通过横管系统传向肌细胞深部

B. 横管膜产生动作电位

C. 终末池对 Ca^{2+} 通透性升高

D. 胞质内 Ca^{2+} 浓度升高,触发肌丝滑行

E. 终末池中 Ca^{2+} 逆浓度差进入肌浆

89. 关于骨骼肌收缩机制,错误的是

A. 引起兴奋-收缩偶联的离子是 Ca^{2+}　　B. 细肌丝向粗肌丝滑行　　C. Ca^{2+} 与横桥结合

D. 横桥与肌纤蛋白结合　　　　　　　　E. 肌小节缩短

90. 肌肉的初长度取决于

A. 被动张力　　　　　　　　　　B. 前负荷　　　　　　　　C. 后负荷

D. 前负荷和后负荷之和　　　　　E. 前负荷和后负荷之差

91. 关于对前负荷的描述,错误的是

A. 指肌肉收缩前已存在的负荷

B. 使肌肉在收缩前就处于某种被拉长的状态

C. 达到最适前负荷后,再增加负荷,肌肉收缩力不变

D. 最适前负荷使肌肉能产生最大的张力

E. 是影响骨骼肌收缩的主要因素

92. 关于对后负荷的描述,正确的是

A. 在肌肉开始收缩前遇到的负荷　　　　B. 能增加肌肉的初长度

C. 不阻碍收缩时肌肉的缩短　　　　　　D. 后负荷与肌肉缩短速度呈正比关系

E. 适度后负荷做功最佳

93. 为了便于观察后负荷对肌肉收缩的影响,前负荷应

A. 为零　　　　　　　　　　B. 小于后负荷　　　　　　C. 加到最大值

D. 固定于一个数值不变　　　E. 根据不同后负荷做相应的调整

94. 肌肉收缩时,如果后负荷越小,则

A. 缩短的速度越小　　　　　　B. 缩短的程度越大　　　　C. 完成的机械功越大

D. 收缩时达到的张力越大　　　E. 开始出现收缩的时间越迟

95. 决定肌肉收缩能力的最重要因素是

A. 前负荷　　　　　　　　　　B. 后负荷　　　　　　　　C. 横桥数目

D. 肌小节的初长度　　　　　　E. 肌肉内部功能状态

96. 骨骼肌能否发生强直收缩决定于

A. 刺激方式　　　　　　　　　B. 刺激类型　　　　　　　C. 刺激频率

D. 刺激时间　　　　　　　　　E. 刺激强度变化率

97. 后一个刺激落在前一个刺激引起收缩的舒张期内,所引起的复合收缩称为
    A. 等长收缩　　　　　　　B. 等张收缩　　　　　　　C. 单收缩
    D. 不完全强直收缩　　　　E. 完全强直收缩

98. 短时间的一连串阈上刺激作用于肌肉,当相继两次刺激间的时距小于绝对不应期,后一刺激则出现
    A. 一连串单收缩　　　　　B. 一次单收缩　　　　　　C. 无收缩反应
    D. 不完全强直收缩　　　　E. 完全强直收缩

99. 在强直收缩中,肌肉的动作电位
    A. 幅值变大　　　　　　　B. 幅值变小　　　　　　　C. 频率变低
    D. 幅度时大时小　　　　　E. 不发生重叠或总和

100. 平滑肌中与 Ca^{2+} 结合并引起肌丝滑行的蛋白质是
    A. 肌钙蛋白　　　　　　　B. 肌球蛋白　　　　　　　C. 肌动蛋白
    D. 钙调蛋白　　　　　　　E. 原肌球蛋白

B 型题

　　A. 单纯扩散　　B. 易化扩散　　C. 主动转运　　D. 出胞作用　　E. 入胞作用
1. 蛋白质进入细胞的方式是
2. Na^+ 由细胞内移到细胞外的方式是
3. 细胞膜去极化时 Na^+ 内流的方式是
4. 轴突末梢释放乙酰胆碱的方式是
5. 麻醉剂乙醚进入神经细胞的方式是

　　A. 极化　　B. 去极化　　C. 复极　　D. 超极化　　E. 超射
6. 阈下刺激时,膜电位可出现
7. 静息时 K^+ 外流增多,膜电位出现
8. 产生动作电位时膜内电位由负变正,称为
9. 动作电位过程中,Na^+ 内流停止而 K^+ 外流增加为
10. 静息时细胞膜两侧存在内负外正的电位差,称为

　　A. K^+ 内流　　B. Cl^- 内流　　C. Na^+ 内流　　D. K^+ 外流　　E. Ca^{2+} 内流
11. 静息电位的形成主要是由于
12. 内脏平滑肌兴奋主要是由于
13. 神经细胞动作电位上升支的离子机制是
14. 神经细胞动作电位下降支的离子机制是

　　A. 肌球蛋白　　B. 肌动蛋白　　C. 肌钙蛋白　　D. 钙调素　　E. 原肌球蛋白
15. 横桥属于
16. 组成细肌丝双股螺旋主干的是
17. 肌丝滑行时,横桥必须与之结合的是

18. 横桥联结之前必须先移动位置的成分是

19. 内脏平滑肌细胞中,作为 Ca^{2+} 结合配体的是

X 型题

1. 对单纯扩散速度有影响的因素是
   A. 膜通道的激活　　　　B. 膜对该物质的通透性　　　C. 物质的脂溶性
   D. 物质相对分子质量的大小　E. 膜两侧的浓度差

2. 在下列跨膜物质转运形式中,属于被动过程的有
   A. 单纯扩散　　　　　B. 通道介导的易化扩散　　　C. 载体介导的易化扩散
   D. 出胞　　　　　　　E. 入胞

3. 由载体介导的易化扩散的特点是
   A. 有饱和性　　　　　B. 有结构特异性　　　　C. 有电压依赖性
   D. 有竞争性抑制　　　E. 与膜通道蛋白质有关

4. 主动转运的特点是
   A. 直接分解 ATP 为能量来源　B. 逆电-化学梯度进行　　C. 有转运体蛋白的参与
   D. 有泵蛋白的参与　　　E. 有载体蛋白的参与

5. 关于钠泵的叙述,正确的是
   A. 是 Na^+-K^+ 依赖式 ATP 酶的蛋白质
   B. 逆着浓度差把细胞内的 Na^+ 移出膜外,同时把细胞外的 K^+ 移入膜内
   C. 细胞膜内高 K^+ 是许多代谢反应进行的必要条件
   D. 维持正常的渗透压
   E. 建立的势能储备是可兴奋组织兴奋性的基础

6. 属于第二信使的物质是
   A. 甲状腺激素　　B. 三磷肌醇(IP_3)　　C. 二酰甘油(DG)　　D. 磷脂酶 C　　E. 肾上腺素

7. 属于膜效应器酶的物质有
   A. 腺苷酸环化酶　B. 磷脂酶 C　　C. 三磷酸肌醇　　D. 二酰甘油　E. G 蛋白

8. 属于可兴奋细胞的是
   A. 腺细胞　　　B. 肌细胞　　　C. 骨细胞　　　D. 血细胞　　　E. 神经细胞

9. 关于神经纤维的静息电位,正确的是
   A. 它是膜外为正、膜内为负的电位　　B. 相当于钾离子的平衡电位
   C. 在不同的细胞,大小是一样的　　　D. 它是个变化的电位
   E. 相当于钠离子的平衡电位

10. 关于神经纤维静息电位的形成机制,下述正确的是
    A. 细胞外的 K^+ 浓度小于细胞内的 K^+ 浓度
    B. Na^+ 通道处于关闭状态
    C. K^+ 通道处于开放状态
    D. 减小细胞外 K^+ 浓度,会使静息电位绝对值减小
    E. 相当于钾离子的平衡电位

11. 属于局部电位的电信号是

    A. 终板电位   B. 感受器电位   C. 兴奋性突触后电位

    D. 抑制性突触后电位   E. 锋电位

12. 可出现总和现象的是

    A. 静息电位   B. 锋电位   C. 动作电位   D. 终板电位   E. 局部电位

13. 有髓神经纤维的传导特点是

    A. 耗能多   B. 传导速度快   C. 衰减性传导

    D. 跳跃式传导   E. 离子跨膜移动总数多

14. 有关骨骼肌细胞微细结构的叙述, 正确的是

    A. 含大量肌原纤维和发达的肌管系统

    B. 肌小节是肌肉进行收缩和舒张的最基本功能单位

    C. 粗细肌丝在空间上呈规则的排列

    D. 横管的作用是将肌细胞膜兴奋时出现的电变化传入细胞内部

    E. 三联管结构是兴奋-收缩偶联的关键部位

15. 肌肉中能与 Ca^{2+} 结合并引起肌丝滑行的蛋白质是

    A. 肌钙蛋白   B. 肌球蛋白   C. 肌动蛋白   D. 钙调蛋白   E. 原肌球蛋白

16. 横桥的特性是

    A. 在一定条件下, 可以和肌动蛋白分子呈可逆性结合

    B. 在一定条件下, 可以和原肌球蛋白分子呈可逆性结合

    C. 具有 ATP 酶的作用, 可以分解 ATP 而获得能量

    D. 与肌浆中 Ca^{2+} 有很大的亲和力

    E. 负责传递信息给原肌球蛋白

17. 对胆碱酯酶有选择性抑制作用的物质是

    A. 新斯的明   B. 有机磷农药   C. 乙酰胆碱   D. 美洲箭毒   E. α-银环蛇毒

18. 关于对前负荷的描述, 正确的是

    A. 指肌肉收缩时遇到的负荷

    B. 使肌肉在收缩前就处于某种被拉长的状态

    C. 达到最适前负荷后, 再增加负荷, 肌肉收缩力不变

    D. 最适前负荷使肌肉能产生最大的张力

    E. 是影响骨骼肌收缩的主要因素

19. 关于对后负荷的描述, 正确的是

    A. 在肌肉开始收缩前遇到的负荷

    B. 在观察后负荷对肌肉影响时, 一般将前负荷固定在最适初长度

    C. 不阻碍收缩时肌肉的缩短

    D. 后负荷与肌肉缩短速度呈反比关系

    E. 适度后负荷做功最佳

20. 当连续的阈上刺激的时距小于单收缩的时程时, 可能出现

    A. 无收缩反应   B. 一次单收缩   C. 一连串单收缩

D. 不完全强直收缩　　　E. 完全强直收缩

二、名词解释

1. 继发性主动转运（secondary active transport） 2. 出胞（exocytosis）
3. 静息电位（resting potential） 4. 超极化（hyperpolarization）
5. 动作电位（action potential） 6. 局部兴奋（local excitation）
7. "全或无"现象（all-or-none） 8. 阈电位（threshold membrane potential）
9. 阈强度（阈值）（threshold intensity） 10. 兴奋-收缩偶联（excitation-contraction coupling）
11. 终板电位（endplate potential） 12. 初长度（initial length）
13. 等长收缩（isometric contraction） 14. 等张收缩（isotonic contraction）

三、简答题

1. 简述细胞膜的物质转运方式。
2. 何谓钠泵？钠泵的活动有何生理意义？
3. 主动转运与被动转运有何区别？
4. 何谓细胞静息电位？产生的机制如何？
5. 何谓阈强度、阈电位？它们的关系如何？
6. 什么是局部电位？其特点是什么？
7. 试述兴奋在神经纤维上传导的机制。
8. 骨骼肌兴奋-收缩偶联的具体过程。
9. 终板电位的特点及终板电位的产生机制？

四、论述题

1. 试述G蛋白偶联受体介导的细胞信号转导系统。
2. 试述细胞动作电位的产生过程和机制。
3. 试述兴奋通过神经-骨骼肌接头的传递步骤？哪些因素可影响其传递？
4. 什么是肌肉收缩的前负荷和后负荷？其对肌肉收缩各有何影响？
5. 试述单收缩和复合收缩的概念、特点和意义？
6. 如何用肌丝滑行理论解释肌肉的收缩和舒张？

参 考 答 案

一、选择题

A 型题

1. E 2. C 3. A 4. A 5. D 6. C 7. E 8. D 9. B 10. B 11. B 12. D 13. A 14. E
15. C 16. D 17. B 18. E 19. C 20. B 21. D 22. A 23. D 24. D 25. A 26. D
27. D 28. C 29. C 30. C 31. C 32. C 33. B 34. B 35. A 36. C 37. B 38. A
39. B 40. D 41. B 42. B 43. B 44. E 45. D 46. D 47. C 48. B 49. A 50. D
51. B 52. D 53. D 54. B 55. B 56. D 57. C 58. D 59. C 60. B 61. B 62. C
63. C 64. E 65. B 66. A 67. A 68. B 69. B 70. B 71. D 72. C 73. C 74. E
75. B 76. D 77. D 78. E 79. E 80. C 81. E 82. D 83. C 84. E 85. C 86. D

87. D 88. E 89. C 90. B 91. C 92. E 93. D 94. B 95. E 96. C 97. D 98. C
99. E 100. D

B 型题

1. E 2. C 3. B 4. D 5. A 6. B 7. D 8. E 9. C 10. A 11. D 12. E 13. C 14. D
15. A 16. B 17. B 18. E 19. D

X 型题

1. BCDE 2. ABC 3. ABD 4. ABD 5. ABCDE 6. BC 7. AB 8. ABE 9. AB
10. ABCE 11. ABCD 12. DE 13. BD 14. ABCDE 15. AD 16. AC 17. AB 18. BDE
19. BDE 20. ADE

二、名词解释

1. 继发性主动转运:依赖离子泵转运而储备的势能,从而完成其他物质的逆浓度的跨膜转运,称为继发性主动转运,或简称联合转运。

2. 出胞:某些大分子物质或物质团块以分泌囊泡的形式由细胞排出的过程,称为出胞。如内分泌细胞分泌激素、神经细胞分泌递质等。

3. 静息电位:指细胞未受到刺激时(安静状态)存在于细胞膜内外两侧的电位差。

4. 超极化:当静息时膜内外电位差的数值向膜内负值加大的方向变化时,称为膜的超极化。

5. 动作电位:指细胞受到一个阈或阈上刺激时,在膜的静息电位基础上发生的一次膜两侧电位的快速而可逆的倒转和复原。

6. 局部兴奋:当细胞受到阈下刺激时,在受刺激的局部出现一个较小的膜的去极化,由于距阈电位近,因而再接受刺激时容易产生兴奋,其兴奋性升高,称为局部兴奋。

7. "全或无"现象:阈下刺激不能引起动作电位;刺激强度达到阈值后,动作电位的幅度不再随刺激强度的增加而增高,也不随传导距离的延长而衰减,称为"全或无"现象。

8. 阈电位:在一段膜上能够诱发去极化和 Na^+ 通道开放之间出现再生性循环的膜内去极化的临界值,称为阈电位,这是用膜本身去极化的临界值来描述动作电位产生。

9. 阈强度(阈值):指能引起组织兴奋所必需的最小刺激强度,称为阈值。它能近似地反映组织兴奋性高低。阈值愈小,该组织兴奋性愈高;反之,阈值愈大,则兴奋性愈低。

10. 兴奋-收缩偶联:指在以膜的电变化为特征的兴奋过程和以肌丝的滑行为基础的收缩过程之间存在着某种中介性过程把二者联系起来,这一过程就叫做兴奋-收缩偶联。

11. 终板电位:在乙酰胆碱作用下,终板膜静息电位绝对值减小,这一去极化的电位变化,称为终极电位。

12. 初长度:前负荷使肌肉在收缩前就处于某种被拉长的状态,使其具有一定的长度,称为初长度。

13. 等长收缩:肌肉收缩时只有张力的增加而无长度的缩短,称为等长收缩。

14. 等张收缩:肌肉收缩时只有长度的缩短而张力保持不变,称为等张收缩。

三、简答题

1. ①单纯扩散:物质从高浓度侧向低浓度侧的净转移;②经载体易化扩散:分子在载体蛋白的帮助下跨膜扩散;③经通道易化扩散:带电离子借助于通道蛋白的介导,顺浓度梯度或电位梯度的跨膜扩散;④原发性主动转运:细胞直接利用代谢产生的能量将物质逆浓度梯度或电位梯度进行跨膜转运的过程;⑤继发性主动转运:间接利用 ATP 能量的主动转运过程;⑥出胞和入胞:大分子物质进出细胞膜的方式。

2. 钠泵是镶嵌在膜的脂质双分子层中的一种特殊蛋白质分子,它本身具有 ATP 酶的活性,其本质是 Na^+-K^+ 依赖式 ATP 酶的蛋白质。其活动的生理意义:①造成细胞内的高 K^+ 环境,是细胞进行正常代谢活动的必要条件;②造成膜内外 Na^+ 和 K^+ 的浓度差,是细胞生物电活动产生的前提条件;③能维持细胞质的渗透压和细胞容积的相对恒定;④造成膜内外 Na^+ 浓度差是 Na^+-Ca^{2+} 交换的动力;⑤维持细胞内的 pH;⑥钠泵的活动是生电性的,可影响静息电位的数值;⑦Na^+ 在膜两侧的浓度差也是其他许多物质继发性主动转运的动力。

3. 主动转运和被动转运的区别,在于前者是逆化学梯度或电梯度进行物质转运,转运过程中要消耗能量;后者是顺化学梯度和电梯度进行转运的,转运过程的动力主要依赖于有关物质的化学梯度或电梯度所储存的势能,不另外消耗能量。

4. 静息电位是指安静时存在于细胞内外的电位差,通常处于膜外为正、膜内为负的极化状态。产生机制:①由于 Na^+-K^+ 泵的作用,使细胞内外离子分布不均;②安静时细胞膜只对 K^+ 有较大的通透性;③K^+ 顺浓度差外流,使膜外带正电位,而膜内带负电荷的蛋白质等阴离子不能随 K^+ 外流,使膜内带负电位;④静息电位值相当于 K^+ 的平衡电位。

5. 阈强度也称阈值,是指在刺激作用时间和强度-时间变化率固定的情况下,引起组织兴奋所需的最小刺激强度。这种强度的刺激称阈刺激,它可作为衡量组织兴奋性高低的指标。阈电位指能使 Na^+ 通道突然大量开放并引发动作电位时的临界膜电位值。当兴奋细胞受到一个阈强度的刺激时,它的电位恰好达到阈电位,并引发动作电位。阈电位越高,能引起动作电位的阈刺激就越高,兴奋性下降;反之,阈刺激越低,兴奋性升高。

6. 可兴奋组织细胞受到阈下刺激时,细胞膜上少量 Na^+ 通道开放,Na^+ 少量内流由此而产生膜的轻微去极化称局部电位或局部兴奋。特点:①局部电位大小随刺激强度增加而增大,不表现“全或无”的特征;②呈电紧张性扩布,随时间和距离的延长迅速衰减,不能连续向远处传播;③可以叠加,包括空间总和与时间总和。

7. 当神经纤维的某一小段受到阈上刺激而发生兴奋时,该处出现膜两侧电位暂时性逆转,由静息时的内负外正变为内正外负,而邻近未兴奋部位仍处于静息时的极化状态。由于膜两侧的液体具有导电性,于是在已兴奋的神经段和与它相邻的未兴奋神经段之间,将由于电荷移动而形成局部电流,其运动方向是:膜外由未兴奋部位流向兴奋部位,膜内由已兴奋部位流向未兴奋部位。结果在邻近未兴奋段形成外向电流,进而引起未兴奋部位的膜去极化并爆发动作电位。兴奋沿着神经纤维膜依次地向前传导。有髓鞘纤维的轴突外面包有一层高阻抗的髓鞘,因此动作电位只能在受刺激的郎飞结处形成,且与其邻近未兴奋的郎飞结之间形成局部电流,而使邻近未兴奋的郎飞结兴奋。这种传导的方式称为跳跃传导。

8. 兴奋-收缩偶联是指在以肌细胞膜的电变化为特征的兴奋过程和以肌丝滑行为基础的机械收缩过程之间起衔接作用的中介过程。其具体过程是:细胞接受神经释放的递质或外加刺激而兴奋,即产生动作电位,动作电位沿肌细胞膜及其深入到细胞内的横管传向肌细胞内,至三联管结构,引起纵管终末池上的 Ca^{2+} 通道开放,Ca^{2+} 从终末池被释放入胞质,使胞质 Ca^{2+} 浓度升高。Ca^{2+} 与肌钙蛋白结合,从而触发肌肉收缩。

9. 终板电位属于局部电位:无不应期、有总和、呈电紧张性扩布。产生机制:神经元末梢去极化→Ca^{2+}进入接头前膜→乙酰胆碱量子性释放→接头间隙→与终板膜相应受体结合→Na^+内流、K^+外流(以 Na^+ 内流为主)→终板膜去极化→产生终板电位。

四、论述题

1. G 蛋白偶联受体介导的信号转导是指细胞外信号分子-受体复合物与靶细胞(酶或离子通道)的作用通过与 G 蛋白的偶联后,导致细胞内信号分子浓度或膜对离子通透性的改变,从而将细胞外信号传递到细胞内的过程。依次需要:①G 蛋白偶联受体(7 次跨膜受体),当细胞外信号分子与该受体结合后可激活 G 蛋白;②G 蛋白(鸟苷酸结合蛋白)构象的改变可激活效应器酶(腺苷酸环化酶、磷脂酶 C、依赖 cGMP 的磷酸二酯酶和磷脂酶 A_2 等)和离子通道;③第二信使(如 cAMP、cGMP、IP_3、DG、Ca^{2+} 等);④蛋白激酶,能使底物蛋白磷酸化,使信号得到逐级放大,产生各种生物学效应。

2. 动作电位是指在静息电位的基础上,细胞受到一个阈或阈上刺激,其膜电位会发生一次快速而可逆的一过性扩布电位波。产生过程:①去极化期:单个的阈刺激或阈上刺激使膜去极化达阈电位,膜上的电压门控钠通道大量激活开放,Na^+顺电-化学梯度内流,使膜电位迅速发生去极化,形成动作电位的升支;②复极化期:由于钠通道关闭,Na^+停止内流,而 K^+受外向驱动力的作用,顺电-化学梯度外流,使膜电位向静息电位方向迅速恢复,形成动作电位的降支;③完全恢复期:由于动作电位期间的 Na^+ 内流和 K^+ 外流,使膜内局部 Na^+浓度升高,膜外 K^+浓度升高,从而激活钠-钾泵。通过主动转运将 Na^+移出细胞外,将 K^+移入膜内,使细胞膜内外的离子成分恢复。

3. 步骤:①运动神经兴奋,动作电位传导到神经末梢;②Ca^{2+}进入轴突末梢,促进末梢释放递质乙酰胆碱至神经接头间隙;③乙酰胆碱与终板膜上的 N_2 受体结合;④化学门控阳离子通道开放;⑤Na^+内流大于 K^+外流,终板膜去极化而产生终板电位;⑥终板电位刺激肌膜产生动作电位。

影响因素:①影响乙酰胆碱的释放,如细胞外 Mg^{2+} 浓度增高,与 Ca^{2+} 竞争,使 Ca^{2+} 内流减少,递质释放量减少;②影响递质与受体的结合,如重症肌无力是因为自身免疫性抗体破坏了终板膜上的 N_2受体通道,肉毒中毒是因为肉毒毒素抑制递质释放;③影响乙酰胆碱的降解。新斯的明和有机磷农药可抑制胆碱酯酶活性,碘解磷定可恢复被抑制了的胆碱酯酶的活性。

4. 肌肉收缩的负荷主要有两种:一种是在肌肉收缩前就加在肌肉上的负荷,称为前负荷。前负荷使肌肉在收缩前就处于某种被拉长状态,使它在具有一定初长度的情况下进入收缩。另一种负荷称为后负荷,是肌肉在开始收缩时才遇到的负荷或阻力,它不增加肌肉收缩前的初长度,但能阻碍收缩时肌纤维的缩短。

前负荷对肌肉收缩的影响是:在一定范围内,增加肌肉的前负荷,即增加其初长度,肌肉收缩时所产生的张力便随之增大。能使肌肉产生最大张力的初长度称为最适初长度。如继续增加前负荷使肌肉的初长度超过最适初长度后,则肌肉收缩所产生的张力将随前负荷的增加而减小。

后负荷对肌肉收缩的影响：肌肉收缩时，后负荷的存在，其长度就不能立即缩短，而首先增加张力以克服负荷。此时的肌肉收缩称为等长收缩，当张力增加到与后负荷相等时，肌肉就立即缩短并移动负荷，在肌肉缩短过程中，其张力保持不变，称等张收缩。因此，肌肉在缩短前必须产生的张力越大，肌肉缩短出现得越晚，缩短的初速度和肌肉最终缩短的总长度也越小。

5. 单收缩是指肌肉受到一次刺激产生动作电位后出现的一次机械收缩，可分为收缩期和舒张期。意义：①动作电位先出现，机械收缩后出现；②心肌收缩是单收缩，有利于完成其射血功能。

复合收缩是指刺激频率增加到一定程度后，可使后一个刺激引起的收缩波形与前一个刺激引起的收缩波形发生重叠，可分为不完全强直收缩和完全强直收缩。意义：①收缩波形可相互融合，但每次兴奋产生的动作电位不会融合；②骨骼肌常以强直收缩的形式活动，以产生最大的收缩效果。

6. 肌丝滑行理论解释肌肉收缩的基本过程：当肌浆中 Ca^{2+} 浓度升高时，作为 Ca^{2+} 受体的肌钙蛋白结合了足够数量的 Ca^{2+}，这就引起了肌钙蛋白分子构象的改变，这种改变又"传递"给了原肌球蛋白，使后者的构象也发生改变，其结果使原肌球蛋白的双螺旋结构发生扭转，使安静时阻止肌动蛋白结合和横桥相互结合的阻碍因素解除，出现了二者的结合。在横桥与肌动蛋白结合、扭动、解离和再结合的反复过程中，使细肌丝向暗带中央移动；与此相伴随的是 ATP 的分解消耗化学能向机械功的转换，完成了肌肉的收缩。与上述过程相反，当肌浆中 Ca^{2+} 浓度降低时，Ca^{2+} 又与肌钙蛋白分离，于是过程沿相反的方向进行，其结果是原肌球蛋白又回到了横桥和肌纤蛋白分子之间的位置，阻止了它们之间的相互作用，于是出现了肌肉舒张。

（彭妙茹）

第三章 血 液

第一节 血液的组成和理化特性

一、血液的组成

血液包括 $\begin{cases} 血浆 \\ 血细胞 \end{cases}$

（一）血浆

1. 血浆的组成 $\begin{cases} 水 \\ 无机盐 \\ 蛋白质 \begin{cases} 白蛋白 \\ 球蛋白 \\ 纤维蛋白原 \end{cases} \end{cases}$

2. 血浆中的蛋白和无机盐的作用

血浆蛋白的功能 $\begin{cases} 维持血浆胶体渗透压 \\ 维持某些激素在血浆中的半衰期 \\ 物质运输 \\ 参与凝血、抗凝与纤溶 \\ 抵御病原体及免疫 \\ 营养功能 \end{cases}$

（二）血细胞

血细胞 $\begin{cases} 红细胞 \\ 白细胞 \\ 血小板 \end{cases}$

血细胞比容:血细胞在全血中所占的容积百分比。

正常值:男:40%~50%;女:37%~48%。

二、血 量

血量(blood volume)是指人体内血液的总量。正常成人血量约占体重的 7%~8%,即每千克体重约有 70~80ml 血液。

三、血液的理化特性

(一)血液的比重

全血取决于红细胞数量,血浆取决于血浆蛋白含量。

(二)血液的黏度

全血的黏度取决于血细胞比容的高低。

血液的相对黏度为 4~5,血浆的黏度取决于血浆蛋白含量。血浆的相对黏度为 1.6~2.4。

(三)血浆渗透压

血浆渗透压的形成:

血浆渗透压=血浆晶体渗透压+血浆胶体渗透压

由于血浆中晶体溶质数目远远大于胶体数目,所以血浆渗透压主要由晶体渗透压构成。

血浆晶体渗透压:由血浆中晶体物质形成的渗透压(主要是 Cl^- 和 Na^+,770kPa)。

血浆胶体渗透压:由血浆中蛋白质形成的渗透压。其中,血浆白蛋白相对分子质量较小,数目较多(白蛋白>球蛋白>纤维蛋白原),决定血浆胶体渗透压的大小(主要是白蛋白,3.33kPa)。

血浆渗透压的生理意义:

血浆晶体渗透压:对调节细胞内外水分分布和细胞正常体积起重要作用。

血浆胶体渗透压:对调节血管内外水分平衡和维持正常血浆容量起重要作用。

(四)血浆 pH

正常人的血浆 pH 较稳定,pH 为 7.35~7.45。

血浆 pH 相对恒定有赖于血液内的缓冲物质以及正常的肺和肾功能。

第二节 血细胞生理

一、血细胞生成的部位和一般过程

1. 血细胞发源处　骨髓。

2. 造血过程的三个阶段 $\begin{cases} 造血干细胞 \\ 定向祖细胞 \\ 前体细胞 \end{cases}$

3. 造血微环境　指造血干细胞定居、存活、增殖、分化和成熟的场所。

二、红细胞生理

(一) 红细胞数量和形态

正常值(有性别、年龄、生活环境以及机体功能状态不同方面的差异):我国成年男性红细胞的数量为$(4.0 \sim 5.5) \times 10^{12}$/L,女性为$(3.5 \sim 5.0) \times 10^{12}$/L。我国成年男性血红蛋白浓度为$129 \sim 160$g /L,成年女性为$110 \sim 150$g/L。

(二) 红细胞的生理特征与功能

$$1. \text{红细胞的生理特征} \begin{cases} 可塑变形性 \\ 悬浮稳定性 \\ 渗透脆性 \end{cases}$$

(1) 可塑变形性:指正常红细胞在外力作用下具有变形的能力。

(2) 悬浮稳定性:红细胞在血浆中保持悬浮状态而不易下沉的特性。

红细胞沉降率(简称血沉):以红细胞在 1 小时内下沉的距离来表示红细胞沉降的速度。

正常值:成年男性第 1 小时末为 $0 \sim 15$mm,成年女性第 1 小时末为 $0 \sim 20$mm。

血沉的快慢与红细胞叠连现象有关。

临床意义:风湿热和活动性肺结核等病血沉加快。

影响红细胞叠连的因素不在红细胞本身而在血浆,其中血浆白蛋白通过抑制叠连而使血沉减慢,而球蛋白、纤维蛋白原和胆固醇等促进叠连的形成,从而加速血沉。

(3) 红细胞的渗透脆性:红细胞膜抵抗低渗溶液而不发生破裂的能力称为渗透脆性。抵抗力与脆性成反比。衰老的红细胞与遗传性球形红细胞增多症患者的红细胞脆性增加。

2. 红细胞的主要功能　运输氧和二氧化碳。

(三) 红细胞生成的调节

1. 红细胞生成所需的物质

(1) 铁:是合成血红蛋白的必需原料,每天需要 $20 \sim 30$mg。缺乏将引起小细胞低色素性贫血。

(2) 叶酸和维生素 B_{12}:叶酸转化为四氢叶酸(需维生素 B_{12} 参与)。维生素 B_{12} 缺乏将引起巨幼红细胞性贫血。

2. 红细胞生成的调节

(1) 爆式促进激活物:促进爆式红系集落形成单位由 G_0 期进入 S 期。

(2) 促红细胞生成素:是机体红细胞生成的主要调节物。

来源:肾皮质肾小管周围的间质细胞。

促进与分泌的因素:贫血、缺氧和肾血流量减少。

(3) 雄激素:主要通过刺激促红细胞生成素产生而促进红细胞生成。

(四) 红细胞的破坏

红细胞平均寿命 120 天。每天约有 0.8% 的衰老的红细胞被破坏,90% 衰老的红细胞被巨噬细胞吞噬。

三、白细胞生理

(一)白细胞分类(表3-1)与数量

正常成人血液中白细胞数为$(4\sim10)\times10^9$/L。

表3-1 成人白细胞分类

白细胞	百分率	数值($\times10^9$)
中性粒细胞	50%~70%	(2.04~7)
嗜酸粒细胞	0.5%~5%	(0.05~0.5)
嗜碱粒细胞	0%~1%	(0~1)
淋巴细胞	20%~40%	(0.8~4)
单核细胞	3%~8%	(0.12~0.8)

(二)白细胞的生理特性和功能(表3-2)

表3-2 各类白细胞的主要功能

白细胞	主要功能
中性粒细胞	吞噬与消化病原体和衰老红细胞
嗜酸粒细胞	限制过敏物质,参与蠕虫的免疫反应
嗜碱粒细胞	参与变态反应,可释放肝素有抗凝作用
淋巴细胞	T细胞参与细胞免疫,B细胞参与体液免疫
单核细胞	吞噬抗原与诱导特异性免疫应答

四、血小板生理

(一)血小板的数量和功能

正常人血液中血小板的数量为:$(100\sim300)\times10^9$/L。

数量过少出血倾向增高;数量过多容易形成血栓。

血小板功能 { 参与生理止血 / 促进凝血 / 维持毛细血管壁正常通透性

(二)血小板的生理特性

1. 黏附 血小板与非血小板表面的黏着。
2. 释放 将致密体、α颗粒和溶酶体内的许多物质排出的现象(有ATP、ADP、5-HT等)。
3. 聚集 血小板彼此黏着的现象。
4. 收缩 血小板收缩时,可使血块回缩。
5. 吸附 血小板表面可吸附血浆中多种凝血因子。

(三)血小板的生成和调节

血小板的生成受血小板的生成素的调节。

（四）血小板的破坏

血小板寿命 7~14 天, 在脾、肝和肺被吞噬。

第三节　生理性止血

概念: 小血管受损后引起的出血, 在几分钟内就会自行停止的现象。

出血时间: 正常 1~3 分钟。

一、生理性止血

1. 血管收缩

血管收缩原因 $\begin{cases} 损伤性刺激引起血管反射性收缩 \\ 损伤血管局部肌源性收缩 \\ 血小板释放缩血管物质 \end{cases}$

2. 血小板止血栓的形成。

3. 血液凝固。

二、血液凝固

血液凝固(blood coagulation): 血液由流动的液体状态变为不流动的凝胶状态的过程。

（一）凝血因子

凝血因子共有十二个。

（二）凝血的过程

凝血酶原复合物

凝血酶原 $\longrightarrow$ 凝血酶

纤维蛋白原 $\longrightarrow$ 纤维蛋白

凝血途径: 内、外源性凝血 $\begin{cases} 内源性凝血: 由 XII 因子激活开始 \\ 外源性凝血: 由因子 III 启动 \end{cases}$

在凝血过程中, Ca^{2+} 是不可缺少的。

血液凝固的最终变化是溶解在血浆中的纤维蛋白原经过复杂的酶促反应过程, 转变成不溶的纤维蛋白。

（三）血液凝固的控制

血液凝固的控制 $\begin{cases} 血管内皮的抗凝作用 \\ 纤维蛋白的吸附 \\ 血流稀释 \\ 单核-巨噬细胞的吞噬 \\ 生理性抗凝物质 \end{cases}$

三、止血栓的溶解

概念:指纤维蛋白被血浆中的纤溶系统溶解和液化的过程,简称纤溶。

纤溶过程:

```
        纤溶酶原激活物
              ┃←纤溶酶原激活物抑制剂
纤溶酶原———→纤溶酶
              ┃←纤溶酶抑制剂
纤维蛋白———→纤维蛋白(原)降解产物
```

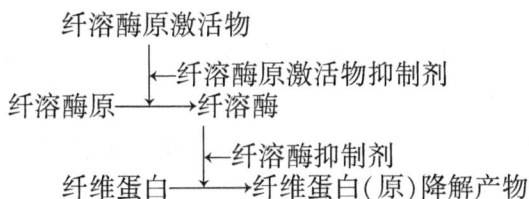

第四节 血型与输血原则

一、血型与红细胞凝集

血型(blood group):通常是指红细胞膜上特异性抗原的类型。

二、红细胞血型

(一) ABO 血型系统

1. ABO 血型的分型 表3-3。

表3-3 ABO 血型系统的抗原和抗体

血型		红细胞上的抗原	血清中的抗体
A 型	A_1	$A+A_1$	抗 B
	A_2	A	抗 B+抗 A_1
B 型		B	抗 A
AB 型	A_1B	$A+A_1+B$	无抗 A、无抗 A_1、无抗 B
	A_2B	A+B	抗 A_1
O 型		无 A、无 B	抗 A+抗 B

2. ABO 血型系统的抗原 $\begin{cases} A\ 抗原 \\ A_1 抗原 \\ B\ 抗原 \end{cases}$

3. ABO 血型系统的抗体 $\begin{cases} 抗\ A\ 抗体 \\ 抗\ A_1\ 抗体 \\ 抗\ B\ 抗体 \end{cases}$

ABO 血型系统的抗体为天然抗体,主要为 IgM,不能通过胎盘。

4. ABO 血型的遗传。

（二）Rh 血型系统

1. Rh 血型系统的分布 $\begin{cases} Rh\ 阳性:大多数 \\ Rh\ 阴性:少数 \end{cases}$

2. Rh 血型系统的抗原与分型

Rh 血型系统的抗原——5 种。

分型 $\begin{cases} Rh\ 阳性:红细胞膜表面有 D 凝集原 \\ Rh\ 阴性:红细胞膜表面无 D 凝集原 \end{cases}$

血清中不存在天然抗体,抗体需经免疫应答反应产生,主要为 IgG,可以通过胎盘。

3. Rh 血型的特点及其临床意义

输血:在人的血清中不存在抗 Rh 的天然抗体,只有当 Rh 阴性者接受 Rh 阳性的血液后,才会通过体液性免疫产生抗 Rh 的免疫性抗体,输血后 2~4 个月血清中抗 Rh 抗体的水平达高峰。因此,Rh 阴性受血者在第一次接受 Rh 阳性血液输血后,一般不产生明显的输血反应,但在第二次或多次再输入 Rh 阳性血液时,即可发生抗原-抗体反应,输入的 Rh 阳性红细胞将被破坏而溶血。

妊娠:Rh 系统的抗体主要是 IgG,分子较小,能透过胎盘。当 Rh 阴性的孕妇怀有 Rh 阳性的胎儿时,Rh 阳性胎儿的少量红细胞或 D 抗原可以进入母体,使母体产生免疫性抗体,主要是抗 D 抗体。这种抗体可以透过胎盘进入胎儿的血液,使胎儿的红细胞发生溶血,造成新生儿溶血性贫血,严重时可导致胎儿死亡。一般只有在妊娠末期或分娩时才有足量的胎儿的红细胞或 D 抗原可以进入母体,使母体产生免疫性 D 抗体(母体血液中抗体浓度缓慢增加,故第一胎为阳性时很少出现新生儿溶血的情况),但第二次妊娠时如仍孕育的是 Rh 阳性的胎儿,可使 Rh 阳性胎儿发生严重溶血。

三、输血的原则

输血的根本原则:避免在输血过程中出现红细胞凝集反应,原则上为同型血相输。但在缺乏同型血的紧急情况下,可按一定的原则输异型血。如将 O 型血输给 A、B、AB 型的人,或 AB 型的人接受 A、B、O 型的血液。

异型输血的原则:主要考虑的是供血者的红细胞不被受血者的血浆所凝集,但必须少输、慢输。

输血前要做交叉配血:交叉配血试验,将供血者的红细胞与受血者的血清,受血者的红细胞与供血者的血清分别加在一起,观察有无凝集现象。前者为交叉配血的主侧,后者为交互配血的次侧。通过交叉配血试验,既可检验血型鉴定是否有误,又能发现供血者和受血者的红细胞或血清中是否还存在其他不相容的血型抗原或血型抗体。如果交叉配血试验的两侧都没有发生凝集反应,为配血相合,可以进行输血;如果主侧发生凝集反应,则为配血不合,受血者不能接受该供血者的血液;如果主侧不发生凝集反应,次侧发生凝集反应,按异型输血的原则处理。

（李　何）

习 题

一、选择题

A 型题

1. 50kg 体重的正常人的体液与血量分别为
   A. 约为 40L 与 5.0~6.0L　　　B. 约为 30L 与 3.5~4.0L　　　C. 约为 20L 与 2.0~3.0L
   D. 约为 30L 与 2.0~2.5L　　　E. 约为 20L 与 1.5~2.0L

2. 血细胞比容是指红细胞
   A. 与血浆容积之比　　　　B. 与血清容积之比　　　　C. 与血管容积之比
   D. 在血液中所占容积百分比　　　E. 在血液中所占重量百分比

3. 组织液与血浆含量差异最大的是
   A. Mg^{2+}　　　B. Na^+　　　C. Cl^-　　　D. 有机酸　　　E. 蛋白质

4. 关于比重的叙述,正确的是
   A. 红细胞>血液>血浆　　　B. 血液>血浆>红细胞　　　C. 血浆>血液>红细胞
   D. 红细胞>血浆>血液　　　E. 血液>红细胞>血浆

5. 血浆胶体渗透压主要来自
   A. γ-球蛋白　　　B. 纤维蛋白原　　　C. β-球蛋白　　　D. $α_1$-球蛋白　　　E. 白蛋白

6. 血浆晶体渗透压降低时引起
   A. 红细胞膨胀甚至破裂　　　B. 红细胞皱缩　　　C. 组织液生成增多
   D. 组织液生成减少　　　E. 抗利尿激素分泌增加

7. 血浆胶体渗透压降低时引起
   A. 红细胞膨胀甚至破裂　　　B. 红细胞皱缩　　　C. 组织液生成增多
   D. 组织液生成减少　　　E. 尿量减少

8. 正常人血浆 pH 为
   A. 6.35~6.45　　　B. 7.05~7.15　　　C. 7.35~7.45　　　D. 7.65~7.75　　　E. 8.35~8.45

9. 血浆中起关键作用的缓冲对是
   A. $KHCO_3/H_2CO_3$　　　B. $NaHCO_3/H_2CO_3$　　　C. K_2HPO_4/KH_2PO_4
   D. Na_2HPO_4/NaH_2PO_4　　　E. 蛋白质钠盐/蛋白质

10. 各种血细胞起源于骨髓的
    A. 定向祖细胞　　　B. 造血干细胞　　　C. 淋巴系祖细胞
    D. 基质细胞　　　E. 前体细胞

11. 红细胞的渗透脆性指
    A. 红细胞对高渗盐溶液的抵抗力　　　B. 红细胞对低渗盐溶液的抵抗力
    C. 红细胞对等渗盐溶液的抵抗力　　　D. 红细胞耐受机械撞击的能力
    E. 红细胞相互撞击破裂的特性

12. 红细胞渗透脆性增大时
    A. 对高渗盐溶液的抵抗力增大　　　B. 对高渗盐溶液的抵抗力减小
    C. 对低渗盐溶液的抵抗力增大　　　D. 对低渗盐溶液的抵抗力减小

E. 红细胞不易破裂

13. 红细胞的主要功能是
    A. 缓冲温度　　　　　　　B. 运输激素　　　　　　　C. 运输氧和二氧化碳
    D. 使血液呈红色　　　　　E. 提供铁

14. 血管外破坏红细胞的主要场所是
    A. 肾和肝　　B. 脾和骨髓　　C. 胸腺和骨髓　　D. 肺　　E. 淋巴结

15. 人血液中主要的吞噬细胞是
    A. T 淋巴细胞　　　　　　B. B 淋巴细胞　　　　　　C. 中性粒细胞
    D. 嗜酸粒细胞　　　　　　E. 嗜碱粒细胞

16. 血小板少于 $50×10^9/L$ 的患者,皮肤、黏膜呈现出血点主要是由于血小板
    A. 不易聚集成团　　　　　　　　B. 释放血管活性物质减少
    C. 不能维持血管壁的完整性　　　D. 血块回缩障碍
    E. 不易黏附于内皮下组织

17. 血凝块回缩是由于
    A. 血凝块中纤维蛋白收缩　　　　B. 红细胞发生叠连而压缩
    C. 白细胞发生变形运动　　　　　D. 血小板的回缩蛋白发生收缩
    E. 红细胞凝集反应

18. 凝血因子是
    A. 惟一与止血有关的物质　　　　B. 参与和影响凝血的因子
    C. 凝血过程中消耗的因子　　　　D. 凝血过程中血小板释放的因子
    E. 血浆和组织中直接参与凝血的物质

19. 启动外源性凝血途径的物质是
    A. 因子Ⅶ　　　　　　B. 血小板的膜磷脂表面(PF_3)　　　C. Ca^{2+}
    D. 组织因子(因子Ⅲ)　　E. 凝血酶原

20. 内源性凝血途径一般开始于
    A. 激活因子Ⅹ　　　　　　　　　B. 红细胞凝集
    C. 血小板聚集　　　　　　　　　D. 血管损伤后组织细胞释放出因子Ⅲ
    E. 血液与带负电荷的异物表面接触

21. 凝血过程的内源性与外源性激活的区别在于
    A. 因子Ⅹ被激活的主要途径不同　　B. 凝血酶形成过程不同
    C. 纤维蛋白形成过程不同　　　　　D. 因维生素 K 是否参与而不同
    E. 因 Ca^{2+} 是否起作用而不同

22. 内源性凝血和外源性凝血的主要区别是
    A. 血凝分别发生在体内和体外
    B. 血凝分别发生在血管内和血管外
    C. 前者只需体内因子,后者需外加因子
    D. 前者只需血浆成分参与,后者还需组织因子参与
    E. 内源性凝血较快,而外源性凝血较慢

23. 凝血因子Ⅷ的作用是
    A. 激活因子Ⅺ
    B. 使Ⅹa激活因子Ⅱ的作用加快
    C. 使Ⅸa激活因子Ⅹ的作用加快
    D. 使Ⅱa激活因子Ⅰ的作用加快
    E. 使Ⅸ活化成Ⅸa

24. 枸橼酸钠的抗凝原理是
    A. 加强血浆抗凝血酶的作用
    B. 与血浆中 Ca^{2+} 结合成不解离的络合物
    C. 抑制凝血酶活性
    D. 中和酸性凝血物质
    E. 加强纤溶酶的活性

25. 纤溶的基本过程是
    A. 纤溶酶原激活与纤维蛋白降解
    B. 纤溶酶原激活物形成与纤溶酶原激活
    C. 纤溶酶形成与纤溶抑制物的释放
    D. 纤溶酶原激活物形成与纤溶抑制物释放
    E. 纤维蛋白形成与纤维蛋白降解

26. 纤溶酶的主要作用是
    A. 水解凝血酶及因子Ⅴ、Ⅶ
    B. 激活因子Ⅻ
    C. 激活补体系统
    D. 水解纤维蛋白原和纤维蛋白
    E. 抑制激肽系统

27. 通常所说的血型指
    A. 红细胞上受体的类型
    B. 红细胞表面特异凝集素的类型
    C. 红细胞表面特异凝集原的类型
    D. 血浆中特异凝集素的类型
    E. 血浆中特异凝集原的类型

28. 决定 ABO 血型抗原的基因控制细胞合成特异的
    A. 抗原的肽链
    B. 蛋白质水解酶
    C. 磷脂酶
    D. 转糖基酶
    E. 转氨基酶

29. AB 型血的红细胞膜上
    A. 仅有 A 抗原
    B. 仅有 B 抗原
    C. 有 A 和 B 抗原
    D. A、B 及 H 抗原均无
    E. 仅有 H 抗原

30. O 型血红细胞膜上有
    A. A 抗原
    B. B 抗原
    C. 无抗原
    D. A 和 B 抗原
    E. H 抗原

31. 某人的红细胞与 B 型血的血清凝集,而其血清与 B 型血的红细胞不凝集,此人的血型为
    A. A 型
    B. B 型
    C. AB 型
    D. O 型
    E. 无法判断

32. 某人血清仅含有抗 A 凝集素,其血型是
    A. A 型
    B. AB 型
    C. B 型
    D. O 型
    E. 不能判定

33. 某人血清中含抗 A 凝集素和抗 B 凝集素,其血型是
    A. A 型
    B. B 型
    C. AB 型
    D. O 型
    E. 不能确定

34. 当 A 型血的红细胞和 B 型血的血清相混时,红细胞会发生
    A. 凝固
    B. 叠连
    C. 凝集
    D. 黏着
    E. 吸附

35. 父母双方一方为 A 型,另一方为 B 型,其子女可能的血型为
    A. 只可能是 AB 型
    B. 只可能是 A 型或 B 型

    C. 只可能是 A 型、B 型或 AB 型   D. 可能是 A 型、B 型、AB 型或 O 型

    E. 只可能是 AB 型或 O 型

36. ABO 血型系统的天然抗体类型主要是

    A. IgG   B. IgA   C. IgM   D. IgD   E. IgE

37. Rh 血型系统的抗体类型主要是

    A. IgG   B. IgA   C. IgM   D. IgD   E. IgE

38. 新生儿溶血症可能发生在

    A. Rh 阳性母亲第一次妊娠所生 Rh 阴性婴儿   B. Rh 阳性母亲第一次妊娠所生 Rh 阳性婴儿

    C. Rh 阴性母亲第二次妊娠所生 Rh 阳性婴儿   D. Rh 阴性母亲第二次妊娠所生 Rh 阴性婴儿

    E. Rh 阳性母亲第二次妊娠所生 Rh 阴性婴儿

39. 下列关于输血的叙述,哪一项是错误的

    A. ABO 血型系统相符合便可输血

    B. 需进行交叉配血试验

    C. O 型血的人为"万能供血者",在紧急情况下可少量、缓慢输给其他血型患者

    D. AB 型血的人为"万能受血者",在紧急情况下可少量、缓慢接受其他血型输血

    E. 以前未接受过 Rh 阳性血液的 Rh 阴性的患者可接受一次 Rh 阳性的血液

40. 输血时应主要考虑供血者的

    A. 红细胞不和受血者的红细胞发生凝集   B. 红细胞不和受血者的血清发生凝集

    C. 红细胞不发生叠连   D. 血清不和受血者的血清发生凝集

    E. 血清不和受血者的红细胞发生凝集

41. 输血原则是

    A. 输同型血,且交叉配血试验的主侧和次侧都不发生凝集反应

    B. 紧急情况下可大量输 O 型血给其他血型的受血者

    C. 只要交叉配血主侧不发生凝集反应就可以输血

    D. 只要血型相同,可不做交叉配血试验

    E. 第一次配血相合,输血顺利,第二次接受同一供血者血液不必做交叉配血试验

42. 相比较而言,下列哪一种血型的人输血时不易找到合适的供血者

    A. O 型,Rh 阴性   B. A 型,Rh 阴性   C. B 型,Rh 阳性

    D. AB 型,Rh 阴性   E. AB 型,Rh 阳性

B 型题

    A. 球蛋白   B. 白蛋白   C. K^+ D. Na^+和Cl^- E. 血浆蛋白

1. 血浆胶体渗透压主要来源于

2. 血浆晶体渗透压主要来源于

3. 正常情况下血浆的黏度主要来源于

    A. 增快   B. 减慢   C. 正常   D. 先不变后增快   E. 先不变后减慢

4. 将血沉快者的红细胞置于正常人的血浆中,血沉

5. 将正常人的红细胞置于血沉快者的血浆中,血沉

6. 风湿热的病人血沉

7. 血浆中白蛋白含量增加,血沉

8. 血浆中球蛋白含量增加,血沉

    A. 巨幼红细胞性贫血　　　　B. 小细胞低色素性贫血　　　C. 溶血性贫血

    D. 再生障碍性贫血　　　　　E. β 型地中海贫血

9. 长期铁质缺乏引起

10. 叶酸缺乏将引起

11. 内因子缺乏会引起

12. 红系祖细胞上 EPO 受体缺陷可引起

13. Rh 阴性的母亲怀有 Rh 阳性的胎儿,可能会发生

X 型题

1. 血浆蛋白的主要生理功能有

    A. 体内多种代谢物的运输载体　　B. 缓冲血浆 pH 变化　　　C. 参与机体的免疫功能

    D. 参与生理性止血　　　　　　　E. 形成血浆胶体渗透压

2. 血液中参与机体免疫功能的成分是

    A. 免疫球蛋白　　B. 白蛋白　　C. 白细胞　　D. 补体　　E. 红细胞

3. 下列情况中能使血沉增快的是

    A. 血沉增快的红细胞置于正常血浆中　　　B. 正常红细胞置于血沉加快的血浆中

    C. 血液中的白蛋白增加　　　　　　　　　D. 血液中的球蛋白增加

    E. 血液中的球蛋白减少

4. 巨幼红细胞性贫血可能原因有

    A. 胃大部分切除　　　　　B. 维生素 B_{12} 缺乏　　　　C. 内因子缺乏

    D. 叶酸缺乏　　　　　　　E. 转铁蛋白缺乏

5. 关于对促红细胞生成素的叙述,正确的是

    A. 是一种糖蛋白　　　　　　　　　B. 主要由肝脏产生

    C. 性激素都可增强其作用　　　　　D. 主要由肾脏产生

    E. 低氧可促进其合成与分泌

6. 关于对红细胞的叙述,正确的是

    A. 是全血黏度的主要来源

    B. 当 Hb 中的铁为 Fe^{3+} 时,可结合氧分子

    C. 含有碳酸酐酶

    D. 当悬浮于低渗盐溶液中将胀大甚至破裂

    E. 红细胞容积占全血容积的大部分

7. 正常人的血液在血管内不发生凝固的原因有

    A. 血液流动快　　　　　　　　　B. 血管内膜光滑完整

    C. 纤维蛋白溶解系统的作用　　　D. 有抗凝血物质存在

    E. 凝血酶原无活性

8. 生理性止血过程包括
    A. 血小板黏着于受损伤血管   B. 血液凝固,血块回缩
    C. 血小板释放 5-羟色胺使小血管收缩   D. 血小板聚集形成血小板止血栓
    E. 血管收缩,血小板血栓形成和血液凝固
9. 凝血酶的直接作用是
    A. 激活因子XIII
    B. 使纤维蛋白原水解成纤维蛋白单体
    C. 使纤维蛋白单体形成不溶性的纤维蛋白多聚体
    D. 使可溶性的纤维蛋白多聚体形成稳固的纤维蛋白多聚体
    E. 抑制纤溶酶活性
10. 如果某男是 B 型血
    A. 他的基因型可以是 AB 基因
    B. 他的父亲可以是 O 型血
    C. 他的孩子不是 B 型血就是 O 型血
    D. 如果他的妻子是 B 型血,孩子的血型只能是 B 型或 O 型
    E. 如果他的妻子是 O 型血,孩子的血型只能是 B 型或 O 型
11. Rh 血型系统的抗体特点
    A. 是免疫性抗体   B. 主要是 IgG 型抗体   C. 可通过胎盘进入胎儿体内
    D. 主要是抗 D 抗体   E. Rh 阴性者天然都含有该抗体

二、名词解释

1. 血细胞比容(hematocrit)
2. 血量(blood volume)
3. 晶体渗透压(crystal osmotic pressure)
4. 胶体渗透压(colloid osmotic pressure)
5. 等渗溶液(iso-osmotic solution)
6. 等张溶液(isotonic solution)
7. 红细胞沉降率(erythrocyte sedimentation rate,ESR)
8. 红细胞的渗透脆性(erythrocyte osmotic fragility)
9. 血液凝固(blood coagulation)
10. 凝血因子(coagulation factor/clotting factor)
11. 内源性凝血途径(intrinsic pathway)
12. 外源性凝血途径(extrinsic pathway)
13. 血型(blood group)
14. 红细胞凝集(agglutination)
15. 凝集原(agglutinogen)
16. 凝集素(agglutinin)
17. 交叉配血试验(cross-match test)

三、简答题

1. 简述血液的基本功能。
2. ABO 血型的分型依据是什么?
3. 输血的原则是什么?
4. Rh 血型的特点是什么? Rh 血型有何临床意义?

参考答案

一、选择题

A 型题

1. B 2. D 3. E 4. A 5. E 6. A 7. C 8. C 9. B 10. B 11. B 12. D 13. C 14. B
15. C 16. C 17. D 18. E 19. D 20. E 21. A 22. D 23. C 24. B 25. A 26. D
27. C 28. D 29. C 30. E 31. C 32. C 33. D 34. C 35. D 36. C 37. A 38. C
39. A 40. B 41. A 42. A

B 型题

1. B 2. D 3. E 4. C 5. A 6. A 7. B 8. A 9. B 10. A 11. A 12. D 13. C

X 型题

1. ABCDE 2. ACD 3. BD 4. ABCD 5. ADE 6. ACD 7. ABCDE 8. ABCDE 9. AB
10. BDE 11. ABCD

二、名词解释

1. 血细胞比容:血细胞在血液中所占的容积百分比。

2. 血量:指全身血液的总量。

3. 晶体渗透压:由血浆中的晶体物质所形成的渗透压,主要来源于 Na^+ 和 Cl^-。

4. 胶体渗透压:由血浆中的蛋白质所形成的渗透压,主要来源于白蛋白。

5. 等渗溶液:渗透压与血浆的渗透压的相等的溶液。

6. 等张溶液:能够使悬浮于其中的红细胞保持正常形态和大小的溶液称为等张溶液,是由不能自由通过细胞膜的溶质所形成的等渗溶液。

7. 红细胞沉降率:红细胞在第 1 小时末下沉的距离,用来表示红细胞的沉降速度。

8. 红细胞的渗透脆性:红细胞在低渗盐溶液中发生膨胀甚至破裂的特性。

9. 血液凝固:血液由流动的液体状态变成不能流动的凝胶状态的过程。

10. 凝血因子:血浆和组织中直接参与血液凝固的物质。

11. 内源性凝血途径:指参与凝血的因子全部来自血液,通常因血液与带负电荷的异物表面(如玻璃、白陶土、硫酸酯和胶原等)接触而启动。

12. 外源性凝血途径:由来自于血液之外的组织因子暴露于血液而启动的凝血过程。

13. 血型:通常指红细胞膜上特异性抗原的类型。

14. 红细胞凝集:将血型不相容的两个人的血液滴加在玻片上并使之混合,则红细胞可凝集成簇,这一现象称为红细胞凝集。

15. 凝集原:镶嵌于红细胞膜上的一些特异蛋白质或糖脂,它们在红细胞凝集反应中起抗原作用,称为凝集原。

16. 凝集素:能与红细胞膜上的凝集原起反应的特异性抗体。

17. 交叉配血试验:把供血者的红细胞与受血者的血清进行配合试验,称为交叉配血主侧;再将受血者的红细胞和供血者的血清做配合试验,称为交叉配血次侧,用以判断血型是否相合。

三、简答题

1. ①运输功能。运输营养物质、氧气、二氧化碳、代谢产物和激素等。②防御和保护功能。参与机体的生理性止血,抵抗细菌、病毒等微生物引起的感染和各种免疫反应。③缓冲功能。保持体内内环境的稳定,包括血浆 pH 以及体温等的相对恒定。

2. ABO 血型是根据红细胞膜上是否存在 A 抗原和 B 抗原而将血液分为四型:红细胞膜上只含有 A 抗原者为 A 型;只含有 B 抗原者为 B 型;含有 A 和 B 两种抗原者为 AB 型;A 和 B 两种抗原都没有者为 O 型。

3. ①临床上输血之前要鉴定血型,保证供血者和受血者的血型相合。②即使是 ABO 系统血型相同的人之间进行输血,也必须在输血前进行交叉配血试验。因为 ABO 血型的亚型不合也可导致红细胞凝集和溶血反应,甚至危及生命。把供血者的红细胞与受血者的血清进行配合试验,称为交叉配血主侧;再将受血者的红细胞和供血者的血清做配合试验,称为交叉配血次侧。主侧和次侧都没有凝集反应即为配血相合,可以输血。如果主侧发生凝集反应,则为配血不合,受血者不能接受供血者的血液。如主侧未出现凝集反应而次侧出现凝集反应,如 O 型血输给其他血型的受血者或 AB 型受血者接受其他血型的血液,在紧急情况下可以少量、缓慢输血,并密切观察受血者情况,一旦发生输血反应,必须立即停止输血。③提倡成分输血,可增强治疗的针对性,提高疗效,减少不良反应,还可以节约血源。

4. Rh 血型系统是红细胞血型中最复杂的一个系统。①由三对等位基因控制着六种抗原,其中 D 抗原的抗原性最强,临床意义最重要。通常将红细胞上含有 D 抗原者称为 Rh 阳性,而红细胞上缺乏 D 抗原者称为 Rh 阴性。②人的血清中不存在抗 Rh 的天然抗体,只有当 Rh 阴性者接受 Rh 阳性的血液后,才会通过体液性免疫产生抗 Rh 的免疫性抗体,输血后 2~4 个月血清中抗 Rh 抗体的水平达高峰。因此,Rh 阴性受血者在第一次接受 Rh 阳性血液的输血后,一般不产生明显的输血反应,但是在第二次或多次输入 Rh 阳性的血液时,即可发生抗原-抗体反应,输入的 Rh 阳性红细胞将被破坏而溶血。③Rh 系统的抗体主要是 IgG,因其分子较小,能透过胎盘。当 Rh 阴性的孕妇怀有 Rh 阳性的胎儿时,Rh 阳性胎儿的少量红细胞或 D 抗原可以进入母体,使母体产生免疫性抗体,主要是抗 D 抗体。这种抗体可以透过胎盘进入胎儿的血液,可使胎儿的红细胞发生溶血,造成新生儿溶血性贫血,严重时可以导致胎儿死亡。

(卢佳怡)

第四章 血液循环

学习要求

1. 掌握 心肌细胞的跨膜电位及其形成机制；心肌的电生理特性；心肌收缩的特点；心脏泵血的过程和机制；影响心排血量的因素；血压；动脉血压；微循环；组织液的生成；神经调节；体液调节。

2. 熟悉 体表心电图；心脏泵血功能的评定；心泵功能的储备；血流阻力；静脉血压和静脉回心血量；淋巴液的生成和回流；局部血流调节；动脉血压的短期调节和长期调节；冠脉循环；脑循环。

3. 了解 各类血管的功能特点；血流量和血流速度；动脉脉搏；肺循环。

循环系统(circulatory system)功能：运输功能，运输营养物质、代谢产物和内分泌激素等；维持内环境稳定；实现体液调节；防卫功能。

血液循环是高等动物机体生存的最重要条件之一。血液循环停止4~6分钟，大脑皮质不可恢复损伤。

第一节 心脏的生物电活动

根据组织学和生理学特点(表4-1)，心肌细胞分为：①普通心肌细胞(工作细胞)：包括心房肌和心室肌细胞；②特殊传导系统的细胞：主要包括窦房结细胞和浦肯野细胞。

表4-1 心肌细胞的生理特性

	自律性	兴奋性	传导性	收缩性
心房肌细胞		+	+	+
心室肌细胞		+	+	+
窦房结细胞	+	+	+	
浦肯野细胞	+	+	+	
结区细胞		+	+	

注：+表示有。

一、心肌细胞的跨膜电位及其形成机制

(一) 工作细胞的跨膜电位及其形成机制

1. 静息电位(resting potential, RP) RP为-90mV，主要是K^+外流形成的。

2. 动作电位(action potential, AP)

(1) 去极化过程：

去极(0期)：膜电位由-90mV迅速上升到+30mV。持续1~2ms。

在刺激的作用下首先引起部分电压门控 Na^+ 通道开放和少量 Na^+ 内流,导致细胞膜部分去极化。当去极化达到阈电位(约-70mV)时, Na^+ 通道开放概率明显增加,出现再生性 Na^+ 内流。膜内电位由原来的负电位向正电位转化至 Na^+ 平衡电位。

Na^+ 通道是快通道,它激活开放和失活关闭的速度都很快。当膜去极到 0mV 左右,开始失活。对河豚毒不敏感。

快反应细胞(fast response cell):在心脏电生理学中,将由快 Na^+ 通道开放引起快速去极化的心肌细胞称为快反应细胞,如心房肌、心室肌和浦肯野细胞。它们的动作电位称快反应电位。

(2)复极过程历时 200~300ms:

1)1期(快速复极初期):膜电位由+30mV 迅速下降到 0mV,历时 1~2ms。在 1 期,快 Na^+ 通道失活。I_{to} 通道激活,K^+ 经 I_{to} 通道一过性外流。I_{to} 通道在膜去极化-40mV 时激活,开放约 5~10ms。

2)2期(平台期):膜电位停滞于接近 0mV 状态,历时 100~150ms。主要是 Ca^{2+} 内流(通过 L 型电压门控慢通道)和 K^+ 外流(通过 I_{K1} 和 I_K 通道)同时存在,Ca^{2+} 内流和 K^+ 外流的跨膜电荷量相当,因此膜电位稳定于 0mV 左右。随时间的推移,Ca^{2+} 通道逐渐失活,K^+ 外流逐渐增加,平台期延续为复极 3 期。

Ca^{2+} 通道为 L 型电压门控慢通道,在膜去极化-40mV 激活,可被 Mn^{2+} 和维拉帕米阻断。

3)3期(快速复极末期):膜电位由 0mV 较快地下降到-90mV,完成复极过程,历时 100~150ms。此期 Ca^{2+} 通道失活关闭,Ca^{2+} 内流终止,K^+ 迅速外流(I_K)。

4)4期(静息期):膜电位稳定于-90mV。通过 Na^+-K^+ 泵、Na^+-Ca^{2+} 交换体(Na^+-Ca^{2+} exchanger)和 Ca^{2+} 泵恢复细胞内外 K^+、Na^+、Ca^{2+} 浓度差。

(二)自律细胞的跨膜电位及其形成机制

自律细胞与工作细胞最大的不同是:自律细胞 4 期不稳定,发生 4 期自动去极化。

1. 浦肯野细胞　浦肯野细胞是快反应自律细胞。除 4 期外,动作电位形态和机制同心室肌细胞。

4 期跨膜电流

(1)随时间逐渐衰减的外向 K^+ 电流:I_K 通道 0 期开放,K^+ 电流平台期逐渐增强,3 期复极-60mV 时 I_K 通道开始关闭,最大复极电位完全关闭。

(2)随时间逐渐增强的内向 I_f:I_f 为 Na^+ 电流,Cs^{2+} 可阻断。3 期复极-60mV 时激活开放,激活程度随膜内负电位增加逐渐增加,至-100mV 完全开放。4 期自动去极达-50mV 关闭。

动作电位 3 期复极进行至一定程度时引起 I_f 的激活和发展,I_f 的产生和发展导致 4 期自动去极化,自动去极达阈电位产生一新的动作电位,并反过来终止 I_f。周而复始。

2. 窦房结细胞　动作电位特点:慢反应动作电位。① 最大复极电位-70mV,阈电位-40mV。②0 期去极化幅值较小,约 70mV。时程较长为 7ms。去极化速率较慢。③ 无 1、2 期。④4 期自动去极化速度(0.1V/s)快于浦肯野细胞(0.02V/s)。

(1)去极化过程:4 期自动去极化至-40mV,L 型 Ca^{2+} 通道激活,引起 Ca^{2+} 内流,导致 0 期去极化。

慢反应细胞:由慢 Ca^{2+} 通道开放引起缓慢去极化的心肌细胞称为慢反应细胞(slow response cell),如窦房结细胞和房室交界区细胞。它们的电位称慢反应电位。

(2) 复极化过程:0 期去极化达 0mV,L 型 Ca^{2+} 通道逐渐失活关闭,K^+ 外流(I_K)增加导致 3 期复极。

(3) 4 期自动去极化:①时间依赖性 I_K 通道逐渐失活(I_K 通道在复极化接近最大复极电位时开始关闭),K^+ 外流逐渐减少,是 4 期自动去极化重要的离子基础;②进行性增强 I_f(主要是 Na^+ 流);③I_{Ca-T}:4 期自动去极达 -50mV 时,T 型钙通道激活开放,Ca^{2+} 内流。T 型钙通道可被 Ni^{2+} 阻断。

二、心肌的电生理特性

(一)兴奋性

1. 影响兴奋性的因素

(1) 静息电位或最大复极电位水平:静息电位或最大复极电位绝对值增大,兴奋性降低,反之亦然。

(2) 阈电位水平:阈电位水平上移,兴奋性降低,反之亦然。

(3) 引起 0 期去极化的离子通道状态:产生 0 期去极的 Na^+ 通道和 Ca^{2+} 通道都有静息、激活和失活三状态。Na^+ 通道处于静息状态是快反应心肌细胞具有兴奋性的前提。

2. 兴奋性的周期性变化

(1) 有效不应期(effective refractory period):有效不应期包括绝对不应期和局部反应期。

绝对不应期:0 期去极 ~ 3 期复极 -55mV,此段时间内,膜兴奋性完全丧失,对任何强度的刺激都不产生去极化反应。此期 Na^+ 通道完全失活。

局部反应期:3 期复极 -60 ~ -55mV,此段时间内,如果给予一个足够强度的刺激,肌膜可产生局部的去极化反应,但不能产生新的动作电位。此期 Na^+ 通道刚刚开始复活,没有恢复到静息状态。

从 0 期开始到 3 期复极 -60mV 止这段时间内,心肌不能产生新的动作电位,因此将这段时间称为有效不应期。

(2) 相对不应期(relative refractory period):3 期复极 -80 ~ -60mV,此段时间内,若给心肌细胞一个阈刺激,不能产生新的动作电位;但如果给一个阈上刺激,则可能产生一次新的动作电位。此期有相当数量的 Na^+ 通道复活至静息状态,但未达到静息电位水平。

(3) 超常期:3 期复极 -90 ~ -80mV,此段时间内,给心肌细胞一个阈下刺激,就可能引起一个新的动作电位。表明心肌兴奋性高于正常。此期 Na^+ 通道已经复活至静息状态,膜电位绝对值小于静息电位。

3. 兴奋性的周期性变化与收缩活动的关系

(1) 不发生强直收缩。

(2) 期前收缩和代偿间歇:如果在心室肌的有效不应期之后,下一次窦房结兴奋到达之前,心室受到一次外来刺激,则可产生一次提前出现的兴奋和收缩,分别称为期前兴奋(premature excitation)和期前收缩(premature systole)。期前兴奋也有它自己的有效不应期。

当紧接在期前兴奋之后的一次窦房结兴奋传到心室时,如果落在期前兴奋的有效不应期内,则不能引起心室的兴奋和收缩,形成一次兴奋和收缩的"脱失",必须等到下一次窦房结的兴奋传来时才能引起兴奋和收缩。这样,在一次期前收缩之后往往会出现一段比较长的心室舒张期,称为代偿间歇(compensatory pause)。

(二) 自动节律性

自动节律性:心肌能自动地发生节律性兴奋的能力。

1. 心脏的起搏点　自动节律性兴奋的频率:窦房结(100 次/分种)>房室交界(50 次/分种)>房室束(40 次/分种)>末梢浦肯野细胞纤维网(25 次/分种)。

窦房结为正常起搏点,由窦房结的自律兴奋所形成的心脏节律称为窦性节律。其他称为潜在起搏点。

窦房结对潜在起搏点的控制:

(1) 抢先占领(capture)。

(2) 超速驱动压抑:当自律细胞受到高于其固有频率的刺激时,就按外加刺激频率发生兴奋,称超速驱动。

超速驱动压抑(overdrive suppression):在外来的超速驱动刺激停止后,自律细胞不能立即呈现其固有的自律性活动,需经一段静止后才逐渐恢复其自律性的现象。

2. 影响自律性的因素

(1) 最大复极电位与阈电位之间的差距:最大复极电位绝对值小或阈电位水平下移,自动兴奋的频率升高,反之亦然。

迷走神经递质 ACh 使窦房结自律细胞膜上 K^+ 通道开放概率增高,导致最大复极电位绝对值增大,自动兴奋的频率降低,心率减慢。

(2) 4 期自动去极化速度:4 期自动去极速率快,自动兴奋的频率增高;4 期自动去极速率慢,自动兴奋的频率降低。

交感神经兴奋、去甲肾上腺素(norepinephrine, NE)和肾上腺素(epinephine, E)增强窦房结 I_f 和 I_{Ca-T},加快 4 期自动去极速率,自动兴奋的频率增高,心率加快。

(三) 传导性

1. 兴奋在心脏内传导的途径和特点

↗左房(0.4m/s)
窦房结→优势传导通路(1~1.2m/s)→房室交界(0.02m/s)
↘右房(0.4m/s)

→房室束(希氏束)→左右束支→浦肯野纤维(4m/s)→心室(1m/s)

房室延搁(atrioventricular delay):生理意义是避免房室收缩重叠,心室收缩在心房收缩之后,保证心室充分充盈。

2. 影响心肌传导的因素

(1) 结构因素:直径大,速度快。直径小,速度慢。

(2) 生理因素:

1) 0 期去极速度和幅度。0 期去极速度快,兴奋传导速度快。0 期去极幅度大,兴奋传导速度快。

2) 邻近未兴奋部位膜的兴奋性。邻近未兴奋部位膜的兴奋性低,兴奋传导速度慢。邻近未兴奋部位膜上决定 0 期去极的离子通道处于失活状态,兴奋传导阻滞。

三、体表心电图

方法:将测量电极放置在体表的一定部位。

记录:心脏兴奋过程中发生的电变化。

反映:心脏兴奋的产生、传导和恢复过程的生物电变化。

正常心电图各波和间期的意义

正常心电图各波和间期的意义见表4-2。

表 4-2　正常心电图各波和间期的意义

名称	意　义	时间(s)
P 波	两心房去极化过程	0.08~0.11
QRS 波	两心室去极化过程	0.06~0.10
T 波	两心室复极化过程	0.05~0.25
P—R 间期	从窦房结开始兴奋到心室开始兴奋的时间	0.12~0.20
PR 段	兴奋通过房室交界区	
Q—T 间期	心室肌开始去极化到复极化完成的时间	
ST 段	心室肌处于平台期	

第二节　心脏的泵血功能

兴奋触发的收缩和随后的舒张,并与瓣膜启闭配合,造成心房、心室压力和容积变化,推动血液在血管系统内流动。

一、心肌的收缩特点

1. 对细胞外 Ca^{2+} 的依赖性高。

2. "全或无"式收缩。

二、心脏的泵血过程和机制

（一）心动周期

心房或心室每收缩和舒张一次称为一个心动周期(cardiac cycle)。

心动周期持续时间与心率有关。如心率 75 次/分钟,一个心动周期持续时间为 0.8s。

（二）心脏的泵血过程

1. 心室收缩期

（1）等容收缩期(period of isovolumic contraction):房室瓣关,动脉瓣关,心室肌收缩,心

室容积不变,室内压急剧升高。持续约 0.05s。

(2) 射血期(period of ventricular ejection):快速射血期:房室瓣关,主动脉瓣开,血流由心室射入主动脉,此期由心室射入主动脉的血量占总射血量 2/3。血流速度快,心室容积迅速缩小,室内压高达峰值。持续约 0.1s。

减慢射血期:心室收缩强度减弱,室内压开始下降,射血速度逐渐减慢,心室容积继续缩小。持续约 0.15s。

2. 心室舒张期

(1) 等容舒张期(period of isovolumic relaxation):心室舒张,房室瓣关,动脉瓣关,无血流,心室容积不变。室内压急剧下降。持续约 0.06~0.08s。

(2) 心室充盈期:

快速充盈期:房室瓣开,动脉瓣关,心室抽吸作用,血流快速由房到室,心室容积迅速变大。此期由心房进入心室的血液为心舒期总充盈量 2/3。

减慢充盈期:房室瓣开,动脉瓣关,血流由房到室速度减慢,心室容积进一步变大。

(三) 心房在心脏泵血活动中的作用

心室舒张后期,心房收缩,心室再增加一部分充盈量。

(四) 心音的产生

心音(heart sound):瓣膜启闭、血液撞击心血管壁引起的震动所致,可在胸壁一定的部位上用听诊器听取。换能器转变震动成为电信号并记录即为心音图。

第一心音:调低,时长。发生在心缩期。标志着心室收缩。

产生原因:房室瓣关闭震动,心室收缩时血流冲击房室瓣引起心室震动和心室射出的血液撞击动脉壁引起的震动。

听诊区:心尖搏动处(前胸壁第 5 肋间左锁骨中线上)。

第二心音:调高,时短。发生在心室舒张期。标志着心室舒张。

产生原因:主动脉和肺动脉瓣关闭引起的震动。

听诊区:胸骨右缘第 2 肋间。

三、心脏泵血功能的评定

(一) 心脏的输出量

1. 每搏输出量(简称搏出量)和射血分数

每搏输出量(stroke volume):一次心搏中由一侧心室射入动脉的血量。成年人安静状态下,左心室舒张末期容积 125ml,收缩末期容积 55ml,搏出量 70ml。

射血分数:搏出量占舒张末期容量的百分比。正常情况下射血分数为 60%。

2. 每分心输出量 一侧心室每分钟射入动脉的血量(心排血量)=心率×搏出量。

成年男性安静:4.5~6L/min,女低男 10%(同体重),青年>老年,剧烈运动可高达25~35L/min。

心指数:以单位体表面积计算的心排量。安静空腹,中等身材成人体表面积 1.6~1.7m^2,心排血量 5~6L,静息心指数 3~3.5L/(min·m^2)。

（二）心脏做功量

左心室每搏功(J) = 搏出量(L)×(平均动脉压−左心房平均压)(mmHg)×13.6×9.807×(1/1000)。

每分功等于每搏功乘以心率。

四、影响心搏出量的因素

（一）前负荷

心室前负荷(preload)为心室舒张末期容积,心室舒张末期容积常用心室舒张末期压力或心房内压反映。

1895 年,Frank 在离体蛙心实验中观察到心室肌收缩力随心室舒张末期容积增加而增强。

1914 年,Starling 在狗的心肺标本上研究了静脉回流对心脏功能的影响,把心室舒张末期容积的适当增大可增强心室收缩力的现象称为心的定律。

这种通过静脉回心血量来改变心室容积以影响心肌收缩力的方式,真正起调节作用的是心肌细胞初长度的改变。通过改变心肌细胞初长度而引起心肌收缩强度改变的调节,称为异长调节。

对心肌肌小节的初长度和收缩时产生主动张力之间的关系研究表明,在心室最适前负荷和最适初长度时,肌小节的初长度为 2.0~2.2μm。此时粗细肌丝处于最佳重叠状态,收缩时可产生的张力最大。

心功能曲线不出现降支,是因心肌细胞外间质含有大量胶原纤维。当心肌处于最适初长度时,静息张力已很大,从而能对抗心肌细胞被进一步拉长。

前负荷(心室舒张末期充盈量):心室舒张末期充盈量是回心血量和射血后余血量二者之和。

静脉回心血量:回心血量受心室充盈期的持续时间、静脉回流速度、心包内压以及心室顺应性影响。

（二）后负荷

后负荷(大动脉血压):动脉血压升高(后负荷增加),心室等容收缩期室内压峰值必然增高,导致等容收缩期延长而射血期变短,心室肌缩短程度和速度都减小,搏出量减少。而搏出量减少时,射血后心室内剩余血量增加(如此时回心血量不变,前负荷必然增加),前负荷引起心脏收缩力增强,搏出量增加。

在完整的机体内,有更多机制参与调节。

（三）心肌收缩能力

心肌收缩能力(myocardial contractility):心肌不依赖前后负荷而改变其力学活动的特性。凡能影响心肌细胞兴奋-收缩偶联过程各个环节的因素都能影响心肌收缩能力。

E、NE 激活 β 受体,通过 G 蛋白激活腺苷酸环化酶,导致 cAMP 增加,使 Ca^{2+} 通道开放增加,开放时间延长。Ca^{2+} 内流增加,增强 Ca^{2+} 触发 Ca^{2+} 释放,胞质内 Ca^{2+} 浓度升高,心肌收缩力增强。

（四）心率

成人安静 60~100 次/分钟。女性>男性。安静、睡眠时慢,运动、激动时快。

心率在 60~160 次／分钟或 180 次／分钟范围内增加时,心排血量增加。

心率过高(>160 次／分钟或>180 次／分钟)心排血量降低。

心率过低(<40 次／分钟),心排血量降低。

第三节 血管生理

一、各类血管的功能特点

根据不同血管的功能,分类如下:①主动脉和大动脉(弹性贮器血管);②从弹性贮器血管以后到分支为小动脉前的动脉血管(分配血管);③小动脉和微动脉(毛细血管前阻力血管);④毛细血管前括约肌;⑤真毛细血管(交换血管);⑥微静脉(毛细血管后阻力血管);⑦静脉(容量血管);⑧短路血管(小动脉与小静脉直接通路)。

二、血流量、血流阻力和血压

(一) 血流量和血流速度

流体力学规律:

$$Q = \pi (P_1 - P_2) r^4 / 8\eta L$$

血流速度:血液中一个质点在血管内移动的线速度,称为血流速度。

(二) 血流阻力

血液流动时发生摩擦,血流阻力主要由血管口径和血液黏滞度(blood viscosity)决定。

$$R = 8L\eta / \pi r^4$$

血液黏滞度取决于:①血细胞比容;②血流的切率;③血管的口径;④温度。

(三) 血压

血管内的血液对单位面积血管壁侧压力

单位:Pa,即牛顿/米²(N/m²);1mmHg=0.133kPa。

三、动脉血压和动脉脉搏

动脉血压

1. 动脉血压(arterial blood pressure)的形成

前提:心血管系统内有一定量的血液充盈。体循环平均充盈压为 7mmHg。

基本因素:①心脏射血;②外周阻力:主要是小动脉和微动脉;③大动脉作用:左心室每次射血,1/3 进入毛细血管和静脉,2/3 暂存在主动脉和大动脉内。

大动脉作用:使左心室间断射血变为动脉内连续血流。每心动周期中动脉血压的波动幅度小于左心室内压的波动幅度。

2. 动脉血压的正常值

动脉血压:指主动脉血压。以肱动脉压来表示。

健康青年人安静时:

收缩压(systolic pressure)：心室收缩时，主动脉压急剧升高，在收缩中期达到的最高值。即 100~120mmHg。

舒张压(diastolic pressure)：心室舒张时，主动脉压下降，在心舒末期动脉血压的最低值。即 60~80mmHg。

脉压：收缩压和舒张压的差值。

高血压：成年人收缩压≥160mmHg，和(或)舒张压≥95mmHg。

3. 影响动脉血压的因素　见表 4-3。

表 4-3　影响动脉血压的因素

影响因素	收缩压	舒张压	脉压
搏出量增大	↑↑	↑	↑
搏出量减少	↓↓	↓	↓
心率加快	↑	↑↑	↓
心率减慢	↓	↓↓	↑
外阻力加大	↑	↑↑	↓
外阻力减小	↓	↓↓	↑
主动脉大动脉顺应性变小	↑	↓	↑
循环血量/血管系统容量减小	↓	↓	

注：↑表示升高；↑↑表示显著升高；↓表示降低；↓↓表示显著降低。

四、静脉血压和静脉回心血量

微静脉血压为 15~20mmHg。右心房作为体循环终点，血压最低，接近 0mmHg。

(一)静脉血压

中心静脉压(central venous pressure)：通常将右心房和胸腔内大静脉血压称为中心静脉压。中心静脉压大小取决于心脏射血能力和静脉回心血量之间的关系。如心功能不全、输液过速均能引致中心静脉压升高。

(二)重力对静脉压的影响

静脉壁薄，其充盈度受跨壁压的影响大。因此，重力对静脉压的影响比动脉压大(跨壁压增大，静脉充盈，反之易塌陷)。

当人体由平卧转为直立时，由于身体低垂部分静脉扩张，比卧位时多容纳 400~600ml 血液，导致回心血量减少，心排血量减少，动脉血压降低。此改变会发动神经体液调节使动脉血压很快恢复正常。

(三)静脉血流

1. 静脉对血流的阻力小，约为体循环总阻力的 15%。

2. 静脉回心血量及其影响因素　单位时间内静脉回心血量取决于外周静脉压和中心静脉压的差值及静脉对血流的阻力。

(1) 体循环平均充盈压：体循环平均充盈压升高，回心血量增加，反之亦然。

(2) 心脏收缩力：心脏收缩力强，回心血量就增加，反之亦然。

（3）体位：当人体由平卧转为直立时，回心血量减少（高温时更明显）。长期卧床病人由平卧转为直立时，可因大量血液积滞在下肢，回心血量过少而发生昏厥。

（4）骨骼肌的挤压作用："肌肉泵。"

（5）呼吸：吸气时胸膜腔内负压增大，大静脉和心房更加扩张，回心血量增加。呼气时胸膜腔内负压值减小，回心血量相应减少。

五、微　循　环

微循环（microcirculation）：微动脉和微静脉之间的血液循环。

（一）微循环组成

典型的微循环由微动脉、后微动脉、毛细血管前括约肌、真毛细血管网、通血毛细血管、动脉-静脉吻合支和微静脉组成。

1. 迂回通路

路径：血液由微动脉→后微动脉→毛细血管前括约肌→真毛细血管网→微静脉。

特点：真毛细血管壁薄且通透性好，血流速度慢。是物质交换的主要场所，又称营养性通路。

2. 直捷通路

路径：血液由微动脉→后微动脉→通血毛细血管→微静脉。

特点：经常开放、流速快、物质交换少，使部分血液迅速通过微循环。多见骨骼肌中。

3. 动脉-静脉短路　在人体某些部位皮肤和皮下组织，特别是手指、足趾和耳郭等部位，这类通路较多。

路径：微动脉→动脉-静脉吻合支→微静脉。

特点：管壁厚、血液流速快、无物质交换功能，意义在于参加体温调节。

（二）微循环的血流动力学

后微动脉和毛细血管前括约肌不停地发生每分钟 $5 \sim 10$ 次的交替性收缩和舒张。

安静时骨骼肌 $20\% \sim 35\%$ 真毛细血管处开放状态。通过代谢性自身调节，使微循环的血流量和组织代谢水平相适应。

（三）血液和组织液之间的物质交换

1. 扩散。

2. 滤过和重吸收　对组织液的生成有重要作用。

3. 吞饮。

六、组织液的生成

（一）组织液的生成

生成动力：有效滤过压＝（毛细血管血压＋组织液胶体渗透压）−（血浆胶体渗透压＋组织液静水压）。

动脉端：有效滤过压＝10mmHg，组织液生成。

静脉端:有效滤过压=-8mmHg,组织液回流。滤出液90% 回血液,10%入淋巴。

（二）影响组织液的生成的因素

1. 毛细血管血压　毛细血管血压升高,引起水肿。

2. 血浆胶体渗透压　血浆胶体渗透压降低,如某些肾脏疾病,大量血浆蛋白随尿排出,使血浆胶体渗透压降低,有效滤过压增大,产生水肿。

3. 淋巴回流受阻　淋巴回流受阻(如丝虫病),组织液积聚在受阻淋巴管以前部位的组织间隙中,产生水肿。

4. 毛细血管壁的通透性　当毛细血管壁的通透性异常增大时(如过敏、烧伤等),部分血浆蛋白渗出毛细血管,使病变部位组织液胶体渗透压升高,有效滤过压增大,产生局部水肿。

七、淋巴液的生成和回流

（一）淋巴液的生成

生成动力:组织液和淋巴管中淋巴液之间的压力差。

（二）淋巴液回流影响因素

淋巴管泵、周围组织对淋巴管的压迫促进淋巴液回流。

功能:①回收蛋白质;②清除组织中红细胞和细菌等;③运输脂肪和其他物质。

第四节　心血管活动的调节

一、神经调节

（一）心脏和血管的神经支配

1. 心脏的神经及作用

（1）心交感神经及其作用:

1）来源:节前神经元位于T_{1-5}中间外侧柱,节前纤维释放 ACh 能激活星状神经节、颈交感神经节神经元膜上 N 受体。节后神经元发出节后纤维支配心脏全部。

2）作用:节后纤维兴奋时释放 NE,与心肌细胞膜上 β 受体结合,产生正性变时、变力和变传导。

3）机制:

正性变力:NE→β 受体→激活腺苷酸环化酶→cAMP↑→激活胞内蛋白激酶和胞内磷酸化过程→Ca^{2+}通道开放概率↑→平台期 Ca^{2+}内流↑、肌浆网 Ca^{2+}释放↑→心肌收缩力↑。

NE→促使肌钙蛋白对 Ca^{2+}的释放、加速肌浆网对 Ca^{2+}回收→加速心肌舒张。

正性变时:NE→自律细胞→4 期 I_f↑→自动去极化速率↑→窦房节自律性↑→心率↑。

正性变传导:NE→房室交界→Ca^{2+}通道开放概率↑和 Ca^{2+}内流↑→慢反应细胞 0 期去极化速度和幅度↑→房室传导时间缩短。

（2）心迷走神经及其作用:

1）来源:节前神经元胞体位于延髓心迷走神经背核和疑核,节前纤维走行在迷走神经中,与交感神经伴行与心内神经节细胞发生突触联系。节后纤维支配心脏全部(心室纤维末梢少)。

2)作用:节后纤维释放 ACh,与心肌细胞膜 M 受体结合,产生负性变时、变力和变传导。

3)机制:

负性变力(心房):ACh→M 受体→抑制腺苷酸环化酶→cAMP↓→肌浆网释放 Ca^{2+}↓→收缩力↓。

负性变时:在窦房结细胞,ACh→M 受体→G_K 蛋白激酶→激活 I_{Kach}→K^+ 外流→最大复极电位变得更负→窦房结自律性↓→心率↓。此外,ACh 能抑制 4 期 I_f,也导致心率减慢。

负性变传导:ACh 抑制钙通道→减少 Ca^{2+} 内流→房室交界慢反应细胞动作电位 0 期上升幅度↓、速度↓→房室传导速度↓。

2. 血管的神经支配

(1)缩血管神经纤维:均为交感神经纤维。

节前神经元位于脊髓胸腰段中间外侧柱,在椎旁、椎前神经节换神经元,节后纤维释放 NE。血管平滑肌细胞有 α 和 β 两类肾上腺素能受体。NE 与 α 受体结合,可致血管平滑肌收缩;与 β 受体结合,可致血管平滑肌舒张。

交感缩血管神经紧张(sympathetic vasomotor tone):安静状态下,交感缩血管神经持续发放1~3 次/秒低频冲动,使血管平滑肌保持一定程度的收缩状态。在不同的生理状况下,交感缩血管纤维放电频率变化范围为 1 次/秒至8~10 次/秒。这一变化范围足以使血管口径在很大范围内发生变化,从而调节不同器官的血流阻力和血流量。

(2)舒血管神经纤维

1)交感舒血管神经纤维:在狗和猫骨骼肌微动脉,有交感舒血管神经纤维支配,舒血管神经纤维末梢释放 ACh,与 M 受体结合使骨骼肌血管舒张,血流量增多(情绪激动、防御反应时起作用)。人体也可能有交感舒血管神经纤维。

2)副交感舒血管神经纤维:在脑膜、唾液腺、胃肠道外分泌腺和外生殖器等器官存在,副交感舒血管神经纤维末梢释放 ACh,与血管平滑肌的 M 受体结合,引起血管舒张,调节器官局部血流量。

(二)心血管中枢

1. 延髓心血管中枢 基本心血管中枢。

实验依据:①延髓上缘横断脑干,动物血压无明显变化。②横断水平逐步移向延髓尾端,动脉血压逐渐降低。③横断水平下移至延髓闩部时,血压降低至 40mmHg。

延髓心血管神经元:延髓内的心迷走神经元、心交感神经元、交感缩血管神经元平时均有紧张性活动。

(1)缩血管区:引起交感缩血管紧张性活动的延髓心血管神经元胞体所在部位,位于延髓头端腹外侧部。轴突下行到脊髓中间外侧柱。心交感紧张也源于此区的神经元。

(2)舒血管区:位于延髓尾端腹外侧部,该区神经元兴奋时抑制缩血管区神经元活动,导致交感缩血管紧张性降低,血管舒张。

(3)传入神经接替站:孤束核。孤束核接受由颈动脉窦、主动脉弓和心脏感受器经Ⅸ、Ⅹ脑神经传入的信息,然后发出纤维至延髓及中枢神经系统其他部位神经元,调节心血管活动。

（4）抑制区:迷走神经背核和疑核。

2. 延髓以上心血管中枢　延髓以上脑干、大脑和小脑存在与心血管活动有关的神经元,起整合作用。

下丘脑:在体温调节、摄食和水平衡等反应中起重要作用,而这些反应均包含相应心血管活动变化。

大脑新皮质运动区兴奋时除引起相应骨骼肌收缩外,还能引起该骨骼肌血管舒张。

（三）心血管反射

1. 颈动脉窦和主动脉弓压力感受性反射(减压反射)

（1）动脉压力感受器:动脉压力感受器是位于颈动脉窦和主动脉弓血管壁外膜下的感觉神经末梢。感受血液对动脉壁的机械牵张刺激。

（2）传入神经和中枢联系。

（3）反射效应。

血压↑→压力感受器兴奋→窦神经和迷走神经上传冲动↑→导致延

髓 {心交感中枢抑制→心交感神经传出冲动↓→} 心率↓
心迷走中枢兴奋→心迷走神经冲动↑　　→ 心肌收缩力↓
交感缩血管中枢抑制→交感缩血管神经冲动↓→血管舒张

→心排血量↓}血压↓
→外周阻力↓}血压↓

加压效应:血压↓→反射↓→血压↑。

特点:窦内压在100mmHg范围内变化时,反射最敏感。

（4）压力感受性反射的生理意义:对动脉血压进行快速调节。

正常狗24小时动脉血压变动范围一般在平均动脉压水平(100mmHg)上下10~15mmHg。切除双侧缓冲神经(buffer nerves),变动范围可超过平均动脉压上下50mmHg。

对动脉血压的长期调节不起主要作用。

2. 心肺感受器引起的心血管反射

感受器:在心房、心室和肺循环大血管壁中。

压力↑或血容量↑→心脏或血管壁受牵张→感受器兴奋}迷走神经上传至中枢→交感
　　　　　　　PG、缓激肽等→感受器兴奋}
紧张↓、心迷走神经紧张↑→心率↓、心排血量↓和外周阻力↓→血压↓。

调节中,肾交感活动抑制特别明显并有ADH释放抑制,导致肾脏钠、水排出增加。

3. 颈动脉体和主动脉体化学感受性反射　在动脉血P_{O_2}降低、P_{CO_2}或[H^+]升高时,刺激颈动脉体和主动脉体化学感受器(chemoreceptor)兴奋,颈动脉体和主动脉体化学感受器兴奋分别经窦神经和迷走神经上传到呼吸中枢,使呼吸中枢兴奋,从而引起呼吸加深加快。

人为维持呼吸频率和幅度不变,化学传入冲动对心血管活动的直接效应是心率下降、心排血量减少、冠状动脉舒张以及骨骼肌和内脏血管收缩。由于外周阻力增大作用超过心排血量减少作用,结果血压升高。

自然呼吸情况下,化学感受器受刺激时引起呼吸加深加快,可间接引起心率加快、心排血量增加、外周阻力增大,血压升高。

特点:只在低氧、窒息、失血、血压过低和酸中毒时发挥作用。

二、体 液 调 节

(一) 肾素-血管紧张素系统

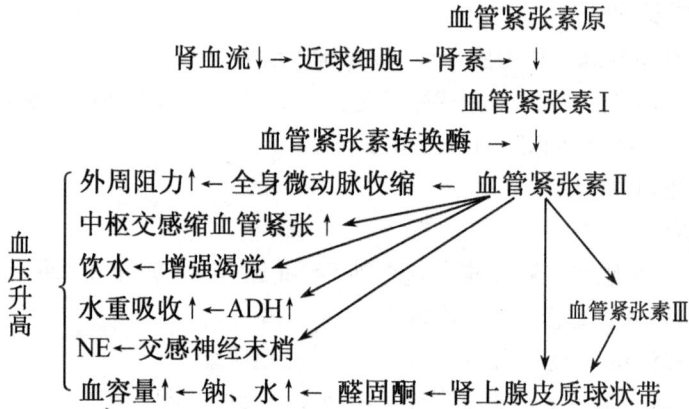

血管紧张素原

肾血流↓→近球细胞→肾素→ ↓

血管紧张素Ⅰ

血管紧张素转换酶 → ↓

外周阻力↑←全身微动脉收缩 ← 血管紧张素Ⅱ

血 压 升 高:
- 外周阻力↑←全身微动脉收缩 ← 血管紧张素Ⅱ
- 中枢交感缩血管紧张↑
- 饮水←增强渴觉
- 水重吸收↑←ADH↑
- NE←交感神经末梢
- 血容量↑←钠、水↑ ← 醛固酮←肾上腺皮质球状带

血管紧张素Ⅲ

(二) 肾上腺素和去甲肾上腺素

肾上腺髓质分泌肾上腺素和去甲肾上腺素,肾上腺素占 80%,去甲肾上腺素占 20%。

肾上腺素和去甲肾上腺素对心脏的作用基本相同,主要引起正性变力(心肌收缩力增强)、正性变时(心率加快,但在完整的机体内,由于注射去甲肾上腺素使血压明显升高,通过减压反射掩盖了去甲肾上腺素对心脏的直接作用,导致心率减慢)和正性变传导(房室传导速度加快)。

肾上腺素和去甲肾上腺素对血管的作用较为复杂。

肾上腺素使以 α 受体数量占优势的皮肤、肾脏和胃肠血管收缩,引起以 β_2 受体数量占优势的骨骼肌和肝血管舒张。小剂量时以 β_2 受体作用为主,使外周总阻力减小。大剂量引起体内大多数血管收缩,外周总阻力增大。

去甲肾上腺素主要激活 α 和 β_1 受体,与 β_2 受体结合力很弱,静脉注射去甲肾上腺素可使全身血管广泛收缩,使血压明显升高。

(三) 血管升压素

来源:视上核和室旁核。

作用:主要调节尿量。在失水和失血等情况下,血浆中浓度明显高于正常时才引起血压升高。

(四) 血管内皮生成的血管活性物质

1. 舒血管物质:PGI_2 和内皮舒张因子。

2. 缩血管物质:内皮素。

（五）激肽释放酶-激肽系统

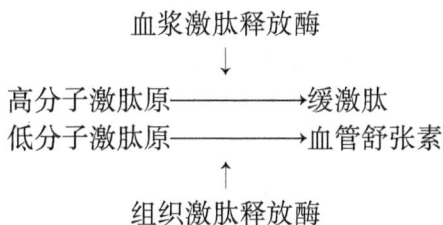

血浆激肽释放酶
↓
高分子激肽原 ——————→ 缓激肽
低分子激肽原 ——————→ 血管舒张素
↑
组织激肽释放酶

组织激肽释放酶来源于肾、唾液腺、胰腺、汗腺和胃肠黏膜等组织。

作用：缓激肽和血管舒张素舒张血管，参与局部组织血流的调节。

（六）心房钠尿肽

血容量增多时，心房壁受牵拉，使心房肌释放心房钠尿肽引起血管舒张，外周阻力降低；心率减慢，心排血量减少；心房钠尿肽主要作用于肾，具有很强的排钠和利尿作用。

第五节 器官循环

一、冠脉循环

（一）冠脉循环的解剖特点

1. 小分支常垂直心脏表面方向穿入心肌，冠脉血管易在心肌收缩时受到压迫。

2. 毛细血管网丰富，毛细血管数与心肌纤维之比为 1:1。

3. 吻合支细小，突然阻塞易致心肌梗死。

（二）冠脉血流量特点

左室等容收缩期左冠脉血流量急剧减少，快速射血期主动脉压升高，冠脉血流量增加。减慢射血期血流量又下降。等容舒张期，冠脉血流量突然增加，在舒张早期达高峰。左室在收缩期血流量大约仅有舒张期 20%~30%。

舒张压高低和舒张期长短是影响冠脉血流量重要因素。

（三）冠脉血流量调节

1. 心肌代谢水平　腺苷最重要。H^+、CO_2 和乳酸较弱。

2. 神经调节　迷走神经直接作用是使冠脉舒张。但迷走神经使心脏活动减弱，导致局部代谢产物减少而抵消迷走神经使冠脉舒张的作用。

交感神经使冠脉收缩。但交感神经使心脏活动增强，导致代谢产物增多而抵消交感神经使冠脉收缩的作用而致冠脉舒张。

3. 激素调节　E、NE 和甲状腺素使心肌代谢水平增强，冠脉舒张。

血管紧张素 II 和大剂量 ADH 使冠脉收缩。

二、肺循环

肺循环特点：①血流阻力小，压力低；②血容量变动范围大。

三、脑 循 环

脑循环特点:①脑血管舒缩受颅腔限制,血流量变化小;②存在血-脑脊液和血-脑屏障。

(许继德)

习 题

一、选择题

A 型题

1. 区分心肌快、慢反应细胞的主要依据是
   - A. 静息电位的大小
   - B. 0 期去极化的速度
   - C. 平台期的长短
   - D. 动作电位复极化的速度
   - E. 4 期有无自动去极化

2. 形成心室肌动作电位平台期的离子流包括
   - A. Na^+内流,K^+内流
   - B. Ca^{2+}内流,K^+外流
   - C. K^+内流,Ca^{2+}外流
   - D. Ca^{2+}、Na^+内流,K^+外流
   - E. Ca^{2+}外流,Na^+内流

3. 心室肌细胞与浦肯野细胞动作电位的主要区别是
   - A. 0 期去极化的速度和幅度
   - B. 1 期复极化的速度
   - C. 平台期形成的机制
   - D. 3 期复极化的机制
   - E. 4 期自动去极化的有无

4. 关于心室肌细胞 Ca^{2+} 通道的描述,下面哪一项是错误的
   - A. 是电压依从性的
   - B. 选择性高,只允许 Ca^{2+} 通透
   - C. 激活、失活以及再复活所需时间均比 Na^+ 通道长
   - D. 激活的阈电位水平约为 −40mV
   - E. 可被维拉帕米所阻断

5. 下面关于浦肯野细胞起搏电流 I_f 的叙述,下列哪项是错误的
   - A. 主要离子成分为 K^+
   - B. 充分激活的膜电位为 −100mV
   - C. 激活较慢
   - D. 表现出时间依从性
   - E. 可被 Cs^{2+} 选择性阻断

6. 快反应自律细胞 4 期自动去极化主要是由于
   - A. I_f 通道开放使钠离子内流逐渐增强
   - B. 钙通道的激活和钙离子内流
   - C. 持续的钾离子内流
   - D. 钾离子外流减少
   - E. 氯离子外流

7. 下面关于窦房结细胞动作电位的描述,哪项是正确的
   - A. 最大复极电位为 −80mV
   - B. 阈电位为 −60mV
   - C. 无明显的复极 1 期和 2 期
   - D. 4 期自动去极化速度慢于浦肯野细胞
   - E. 0 期去极化幅度较大,时程较短,去极化的速率较快

8. 心室肌动作电位与骨骼肌动作电位的主要区别是
   - A. 前者去极化速度快
   - B. 前者有较大的幅度
   - C. 前者复极化时间短暂
   - D. 前者动作电位有平台期
   - E. 前者有超射现象

9. 心室肌细胞 0 期去极速度快的原因是 Na^+ 通道
   A. 数量多　　　　B. 阈值低　　　　C. 激活快　　　　D. 复极快　　　　E. 失活慢

10. 窦房结细胞 0 期去极速度慢的原因是 Ca^{2+} 通道
   A. 数量少　　　　B. 阈值高　　　　C. 激活慢　　　　D. 复活慢　　　　E. 失活快

11. 快反应自律细胞是
   A. 心房肌细胞　B. 心室肌细胞　C. 浦肯野细胞　D. 窦房结细胞　E. 房室结细胞

12. 慢反应自律细胞是
   A. 心房肌细胞　B. 心室肌细胞　C. 浦肯野细胞　D. 窦房结细胞　E. 心肌膜细胞

13. 心室肌细胞 0 期去极膜电位达下列哪项水平 Na^+ 通道就迅速失活
   A. −70mV　　　B. −50mV　　　C. −30mV　　　D. 0mV　　　E. 0 期去极结束后

14. 窦房结能成为心脏正常起搏点的原因是
   A. 静息电位仅为−60mV 至−65mV　　　B. 阈电位为−50mV　　　C. 0 期去极速度快
   D. 动作电位没有明显的平台期　　　E. 4 期去极速率快

15. 下述关于超速驱动压抑的描述,哪一项是不正确的
   A. 频率差别愈大,抑制效应愈强
   B. 高频起搏点驱使低频起搏点进行低频率搏动
   C. 窦房结停搏后,首先由受压抑程度较小的房室交界起搏
   D. 窦房结对心室的控制中断后,可出现一段时间的心室停搏
   E. 需暂时中断人工起搏器时应逐步减慢其驱动频率

16. 兴奋在心脏中传导时,传导速度最慢的部位是
   A. 心房　　　B. 房室交界　　　C. 左、右束支　　　D. 浦肯野纤维　　E. 心室

17. 心脏中传导速度最快的组织是
   A. 窦房结　　　　　　　　B. 心房优势传导通路　　　C. 房室交界
   D. 心室肌　　　　　　　　E. 末梢浦肯野纤维

18. 房室延搁的生理意义是
   A. 使心室肌动作电位幅度增加　　　　B. 使心肌有效不应期延长
   C. 使心室肌不会产生完全强直收缩　　　D. 增强心室肌收缩能力
   E. 使心房和心室不会同时收缩

19. 在下述关于心肌传导性的描述中哪一项是错误的
   A. 心肌细胞直径细小,传导速度慢　　　B. 动作电位幅度大,传导速度快
   C. 动作电位 0 期去极速率慢,传导速度慢　　　D. 邻近细胞静息电位水平下移,传导速度快
   E. 邻近细胞静息电位水平下移,传导速度慢

20. 衡量传导性高低的指标是
   A. 动作电位产生的速度　　　　B. 0 期去极速度　　　　C. 兴奋的传播速度
   D. 平台期时程　　　　　　　　E. 4 期自动去极速度

21. 兴奋在心室内传导组织传导速度快的意义是
   A. 使心室肌不产生强直收缩　　　　B. 避免心房、心室收缩重叠
   C. 有利于心室肌几乎同步收缩　　　　D. 使心室肌有效不应期缩短

E. 使心室肌动作电位幅度增加

22. 窦房结兴奋迅速传播到房室交界,主要依靠
    A. 前结间束　　B. 后结间束　　C. 中结间束　　D. 浦肯野纤维网　　E. 优势传导通路

23. 房室延搁一般发生于兴奋
    A. 由心房肌传至房室交界时　　　　　　B. 由房室交界传至心房肌时
    C. 由房室交界传至房室束时　　　　　　D. 在房室交界内传导时
    E. 由浦肯野细胞传至心室肌时

24. 心室肌的有效不应期较长,一直持续到
    A. 收缩早期结束　　B. 收缩期末　　C. 舒张早期结束　　D. 舒张中期末　　E. 舒张期结束

25. 心室肌有效不应期的长短主要取决于
    A. 动作电位 0 期去极的速度　　　　　　B. 动作电位 2 期的长短
    C. 动作电位 3 期的长短　　　　　　　　D. 阈电位水平的高低
    E. 钠-钾泵功能

26. 心肌细胞超常期内兴奋性高于正常,所以
    A. 兴奋传导速度高于正常　　　　　　　B. 动作电位幅度大于正常
    C. 动作电位 0 期去极速率快于正常　　　D. 刺激阈值低于正常
    E. 自动节律性高于正常

27. 室性期前收缩之后出现代偿间期的原因是
    A. 窦房结的节律性兴奋延迟发放
    B. 窦房结的节律性兴奋少发放一次
    C. 窦房结的节律性兴奋传出速度大大减慢
    D. 室性期前收缩的有效不应期特别长
    E. 窦房结的一次节律性兴奋落在室性期前收缩的有效不应期内

28. 心肌不产生强直收缩的原因是
    A. 心脏是功能上的合胞体　　B. 心肌肌浆网不发达,Ca^{2+}储存少　　C. 心肌有自律性
    D. 心肌呈"全或无"收缩　　E. 心肌的有效不应期长

29. 乙酰胆碱通过增加心肌 K^+ 通道的开放,影响心肌细胞的电活动,以下哪一项是不存在的
    A. 静息电位绝对值增大　　　　　　　　B. 阈电位绝对值增大
    C. 窦房结最大复极电位也增大　　　　　D. 窦房结 4 期自动去极化时间增加
    E. 动作电位时程缩短

30. 当窦房结停止跳动时,首先由哪一部位代替其搏动
    A. 心房肌　　　　　　　B. 心室肌　　　　　　　C. 心房内优势传导通路
    D. 房室交界　　　　　　E. 浦肯野细胞

31. 下列哪种细胞为非自律细胞
    A. 窦房结细胞　　　　　B. 房室交界细胞　　　　　C. 末梢浦肯野细胞
    D. 房室束细胞　　　　　E. 心室肌细胞

32. 心室肌细胞是否具有兴奋性的前提是 Na^+ 通道是否处于
    A. 备用状态　　B. 激活状态　　C. 启动状态　　D. 失活状态　　E. 以上均不是

33. 心室肌细胞绝对不应期的产生是由于
    A. Na^+通道处于激活状态 B. Na^+通道处于失活状态 C. Ca^{2+}通道处于激活状态
    D. Ca^{2+}通道处于失活状态 E. K^+通道处于失活状态

34. 衡量心肌自律性高低的指标是
    A. 动作电位幅值 B. 阈电位水平 C. 0 期去极速率
    D. 最大复极电位水平 E. 自动兴奋的频率

35. 在特殊传导系统中,自律性最高的部位在
    A. 心室末梢浦肯野纤维网 B. 心房肌 C. 房室交界区
    D. 窦房结 E. 房室束

36. 下列哪项可致心肌细胞自律性降低
    A. 4 期自动去极速率增大 B. 阈电位绝对值增大 C. 最大复极电位绝对值增大
    D. 部分 Na^+通道处于失活状态 E. 细胞直径增粗

37. 关于心电图的描述,下列哪一项是错误的
    A. 心电图反映心脏兴奋的产生、传导和恢复过程中的生物电变化
    B. 心电图与心脏的机械收缩活动无直接关系
    C. 心肌细胞的生物电变化是心电图的来源
    D. 电极放置的位置不同,记录出来的心电图曲线基本相同
    E. 心电图曲线与单个心肌细胞的生物电变化曲线有明显的区别

38. 心室肌细胞动作电位的平台期在时间上大约相当于心电图的
    A. P 波 B. QRS 波群 C. T 波 D. ST 段 E. Q—T 间期

39. 可反映左右心房去极化过程的是心电图的
    A. P 波 B. QRS 波群 C. T 波 D. P—R 间期 E. ST 段

40. 可反映左右心室去极化过程的是心电图的
    A. P 波 B. QRS 波群 C. T 波 D. P—R 间期 E. ST 段

41. 房室交界区传导减慢可致心电图
    A. P 波增宽 B. QRS 波群增宽 C. T 波增宽 D. P—R 间期延长 E. 以上都不是

42. 以下关于心动周期的论述,哪项是错误的
    A. 心房开始收缩,作为一个心动周期的开始 B. 通常心动周期是指心室的活动周期
    C. 舒张期大于收缩期 D. 房室有共同收缩的时期
    E. 心动周期持续的时间与心率有关

43. 在心动周期中,占时间最长的是
    A. 心房收缩期 B. 等容收缩期 C. 等容舒张期 D. 快速射血期 E. 充盈期

44. 心动周期中,心室的血液充盈主要取决于
    A. 胸内负压促进静脉血回心 B. 心房收缩的挤压作用 C. 心室舒张时的"抽吸"作用
    D. 骨骼肌的挤压作用促进静脉血回心 E. 血液的重力作用

45. 在一次心动周期中,心室内压升高速度最快的是
    A. 心房收缩期 B. 等容收缩期 C. 快速射血期
    D. 减慢射血期 E. 等容舒张期

46. 主动脉瓣关闭发生在
    A. 等容收缩期开始时　　　　B. 快速射血期开始时　　　　C. 等容舒张期开始时
    D. 快速充盈期开始时　　　　E. 减慢充盈期开始时

47. 房室瓣开放发生在
    A. 等容收缩期末　　　　　　B. 心室射血期初　　　　　　C. 等容舒张期初
    D. 等容收缩期初　　　　　　E. 等容舒张期末

48. 从动脉瓣关闭开始到下次动脉瓣开放的时间相当于心动周期的
    A. 等容收缩期　　　　　　　B. 心室收缩期　　　　　　　C. 心室舒张期
    D. 等容收缩期+心室射血期　E. 心室舒张期+等容收缩期

49. 在心动周期中,房室瓣关闭至房室瓣开放的时程相当于
    A. 心房收缩期　　　　　　　B. 心室收缩期　　　　　　　C. 心室舒张期
    D. 心室舒张期+等容收缩期　E. 心室收缩期+等容舒张期

50. 正常人心率超过 180 次/分钟时,引起心排血量减少的主要原因是
    A. 等容收缩期缩短　　　　　B. 快速射血期缩短　　　　　C. 减慢射血期缩短
    D. 等容舒张期缩短　　　　　E. 心室充盈期缩短

51. 第一心音的产生主要是由于
    A. 半月瓣开放　　　　　　　B. 半月瓣关闭　　　　　　　C. 房室瓣开放
    D. 房室瓣关闭　　　　　　　E. 心室射血入大动脉,引起动脉管壁振动

52. 第二心音的产生主要是由于
    A. 半月瓣开放　B. 半月瓣关闭　C. 房室瓣开放　D. 房室瓣关闭　E. 心房收缩

53. 第二心音的特点
    A. 音调高,持续时间较长　　B. 音调高,持续时间较短　　C. 音调低,持续时间较长
    D. 音调低,持续时间较短　　E. 在心尖搏动处听得最清楚

54. 主动脉瓣开始开放时间在
    A. 等容收缩期末　　　　　　B. 等容舒张期初　　　　　　C. 等容收缩期初
    D. 快速射血期初　　　　　　E. 减慢射血期

55. 心率增快时
    A. 收缩期缩短,舒张期不变
    B. 收缩期不变,舒张期缩短
    C. 收缩期和舒张期都缩短,但收缩期缩短的比例较大
    D. 收缩期和舒张期都缩短,但舒张期缩短的比例较大
    E. 收缩期和舒张期缩短的程度相同

56. 在刚刚停跳的心脏,给其左心室一次阈强度的电刺激,会引起
    A. 局部的心肌收缩　　　　　B. 左心室收缩　　　　　　　C. 左心室和左心房收缩
    D. 左心室和右心室收缩　　　E. 整个心脏收缩

57. 心排血量指
    A. 每分钟由左、右心室射出的血量之和　　B. 每分钟由一侧心房射出的血量
    C. 每分钟由一侧心室射出的血量　　　　　D. 一次心跳一侧心室射出的血量

E. 一次心跳两侧心室同时射出的血量

58. 射血分数的概念与下列哪个因素有关
    A. 回心血量   B. 心排血量   C. 等容舒张期容积
    D. 心室收缩末期容积   E. 心室舒张末期容积

59. 健康成年男性静息状态下,心排血量约为
    A. 3.5~4.0L /min   B. 4.5~6.0L /min   C. 7.0~8.0L /min
    D. 9.0~10L /min   E. 11~12L /min

60. 心指数等于
    A. 每搏输出量×体表面积   B. 每搏输出量/体表面积   C. 心排血量×体表面积
    D. 每搏输血量×心率×体表面积   E. 每搏输出量×心率/体表面积

61. 安静状态下,收缩末期容积与余血量之差即为
    A. 舒张期储备   B. 收缩期储备   C. 搏出量储备
    D. 泵功能储备   E. 心率储备

62. 心室肌的前负荷可以用下列哪项来间接表示
    A. 收缩末期容积或压力   B. 舒张末期容积或压力   C. 等容收缩期容积或压力
    D. 等容舒张期容积或压力   E. 舒张末期动脉压

63. 关于 Frank-Starling 机制的叙述,以下哪项是错误的
    A. 对搏出量的微小变化进行精细的调节
    B. 搏出量取决于心室舒张末期充盈的血液量
    C. 通过改变心肌兴奋-收缩偶联的过程来调节心脏泵血功能
    D. 使心室的射血量与静脉回心血量之间保持平衡
    E. 可以使心室舒张末期压力和容积保持在正常范围内

64. 正常心室功能曲线不出现降支的原因是
    A. 心肌的静息张力较小   B. 心肌收缩的潜在能力较大   C. 心肌的伸展性较小
    D. 心肌的伸展性较大   E. 肌小节过长时并不影响心肌功能

65. 心室功能曲线反映下述哪两者之间的关系
    A. 心室舒张末期容积与心肌收缩力   B. 心室收缩末期容积与心肌收缩力
    C. 心房收缩末期容积与心肌收缩力   D. 每搏功和心率
    E. 心输出量和每搏功

66. 在心肌的前负荷和收缩能力不变的情况下,增加后负荷可使
    A. 等容收缩期延长   B. 射血期延长   C. 等容舒张期延长
    D. 心室充盈期延长   E. 每搏输出量不变

67. 心室肌的后负荷指
    A. 心房压力   B. 快速射血期心室内压   C. 减慢射血期心室内压
    D. 大动脉血压   E. 等容收缩期初心室内压

68. 心肌的等长调节是通过改变下列哪个因素来调节心脏的泵血功能
    A. 心肌初长度   B. 肌小节的初长度   C. 前负荷   D. 心肌收缩能力   E. 后负荷

69. 下列哪项可致心肌收缩能力降低
    A. 胞质内 H^+ 浓度降低　　B. 肌钙蛋白对 Ca^{2+} 亲和力降低　　C. 横桥 ATP 酶活性增加
    D. 胞质内 Ca^{2+} 浓度升高　　E. 以上都不是

70. 下列哪项可引起心率减慢
    A. 肾上腺素　　B. 交感神经活动增强　　C. 阿托品
    D. 体温升高　　E. 迷走神经活动增强

71. 下列关于各类血管特点的叙述,哪一项是正确的
    A. 微动脉上的交感缩血管纤维的分布极少
    B. 短路血管多见于皮肤和皮下组织
    C. 微静脉口径不变时,微动脉舒张有利于组织液进入血液
    D. 静脉的舒缩活动是促使静脉血回流入心脏的主要动力
    E. 毛细血管分支多,总的截面积大,叫容量血管

72. 外周阻力主要来源于
    A. 弹性贮器血管　　B. 微动脉　　C. 毛细血管　　D. 微静脉　　E. 容量血管

73. 安静状态下,60%~70%的循环血量容纳于
    A. 弹性贮器血管　　B. 微动脉　　C. 静脉　　D. 毛细血管　　E. 心脏

74. 影响外周阻力的主要因素是
    A. 血液黏滞度　　B. 小动脉口径　　C. 血管长度
    D. 大动脉弹性　　E. 红细胞数目

75. 关于血流阻力,以下哪项叙述是错误的
    A. 一般不能直接测量,而需通过计算得出　　B. 与血管的长度成正比
    C. 与血液的黏滞度成正比　　D. 与血管半径的平方成反比
    E. 在湍流的情况下,血流阻力较大

76. 当血流通过下列哪一部位时,血压降落最大
    A. 主动脉和大动脉　　B. 微动脉　　C. 微静脉
    D. 小静脉　　E. 大静脉和腔静脉

77. 关于心室射血和动脉血压,以下哪一项是错误的
    A. 动脉血压的形成与心室射血和外周阻力两个因素都有关
    B. 心室肌收缩时可释放两部分能量,即动能和势能
    C. 在每个心动周期中,左心室内压与主动脉压的变化幅度相同
    D. 一般情况下,左心室每次收缩时向主动脉内射出 60~80ml 血液
    E. 左心室的射血是间断性的,而动脉血流是连续的

78. 关于动脉血压的叙述,下列哪一项是正确的
    A. 心室开始收缩时,血液对动脉管壁的侧压力,称为收缩压
    B. 平均动脉压是收缩压和舒张压之和的平均值
    C. 在减慢充盈期末动脉血压达最低值
    D. 其他因素不变时,心率加快使脉压加大
    E. 其他因素不变时,搏出量增加使脉压加大

79. 主动脉在缓冲脉压中起重要作用,主要是由于主动脉
    A. 口径大   B. 管壁厚   C. 管壁有可扩张性和弹性
    D. 血流速度快   E. 对血流的摩擦阻力小

80. 老年人的动脉管壁组织发生硬化可引起
    A. 大动脉弹性贮器作用增强   B. 收缩压和舒张压变化都不大
    C. 收缩压降低,舒张压升高   D. 脉压增大
    E. 脉压减小

81. 下列影响动脉血压的因素中,哪一项是错误的
    A. 外周阻力增加,舒张压升高   B. 心率加快,脉压减小
    C. 大动脉硬化,脉压减小   D. 搏出量增加,脉压增大
    E. 回心血量增加,脉压增大

82. 在外周阻力减小时,动脉血压的变化是
    A. 收缩压升高,舒张压降低   B. 收缩压降低,舒张压升高
    C. 收缩压轻度升高,舒张压明显升高   D. 收缩压轻度降低,舒张压明显降低
    E. 以上都不是

83. 当大动脉管壁硬化时,下列哪一项是错误的
    A. 动脉收缩压升高   B. 动脉舒张压降低   C. 大动脉容量减少
    D. 脉搏波传播速度加快   E. 动脉脉压减小

84. 下列哪项数据主要反映外周阻力的大小
    A. 收缩压   B. 舒张压   C. 脉压   D. 中心静脉压   E. 体循环平均充盈压

85. 体循环平均充盈压的高低取决于
    A. 动脉血压和外周阻力之间的相对关系   B. 心排血量和外周阻力之间的相互关系
    C. 循环血量和循环系统容量之间的相对关系   D. 心排血量和动脉血压之间的相对关系
    E. 回心血量和心脏射血能力之间的相对关系

86. 下列关于中心静脉压的叙述,哪一项是错误的
    A. 是指胸腔大静脉和右心房的血压   B. 是反映心血管功能状态的一个指标
    C. 心脏射血能力减弱时,中心静脉压较高   D. 心脏射血能力减弱时,中心静脉压较低
    E. 全身静脉广泛收缩时中心静脉压升高

87. 心脏收缩力增强时,静脉回心血量增加,这是因为
    A. 动脉血压升高   B. 血流速度加快   C. 心排血量增加
    D. 心舒期室内压低   E. 静脉压增高

88. 下肢肌肉运动时节律性地挤压下肢静脉,正确的是
    A. 可驱使静脉内的血液向心脏和毛细血管两个方向流动
    B. 是人在立位时下肢静脉血回流的惟一动力
    C. 可减少动脉和静脉之间的压力差
    D. 可增加下肢组织液的生成
    E. 加速了静脉回流,减少组织液的生成

89. 真毛细血管不具有下列哪一项特点

    A. 管壁薄,通透性大

    B. 血流缓慢,一般为层流

    C. 在不同器官组织中的分布密度差异很大

    D. 是血液和组织液进行物质交换的场所

    E. 安静时,骨骼肌中大约有 80% 的真毛细血管处于开放状态

90. 微循环最重要的生理意义是

    A. 维持循环血量的相对恒定   B. 促进散热   C. 提供血液回流通路

    D. 物质交换   E. 储存能量

91. 生成组织液的有效滤过压等于

    A. (毛细血管压+组织液胶体渗透压)–(血浆胶体渗透压+组织液静水压)

    B. (毛细血管压+血浆胶体渗透压)–(组织液胶体渗透压+组织液静水压)

    C. (毛细血管压+组织液静水压)–(血浆胶体渗透压+组织液胶体渗透压)

    D. 毛细血管压+组织液胶体渗透压–血浆胶体渗透压+组织液静水压

    E. 毛细血管压–组织液胶体渗透压+血浆胶体渗透压–组织液静水压

92. 下列情况下,能使组织液生成减少的是

    A. 大量血浆蛋白丢失   B. 毛细血管前阻力减小

    C. 毛细血管后阻力加大   D. 右心衰竭,静脉回流受阻

    E. 血浆胶体渗透压升高

93. 血液与组织液之间进行物质交换最主要的方式是

    A. 扩散   B. 吞饮   C. 吞噬   D. 滤过   E. 重吸收

94. 右心衰竭时,组织液生成增多导致水肿的主要原因是

    A. 血浆胶体渗透压降低   B. 组织液静水压降低

    C. 组织液胶体渗透压升高   D. 毛细血管血压升高

    E. 淋巴回流受阻

95. 长期蛋白尿患者出现组织水肿的原因是

    A. 淋巴回流受阻   B. 静脉回流受阻   C. 组织液胶体渗透压降低

    D. 血浆胶体渗透压降低   E. 毛细血管通透性增加

96. 淋巴回流最重要的生理意义是

    A. 运输脂溶性营养物质   B. 回收蛋白

    C. 调节血浆与组织液之间的液体平衡   D. 清除组织中的细胞

    E. 清除组织中的大分子

97. 在下列器官的血管中,缩血管神经纤维分布密度最大的是

    A. 骨骼肌   B. 心脏   C. 脑   D. 皮肤   E. 肾脏

98. 关于人体内多数血管的神经支配,下列哪一项是正确的

    A. 只接受交感舒血管神经纤维的单一支配

    B. 只接受交感缩血管神经纤维的单一支配

    C. 既有缩血管纤维也有舒血管纤维支配

D. 只接受副交感舒血管纤维支配

E. 只接受血管活性肠肽神经元的支配

99. 迷走神经末梢释放的乙酰胆碱可引起心率减慢是由于

    A. 窦房结细胞对 K^+ 通透性降低   B. 窦房结细胞对 K^+ 通透性增加

    C. 窦房结细胞对 Ca^{2+} 通透性增加   D. 窦房结细胞对 Na^+ 通透性增加

    E. 窦房结细胞对 Cl^- 通透性增加

100. 动物实验时,暂时夹闭一侧颈总动脉可使

    A. 窦神经传入冲动增多   B. 颈动脉体受刺激增多

    C. 心迷走紧张增强   D. 心交感和交感缩血管紧张减弱

    E. 血压升高

101. 关于减压反射,错误的是

    A. 随着动脉血压的波动而发生相应的变化

    B. 在动脉血压的长期调节中并不重要

    C. 是一种负反馈调节机制

    D. 在平时安静状态下不起作用

    E. 当动脉血压突然升高时,反射活动加强,导致血压下降

102. 迷走神经对心脏的作用是

    A. 心率加快,传导加速,不应期缩短   B. 心率加快,传导减慢,不应期延长

    C. 心率减慢,传导加快,不应期缩短   D. 心率减慢,传导减慢,不应期延长

    E. 心率减慢,传导减慢,不应期缩短

103. 最基本的心血管中枢在

    A. 脊髓   B. 延髓   C. 脑桥   D. 中脑   E. 大脑皮质

104. 牵拉兔颈总动脉管壁可引起

    A. 心率加快   B. 心肌收缩力加强   C. 心迷走神经活动减弱

    D. 外周血管收缩   E. 动脉血压降低

105. 关于颈动脉体、主动脉体化学感受器反射的叙述,下列哪项是错误的

    A. 可引起动脉血压升高   B. 在平时对心血管的活动不起明显的调节作用

    C. 感受缺氧、酸中毒,发挥作用   D. 对感受动脉血低氧十分重要

    E. 可引起呼吸减慢

106. 减压反射的生理意义是

    A. 减弱心血管的活动   B. 降低动脉血压   C. 是动脉血压的正反馈调节

    D. 是动脉血压的自身调节   E. 维持动脉血压相对稳定

107. 对动脉血压变化较敏感的感受器位于

    A. 脑桥   B. 主动脉体   C. 颈动脉窦   D. 颈动脉体   E. 延髓

108. 下列物质中不能引起血管平滑肌舒张的是

    A. 局部代谢产物   B. 缓激肽   C. 血管活性肠肽

    D. 血管紧张素 II   E. 前列腺素 I_2

109. 冠脉血流量主要取决于

    A. 肾素的作用   B. 心肌的活动   C. 神经对冠状血管的支配作用

    D. 血液黏滞度大小   E. 主动脉收缩压高低

110. 心肌缺氧时冠状动脉舒张,主要是通过下列哪一因素引起的

    A. 氢离子   B. 组胺   C. 腺苷   D. 前列腺素   E. 乳酸

B 型题

    A. 等容舒张期   B. 快速充盈期   C. 减慢射血期   D. 快速射血期   E. 等容收缩期

1. 室内压最低的是在

2. 室内压升高速率最快的是在

3. 室内压降低速率最快的是在

4. 心室血液充盈主要是在

    A. 窦房结   B. 心房肌   C. 心室肌   D. 房室交界   E. 浦肯野纤维网

5. 兴奋在心脏内传导最快的部位是

6. 兴奋在心脏内传导最慢的部位是

7. 自律性最高的是

8. 收缩力最强的是

    A. 因 K^+ 外流而产生   B. 因 Ca^{2+} 内流而产生   C. I_f 电流的增强

    D. 因 Cl^- 内流而产生   E. 因 Na^+、Ca^{2+} 内流和 K^+ 的外流处于平衡状态产生

9. 心室肌细胞动作电位 3 期复极化

10. 浦肯野细胞 4 期自动去极化

11. 窦房结细胞动作电位 0 期去极化

12. 心室肌细胞动作电位 2 期平台

    A. 外周阻力   B. 心率   C. 大动脉管壁弹性

    D. 每搏输出量   E. 循环血量/血管容量比例

13. 一般情况下,收缩压的高低主要反映

14. 一般情况下,舒张压的高低主要反映

15. 一般情况下,脉压的高低主要反映

    A. 主动脉   B. 微动脉   C. 毛细血管   D. 微静脉   E. 静脉

16. 血流速度最快的是

17. 血流速度最慢的是

18. 起弹性贮器作用的血管是

19. 血压降落幅度最大的血管是

20. 称为容量血管的是

A. 物质交换　　　B. 保证一部分血液迅速经过微循环回心　C. 调节体温

D. 降低血压　　　E. 减少淋巴液的生成

21. 迂回通路的主要作用是

22. 动静脉短路的作用是

23. 直捷通路的主要作用是

A. 淋巴回流受阻　B. 血浆胶体渗透压降低　　　C. 组织液胶体渗透压升高

D. 毛细血管压升高　E. 组织液静水压降低

24. 慢性肾病引起组织水肿的原因是

25. 右心衰竭引起组织水肿的原因是

X 型题

1. 心肌细胞膜的快钠通道

A. 激活快、失活快　B. 通道激活的阈电位为−70mV　C. 可被河豚毒阻断

D. 电压依从性　　　E. 形成快反应细胞的 0 期

2. 与骨骼肌相比,心室肌细胞动作电位的特征是

A. 动作电位时程长　　　B. 存在明显的平台期　　　C. 有效不应期长

D. 0 期不能被河豚毒阻断　E. 参与活动的离子种类多

3. 心室肌动作电位平台期的长短决定

A. 绝对不应期的长短　　　B. 有效不应期的长短　　　C. 相对不应期的长短

D. 超常期的长短　　　　　E. 动作电位时程的长短

4. 心室肌收缩活动的特点有

A. 不受意识控制　　　B. 为"全或无"式收缩　　　C. 常为节律性收缩

D. 不发生完全强直收缩　E. 易受细胞外液钙离子浓度变化的影响

5. 窦房结细胞膜慢 Ca^{2+} 通道的特征

A. 激活、失活、复活都较慢　B. 对 Ca^{2+} 的通透性高　C. 电压依从性

D. 可被河豚毒素阻断　　　　E. 可被维拉帕米阻断

6. 决定和影响心室肌兴奋性的因素有

A. 静息电位水平　　　B. 最大复极电位水平　　　C. 阈电位水平

D. Na^+ 通道的性状　E. Ca^{2+} 通道的性状

7. 心肌的工作细胞具有

A. 兴奋性　　　B. 传导性　　　C. 收缩性

D. 自律性　　　E. 收缩时有"全或无"现象

8. 浦肯野细胞与窦房结细胞相比较,其特点是

A. 自律性高　　　B. 0 期去极速度快　　　C. 传导性高

D. 0 期去极幅度高　E. 收缩性强

9. 在下列哪个时相中,心室肌对外来刺激不发生反应

A. 心室收缩期　　　B. 心房收缩期　　　C. 心室舒张早期

D. 心室舒张中期　　E. 心室舒张后期

10. 决定和影响自律性的因素

    A. 静息电位水平   B. 最大复极电位水平   C. 阈电位水平

    D. 4 期自动去极速度   E. 0 期去极速度

11. 关于心肌的自动节律性

    A. 组织细胞在外来刺激的条件下,发生节律性兴奋的特性称自动节律性

    B. 窦房结细胞自律性最高

    C. 房室交界自律性最低

    D. 只是心脏特殊传导组织内某些细胞才具有自律性

    E. 末梢浦肯野细胞纤维网的自律性最低

12. 决定和影响心肌传导性的因素

    A. 动作电位 0 期去极的速度和幅度

    B. 动作电位 4 期自动除极的速度

    C. 邻近未兴奋部位的兴奋性

    D. 细胞直径的大小

    E. 静息电位和阈电位的距离

13. 在一个心动周期中,房室瓣和半月瓣均处于关闭状态的时相是

    A. 充盈期   B. 射血期   C. 全心舒张期   D. 等容收缩期   E. 等容舒张期

14. 在正常心动周期中

    A. 心房收缩处在心室舒张期内   B. 心房舒张仅只处在心室收缩期内

    C. 心室收缩处在心房舒张期内   D. 心室舒张仅只处在心房收缩期内

    E. 全心舒张是指心房、心室均舒张

15. 等容收缩期的特点是

    A. 导致第一心音产生   B. 心室内压下降速度最快   C. 房室瓣和半月瓣都关闭

    D. 心室内压高于动脉压   E. 心室容积最大,保持不变

16. 心室泵血时

    A. 瓣膜的活动可控制血流的方向

    B. 瓣膜的活动与室内压的变化无关

    C. 压力梯度是推动血液在腔室之间流动的主要动力

    D. 室壁心肌的收缩与舒张是造成室内压力变化的原因

    E. 在一个心动周期中,左心室内压变化的幅度比右心室大得多

17. 心动周期中,室内压急剧变化发生在

    A. 等容收缩期   B. 快速射血期   C. 等容舒张期

    D. 快速充盈期   E. 心房收缩期

18. 等容舒张期的特点是

    A. 心室内压迅速下降   B. 心室内压高于心房压   C. 半月瓣关闭

    D. 房室瓣开放   E. 房室瓣关闭

19. 有关第二心音的描述,正确的是

    A. 频率较高   B. 持续时间较长   C. 频率较低

D. 是与房室瓣关闭有关的振动　　E. 可作为心室舒张期开始的标志

20. 评价心脏泵血功能的指标有
    A. 心电图　　B. 心指数　　　C. 搏功　　　D. 射血分数　　　E. 平均动脉压

21. 运动时心排血量增加的原因有
    A. 心率增快　　　　　　B. 心肌收缩能力增强　　　　C. 回心血量增加
    D. 前负荷增加　　　　　E. 后负荷增加

22. 心室每搏输出量的多少取决于
    A. 心室容积缩小的程度　　　　B. 心肌纤维缩短的速度
    C. 心肌收缩产生张力的速度　　D. 后负荷的大小
    E. 静脉回心血量的多少

23. 在心室收缩能力和前负荷不变的条件下,增加心肌的后负荷,可使
    A. 等容收缩期延长　　　　B. 等容收缩期室内压峰值增高
    C. 搏出量减少　　　　　　D. 射血速度减慢
    E. 心室余血量减少

24. 影响动脉血压的因素有
    A. 每搏输出量　　　　　　B. 心率　　　　　　C. 外周阻力
    D. 主动脉和大动脉的顺应性　　E. 循环血量和血管系统容量的比例

25. 可引起中心静脉压升高的因素包括
    A. 心脏射血能力减弱　　　B. 输血或输液过多　　　C. 单纯右心衰竭
    D. 微动脉舒张使外周静脉压升高　　E. 单纯左心衰竭

26. 右心衰竭时可出现
    A. 颈静脉怒张　　　　　　B. 肝肿大　　　　　　C. 下肢浮肿
    D. 肺水肿　　　　　　　　E. 中心静脉压升高

27. 影响静脉回流的主要因素包括
    A. 体循环平均充盈压　　　B. 心肌收缩力　　　　C. 骨骼肌的挤压作用
    D. 体位改变　　　　　　　E. 呼吸运动

28. 关于微循环通路
    A. 直捷通路的主要功能是使一部分血液迅速进入静脉
    B. 动-静脉短路在体温调节中发挥作用
    C. 在中毒性休克时,动-静脉吻合支大量开放可加重组织的缺氧状况
    D. 环境温度升高时,动-静脉吻合支开放
    E. 真毛细血管的启闭主要受局部体液因素调节

29. 影响组织液生成的因素中
    A. 肌肉持续收缩时毛细血管压升高,组织液生成增多
    B. 右心衰竭时毛细血管压降低,组织液生成减少
    C. 丝虫病使淋巴回流受阻,组织液增多
    D. 烧伤、过敏反应时,组织液胶体渗透压升高,组织液生成增多
    E. 慢性肾病,血浆蛋白丢失,血浆胶渗压下降,组织液生成增多

30. 影响组织液生成的因素有
    A. 毛细血管血压   B. 血浆胶体渗透压   C. 淋巴回流
    D. 毛细血管壁的通透性   E. 组织液静水压

31. 心交感神经兴奋时,其末梢释放的递质
    A. 是乙酰胆碱
    B. 是去甲肾上腺素
    C. 可与心肌细胞膜上的 β 型肾上腺素能受体结合
    D. 可与心肌细胞膜上的胆碱能 M 受体结合
    E. 可使心肌细胞内 cAMP 升高

32. 心迷走神经兴奋可导致
    A. 心率减慢   B. 心房肌收缩力减弱   C. 心房肌不应期延长
    D. 房室传导速度减慢   E. 心室肌收缩减弱

33. 心迷走神经节后纤维支配
    A. 窦房结   B. 房室交界   C. 心房肌
    D. 房室束   E. 心室肌中也有少量分布

34. 心血管中枢
    A. 广泛分布于中枢神经系统内   B. 基本中枢在延髓
    C. 下丘脑是重要的整合部位   D. 通过反射实现调节的
    E. 大脑皮质及边缘系统也影响心血管活动

35. 下列中能使家兔动脉血压降低的实验有
    A. 牵拉颈总动脉   B. 电刺激减压神经传入端   C. 夹闭颈总动脉
    D. 电刺激迷走神经传出端   E. 注射乙酰胆碱

36. 颈动脉窦压力感受器的特点
    A. 感受的刺激是动脉血压本身
    B. 传入冲动增多时,可引起心率加快
    C. 传入冲动增多时,可使心交感神经活动减弱
    D. 传入冲动增多时,可使心迷走神经活动加强
    E. 传入冲动增多时,可引起外周阻力下降

37. 减压反射的特点
    A. 是一种正反馈调节机制
    B. 在动脉血压的长期调节中不起重要作用
    C. 当动脉血压下降时,压力感受器传入冲动增多
    D. 切断缓冲神经,反射中断
    E. 它的生理意义在于使动脉血压保持相对稳定

38. 参与心血管活动调节的体液因素有
    A. 血管紧张素 II   B. 肾上腺素和去甲肾上腺素
    C. 血管升压素   D. 前列环素
    E. 心房钠尿肽

39. 肾上腺素的作用
    A. 心率加快　　　　　B. 心肌收缩力增强　　　　　C. 支气管平滑肌舒张
    D. 骨骼肌血管舒张　　E. 内脏和皮肤血管收缩
40. 引起血管舒张的物质有
    A. 内皮舒张因子　　　B. 内皮素　　　　　　　　　C. 前列环素
    D. 血管紧张素Ⅱ　　　E. 乳酸

二、名词解释

1. 期前收缩(premature systole)
2. 代偿性间歇(compensatory pause)
3. 正常起搏点(normal pacemaker)
4. 房室延搁(atrioventricular delay)
5. 心动周期(cardiac cycle)
6. 等容收缩期(period of isovolumic contraction)
7. 等容舒张期(period of isovolumic relaxation)
8. 射血分数(ejection fraction)
9. 每搏输出量(stroke volume)
10. 心排血量(cardiac output)
11. 心指数(cardiac index)
12. 心率(heart rate)
13. 心泵功能储备(cardiac reserve)
14. 异长调节(heterometric regulation)
15. 等长调节(homometric regulation)
16. 血压(blood pressure)
17. 收缩压(systolic pressure)
18. 平均动脉压(mean arterial pressure)
19. 中心静脉压(central venous pressure)
20. 微循环(microcirculation)

三、简答题

1. 简要说明浦肯野细胞自律性形成机制。
2. 简述窦房结细胞动作电位特点。
3. 什么是期前收缩？期前收缩之后为什么会出现较长时间的舒张期？
4. 简述房-室延搁及其生理意义。
5. 简述决定和影响心肌传导性的因素。
6. 简述心肌收缩的特点。
7. 简述影响心排血量的因素。
8. 动脉血压增高如何影响心脏的泵血功能？
9. 简述影响动脉血压的因素。
10. 何谓中心静脉压？正常值是多少？它的高低取决于哪些因素？
11. 简述影响静脉回心血量的因素。
12. 简述心交感神经对心脏功能影响。
13. 简述心迷走神经对心脏功能影响。

四、论述题

1. 试述心室肌细胞动作电位的产生机制。
2. 心肌兴奋后其兴奋性周期变化、特点及生理意义如何？
3. 试述心脏内兴奋的传播途径及决定和影响传导性的因素。
4. 以左心为例,试述心脏泵血的全过程。
5. 什么叫心排血量,影响心排血量的因素有哪些？

6. 试述动脉血压形成的机制及其影响因素。

7. 何谓微循环,试述微循环组成、特点及功能。

8. 试述心血管活动的神经调节。

9. 在实验中切断家兔迷走神经,分别用电刺激其中枢端与外周端,动脉血压有何变化,机制如何?

10. 动脉血压是怎样保持相对稳定的?

11. 在实验中分别电刺激家兔完整的减压神经及其中枢端与外周端,动脉血压有何改变? 机制如何?

12. 持续牵拉颈总动脉5~10s及用动脉夹夹闭颈总动脉5~10s后,血压各有何变化,为什么?

13. 试述心血管活动的体液调节。

参 考 答 案

一、选择题

A 型题

1. B 2. D 3. E 4. B 5. A 6. A 7. C 8. D 9. C 10. C 11. C 12. D 13. D 14. E
15. B 16. B 17. E 18. E 19. D 20. C 21. C 22. E 23. D 24. C 25. B 26. D
27. E 28. E 29. B 30. D 31. E 32. A 33. B 34. E 35. D 36. C 37. D 38. D
39. A 40. B 41. D 42. E 43. E 44. E 45. E 46. C 47. E 48. E 49. E 50. E
51. D 52. B 53. B 54. D 55. D 56. E 57. C 58. E 59. C 60. E 61. B 62. B
63. C 64. C 65. A 66. A 67. E 68. E 69. E 70. E 71. C 72. B 73. C 74. B
75. B 76. B 77. C 78. E 79. C 80. D 81. C 82. D 83. E 84. B 85. C 86. D
87. D 88. E 89. E 90. D 91. E 92. E 93. A 94. D 95. D 96. B 97. D 98. B
99. B 100. E 101. D 102. E 103. B 104. E 105. E 106. E 107. C 108. D 109. B 110. C

B 型题

1. B 2. E 3. A 4. B 5. E 6. D 7. A 8. C 9. A 10. C 11. B 12. E 13. D
14. A 15. C 16. A 17. C 18. A 19. B 20. E 21. A 22. C 23. B 24. B 25. D

X 型题

1. ABCDE 2. ABCE 3. ABE 4. ABCDE 5. ABCE 6. ABCD 7. ABCE 8. BCD 9. AC
10. BCD 11. BDE 12. ACDE 13. DE 14. ACE 15. ACE 16. ACDE 17. AC 18. ABCE
19. AE 20. BCD 21. ABCD 22. ABCDE 23. ABCD 24. ABCDE 25. ABCD 26. ABCE
27. ABCDE 28. ABCDE 29. ACDE 30. ABCDE 31. BCE 32. ABDE 33. ABCDE
34. ABCDE 35. ABDE 36. CDE 37. BDE 38. ABCDE 39. ABCDE 40. ACE

二、名词解释

1. 期前收缩:在心室的有效不应期之后,下一次窦房结兴奋达到之前,心室受到一次外来刺激,则可产生一次提前出现的收缩,称为期前收缩。

2. 代偿性间歇:在一次期前收缩之后往往会出现一段比较长的心室舒张期,称代偿性间歇。

3. 正常起搏点:心脏中窦房结细胞的自律性最高,是主导整个心脏兴奋和搏动的部位,称为正常起搏点。

4. 房室延搁:房室交界是惟一联系心房与心室的兴奋通路。兴奋在房室交界区传导速度缓慢,因此,兴奋由心房传至心室需要经过一段延搁。这个现象称房室延搁。

5. 心动周期:心脏一次收缩和舒张构成一个机械活动周期称为心动周期。

6. 等容收缩期:心室开始收缩,从房室瓣关闭到半月瓣开启之前的这段时间,称为等容收缩期。

7. 等容舒张期:心室开始舒张,从半月瓣关闭到房室瓣开放之前的这段时间,称为等容舒张期。

8. 射血分数:搏出量占心室舒张末期容积的百分比,称射血分数。

9. 每搏输出量:一次心搏中由一侧心室射出的血量,称为每搏输出量。

10. 心排血量:一侧心室每分钟射出的血液量,称心输出量。

11. 心指数:单位体表面积计算的心输出量。

12. 心率:心脏每分钟搏动的次数。

13. 心泵功能储备:心排血量随机体代谢需要而增加的能力,称心泵功能储备。

14. 异长调节:改变心肌细胞的初长度而引起心肌收缩强度改变的调节,称异长调节。

15. 等长调节:心脏泵血功能的调节是通过收缩力这个与初长度无关的心肌内在功能状态的改变而实现的,称等长调节。

16. 血压:指血管内血液对单位面积血管壁的侧压力。

17. 收缩压:心室收缩时,主动脉压急剧升高,在收缩期的中期达到最高值,这个血压值称收缩压。

18. 平均动脉压:指一个心动周期中每一瞬间动脉血压的平均值,等于舒张压+1/3脉压。

19. 中心静脉压:通常将右心房和胸腔内大静脉的血压称中心静脉压。

20. 微循环:循环系统中在微动脉和微静脉之间的部分。

三、简答题

1. 浦肯野细胞自律性形成的机制主要是随时间增强的内向流(I_f)和随时间衰减的外向流(I_K)的综合作用。在浦肯野细胞4期自动去极化中发挥主要作用的离子电流是起搏电流 I_f,是一种主要由 Na^+ 负载的内向电流。

2. 窦房结细胞具有以下特点:①最大复极电位和阈电位的绝对值小于浦肯野细胞;②0期去极化幅度较小;③没有明显的复极1期和2期;④4期自动去极化速度快于浦肯野细胞。

3. 在心室的有效不应期之后,下一次窦房结兴奋达到之前,心室受到一次外来刺激,则可产生一次提前出现的收缩,称为期前收缩。

由于期前兴奋也有自己的有效不应期,当紧接在期前兴奋之后的一次窦房结兴奋传至心室时,如果落在期前兴奋的有效不应期内,则不能引起心室的兴奋和收缩,形成一次兴奋和收缩的脱失,必须等到再一次传来窦房结兴奋时,才能引起心肌兴奋和收缩。于是心肌在期前收缩之后,出现一次较长的舒张期,称为代偿间歇。

4. 房室交界处兴奋传导速度较慢,使兴奋通过房室交界时,延搁的时间较长,称为房-室延搁。其生理意义是使心室收缩必定发生在心房收缩之后,避免房室收缩重叠,保证心室充分充盈和射血。

5. 心肌的传导性取决于心肌细胞的结构特点和电生理特性。

结构因素：细胞的直径与细胞内的电阻呈反变的关系，直径小的细胞，细胞内的电阻大，兴奋的传导速度较慢。

生理因素：0 期去极速度和幅度；邻近未兴奋部位膜的兴奋性。

6. ①对细胞外 Ca^{2+} 的依赖性：心肌细胞的肌浆网不如骨骼肌发达，储 Ca^{2+} 量少，因此在收缩过程中有赖于细胞外 Ca^{2+} 内流；②"全或无"式收缩：对心室来说，阈下刺激不能引起心室肌收缩，而当刺激强度达到阈值后，所有心室肌细胞几乎同步收缩，称"全或无"式收缩；③不发生强直收缩：与骨骼肌和神经细胞相比，心肌细胞的有效不应期特别长，一直延续到心肌细胞的舒张期开始之后，因此心肌不产生强直收缩，保证心脏的泵血功能。

7. 前负荷、后负荷、心肌收缩能力和心率。

8. 动脉血压↑→搏出量↓→心室剩余血量↑→心室舒张末期容积↑→通过异长调节使搏出量恢复正常水平；此外神经体液因素，通过等长调节使心肌收缩能力↑、搏出量↑。

9. 每搏输出量、心率、外周阻力、主动脉和大动脉的弹性贮器作用及循环血量和血管容量的比例。

10. 中心静脉压是指胸腔大静脉或右心房内的压力。正常值为 $0.39 \sim 1.18kPa$（$4 \sim 12cmH_2O$）。其高低取决于：①心脏射血能力：射血能力强，及时将回流入心脏的血液射入动脉，中心静脉压就较低，反之亦然；②静脉回流速度：回流速度快，中心静脉压也升高。

11. 影响外周静脉压、中心静脉压和静脉阻力的因素，都能影响静脉回心血量。①体循环平均充盈压；②心脏收缩力量；③体位改变；④骨骼肌的挤压作用；⑤呼吸运动。

12. 心交感神经支配窦房结、房室交界、房室束、心房肌和心室肌。心交感节后经元为肾上腺素能神经元，兴奋时释放去甲肾上腺素，可与心肌细胞膜 β 受结合，可致正性变时、变力和变传导作用。

13. 心迷走神经支配窦房结、心房肌、房室交界、房室束及其分支，心迷走神经后纤维释放递质乙酰胆碱，与心肌细胞膜上 M 受体结合，可致负性变时、变力和变传导作用。

四、论述题

1.（1）0 期：在外来刺激作用下，首先引起部分电压门控式 Na^+ 通道开放和少量 Na^+ 内流，造成细胞膜部分去极化。当去极化达到阈电位水平（$-70mV$）时，膜上 Na^+ 通道的开放概率明显增加，出现再生性 Na^+ 内流，Na^+ 顺浓度梯度和电位梯度由膜外快速进入膜内，使膜进一步去极化，膜内电位由原来的负电位向正电位转化，直至接近 Na^+ 平衡电位。

（2）1 期（快速复极初期）：快 Na^+ 通道已经失活，在去极化过程中又发生一过性外向电流的激活，I_{to} 的主要离子成分是 K^+。因此，由 K^+ 负载的 I_{to} 是心室肌细胞 1 期复极化的主要原因。

（3）2 期（平台期）：平台期的外向离子流是由 K^+ 携带的。平台期的内向离子流是由 Ca^{2+} 和少量的 Na^+ 负载的。在平台期的早期，Ca^{2+} 的内流和 K^+ 的外流所负载的跨膜正电荷量相当，因此膜电位稳定于 1 期复极所达到的电位水平。随着时间的推移，Ca^{2+} 通道逐渐失活，K^+ 外流（I_K）逐渐增加，其结果是膜内电位逐渐下降，形成平台期的晚期。

（4）3 期（快速复极末期）：L 型 Ca^{2+} 通道失活关闭，内向离子流终止，而外向 K^+ 流（I_K）进一步增加所致。

（5）4期（静息期）：Na^+-K^+泵、Na^+-Ca^{2+}交换使细胞内外 K^+、Na^+、Ca^{2+} 浓度差逐渐恢复。

2. 心肌细胞在一次兴奋过程中，膜电位将发生一系列有规律的变化。其变化可分为以下几个期：①有效不应期：由动作电位 0 期开始到复极 3 期膜电位达-60mV。这段时间里，无论再给它一个多强的刺激，都不能引起再次兴奋。在有效不应期的前一时期，即从动作电位 0 期开始到膜电位复极到-55mV，无论多强的刺激也不能引起膜的任何去极化，此期称为绝对不应期。绝对不应期之后，在膜电位由-55mV 恢复到-60mV 这段时间里，足够强的刺激可引起很小局部去极化反应，但仍不能全面去极化产生动作电位，此期称为局部反应期。绝对不应期细胞兴奋性为零。局部反应期时细胞兴奋性较绝对不应期稍有提高。②相对不应期：在有效不应期之后，膜电位由-60mV 复极到-80mV 这段时间内，若给予心肌细胞一个高于阈值的刺激，可以引起动作电位，此期兴奋性有所恢复，但低于正常。③超常期：相对不应期之后膜电位由-80mV 恢复到-90mV 这段时间里，一个低于阈值刺激就可引起心肌细胞产生动作电位。可见，这一时期内心肌的兴奋性超过正常，故称为超常期。心肌兴奋时，兴奋性变化的主要特点是：有效不应期长，相当于整个收缩期和舒张早期。其生理意义是心肌不会像骨骼肌那样产生强直收缩，从而保持心脏收缩和舒张交替的节律性活动。

3. 心脏内兴奋传播的途径为：窦房结→心房肌→房室交界→房室束→左、右束支→浦肯野纤维→心室肌。决定和影响传导性的因素有：

（1）解剖因素：心肌细胞的直径是决定传导性的主要解剖因素，直径小的细胞电阻大，传导速度慢；反之，则传导速度快。

（2）生理因素：①动作电位 0 期去极速度和幅度：0 期去极速度愈快、幅度愈大，局部电位形成速度快、局部电流大，电流扩布的距离也愈大，兴奋传导快；②邻近部位阈电位水平：邻近部位阈电位水平下移，静息电位与阈电位之间的距离变小，从静息电位到达阈电位的时间缩短，邻近部位易发生兴奋，则兴奋传导快；阈电位水平上移，则兴奋传导慢。

4.（1）等容收缩期：心室开始收缩时，室内压迅速上升，当室内压超过房内压时，房室瓣关闭，而此时主动脉瓣亦处于关闭状态，故心室处于压力不断增加的等容封闭状态。当室内压超过主动脉压时，主动脉瓣开放，进入射血期。

（2）射血期：在射血期的前 1/3 左右时间内，心室压力上升很快，射出的血量很大，称为快速射血期；随后，心室压力开始下降，射血速度变慢，这段时间称为减慢射血期。

（3）等容舒张期：心室开始舒张，主动脉瓣和房室瓣处于关闭状态，故心室处于压力不断下降的等容封闭状态。当心室舒张至室内压低于房内压时，房室瓣开放，进入心室充盈期。

（4）心室充盈期：在充盈初期，由于心室与心房压力差较大，血液快速充盈心室，称为快速充盈期，随后，心室与心房压力差减小，血液充盈速度变慢，这段时间称为减慢充盈期。

（5）心房收缩期：在心室舒张末期，心房收缩，心房内压升高，进一步将血液挤入心室。随后心室开始收缩，进入下一个心动周期。

5. 一侧心室每分钟射出的血液量，称心排血量。

影响因素：心排血量的大小取决于每搏输出量和心率，因此凡能影响每搏输出量或心率的因素都会影响心排血量。

（1）前负荷：前负荷是指肌肉收缩前所负载的负荷。在心脏，心室肌的前负荷是心室舒张末期容积。在一定范围内，增加前负荷，心肌收缩力量加强，每搏输出量增加；反之，每搏输出量减少。

（2）后负荷：后负荷是指肌肉收缩开始时才遇到的负荷，对心室而言，大动脉血压起着后负荷的作用。动脉血压↑→搏出量↓→心室剩余血量↑→心室舒张末期容积↑→通过异长调节使搏出量恢复正常水平；此外神经体液因素，通过等长调节使心肌收缩能力↑、搏出量↑。

（3）心肌收缩能力：心室收缩力越强，每搏输出量越大，心排血量也越大。交感神经兴奋，或血液中去甲肾上腺素水平升高，均可使心室收缩力增强，心排血量增加。

（4）心率：在一定范围内，心率加快心排血量增加。但心率过快，超过 160~180 次/分钟时，由于心动周期缩短，特别是舒张期缩短，就会影响心室的充盈，使心排血量反而减少。心率过慢，低于 40 次/分钟，此时，心舒期的延长不能再进一步增加充盈量和搏出量，因此，心排血量减少。

6. 动脉血压形成的机制：循环系统内足够的血液充盈和心脏射血是形成动脉血压的基本因素，此外还具有外周阻力。心室收缩射血入动脉，在心缩期内有 1/3 流至动脉系统，2/3 暂时储存在主动脉和大动脉内，使主动脉和大动脉进一步扩张，主动脉压增高。心室舒张时，射血停止，弹性贮器血管管壁发生弹性回缩，将心缩期多容纳的那部分血液继续向前推进，使动脉血压在心舒期仍能维持在较高的水平。

影响因素：每搏输出量、心率、外周阻力、主动脉和大动脉的弹性贮器作用及循环血量和血管容量的比例。

各种因素对动脉血压的影响，见表 4-4。

表 4-4　影响动脉血压的因素

	收缩压	舒张压	脉压
心脏每搏输出量↑	↑↑	↑	↑
心率↑	↑	↑↑	↓
外周阻力↑	↑	↑↑	↓
主动脉和大动脉的顺应性↑	↑	↓	↑
循环血量/血管容量↓	↓	↓	

7. 微循环是指微动脉和微静脉之间的血液循环

（1）迂回通路

路径：微动脉→后微动脉→毛细血管前括约肌→真毛细血管网→微静脉。

特点：壁薄、透性好、流速慢。

作用：物质交换。

（2）直捷通路：主要存在于骨骼肌。

路径：微动脉→后微动脉→通血毛细血管→微静脉。

特点：经常开放、流速快、物质交换少。

作用：使部分血液迅速通过微循环由静脉回流入心。

（3）动-静脉短路：主要存在于皮肤、皮下组织。

路径：微动脉→动-静脉吻合支→微静脉。

特点:壁厚、流速快、无物质交换。

作用:体温调节。

8.(1)心脏神经支配:心交感神经和心迷走神经。

心交感神经兴奋,去甲肾上腺素作用于心肌细胞膜上 β 受体→正性变时变力变传导作用。

心迷走神经兴奋,乙酰胆碱作用于心肌细胞膜上 M 受体→负性变时变力变传导作用。

(2)血管的神经支配:

交感缩血管纤维:血管平滑肌都受交感神经纤维的支配,不同部位的血管中缩血管纤维分布的密度不同,皮肤最密,骨骼肌和内脏的血管次之,冠状血管和脑血管中分布较少;在同一器官中,动脉高于静脉,微动脉中密度最高,毛细血管前括约肌神经纤维很少。

交感缩血管纤维兴奋,去甲肾上腺素作用于血管平滑肌 α 受体可导致血管平滑肌收缩。

交感缩血管神经纤维在调节不同器官的血流阻力和血流量方面起重要作用。

交感舒血管纤维:如支配骨骼肌微动脉的交感神经中,除缩血管纤维外,还有舒血管纤维,在情绪激动和防御反应中起作用,使骨骼肌血管舒张,血流量增加。

副交感舒血管神经纤维:少数器官如脑膜、唾液腺、胃肠道的外分泌腺和外生殖器等,接受副交感舒血管纤维的支配。作用:对所支配的器官组织的局部血流起调节作用,对总外周阻力影响不大。

此外还接受脊髓背根舒血管纤维和血管活性肠肽神经元的调节。

9.电刺激迷走神经中枢端,血压不变,刺激减压神经外周端,血压下降。

切断家兔迷走神经,刺激其外周端,迷走神经节兴奋释放乙酰胆碱,可与心肌细胞膜上 M 胆碱受体结合,使心肌细胞膜对 K^+ 通透性增加,K^+ 外流增多,引起窦房结自律降低;房室传导延缓;心肌收缩力减弱,表现为负性变时、变力和变传导作用,最终使心排血量减少,血压下降。刺激迷走神经中枢端,由于中枢的传出冲动不能到达心脏。因此,血压不变。

10.压力感受性反射的感受装置是位于颈内与颈外动脉分叉处的颈动脉窦和主动脉弓血管外膜下的感受神经末梢,称为动脉压力感受器。压力感受器能感受血压变化对动脉管壁的刺激。颈动脉窦压力感受器和主动脉弓压力感受器的传入神经分别为窦神经和减压神经,传出神经为心迷走神经、心交感神经以及支配血管的神经。效应器为心脏和血管。当血压升高时,压力感受器发放冲动的频率增加,经传入神经传入延髓的心血管中枢,使心迷走中枢活动加强,心交感中枢和缩血管中枢活动减弱。结果心脏活动受抑制,心排血量下降,血管扩张,外周阻力降低,回心血量减少,最后导致血压回降,接近正常水平,即产生降压效应。当血压下降时,通过上述相反的过程,使血压回升到接近正常水平,即出现升压效应。压力感受性反射是一种负反馈调节机制,其生理意义在于使动脉血压保持相对稳定。

11.电刺激完整减压神经及其中枢端,血压下降,刺激减压神经外周端,血压不变。

动脉压力感受器为颈动脉窦和主动脉弓,兔的颈动脉窦压力感受器的传入神经自成一束,称减压神经。因此,减压神经为压力感受性反射的传入神经。刺激完整减压神经或刺激减压神经中枢端,传入冲动增加,延髓的心迷走中枢活动加强,心交感中枢和缩血管中枢活动减弱。结果心脏活动受抑制,心排血量下降,血管扩张,外周阻力降低,回心血量减少,最后导致血压回降。

刺激减压神经外周端,兴奋不能上传,血压不变。

12. 压力感受性反射的感受装置是位于颈内与颈外动脉分叉处的颈动脉窦和主动脉弓血管外膜下的感受神经末梢,称为动脉压力感受器。压力感受器能感受血压变化对动脉管壁的牵张刺激。兔的颈动脉窦压力感受器的传入神经自成一束,称减压神经。

牵拉颈总动脉,刺激了颈动脉窦压力感受器,兴奋沿减压神经上传达到延髓的心血管中枢,使心迷走中枢活动加强,心交感中枢和缩血管中枢活动减弱。结果心脏活动受抑制,心排血量下降,血管扩张,外周阻力降低,回心血量减少,最后导致血压回降。

夹闭兔的颈总动脉后,流经颈总动脉血流量减少,因此,颈动脉窦压力感受器抑制,减压神经发放冲动减少,使心迷走中枢活动减弱,心交感中枢和缩血管中枢活动增强。结果心脏活动加强,心排血量增加,血管收缩,外周阻力增加,回心血量增多,最后导致血压升高。

13. 试述心血管活动的体液调节:

(1) 肾素-血管紧张素系统:血管紧张素原 $\xrightarrow{\text{肾素}}$ 血管紧张素Ⅰ $\xrightarrow{\text{血管紧张素转换酶}}$ 血管紧张素Ⅱ $\longrightarrow$ 血管紧张素Ⅲ

血管紧张素Ⅰ不具有活性,血管紧张素Ⅱ作用于血管平滑肌,使全身微动脉收缩,血压增高。

(2) 肾上腺素和去甲肾上腺素:

肾上腺素:肾上腺素与心肌 β 受体结合,产生正性变时、变力和变传导作用。肾上腺素对血管的作用取决于血管平滑肌上 α 和 β 受体分布情况。皮肤、肾脏和胃肠道的血管平滑肌上,α 受体占优势,骨骼肌和肝的血管 β 受体占优势。小剂量肾上腺素以兴奋 β 受体的效应为主,引起血管舒张,大剂量时也兴奋 α 受体,引起血管收缩。

去甲肾上腺素:主要与 α 受体结合,全身血管广泛收缩,血压增高,也能与心肌 $β_1$ 受体结合,使心肌收缩力增强,但和血管平滑肌的 $β_2$ 受体结合的能力较弱。

(3) 血管升压素:在正常情况下,血管升压素首先出现抗利尿效应,当血浆浓度明显高于正常时,引起升压效应。

(4) 血管内皮生成的血管活性物质:①舒血管物质:NO、PGI_2 等;②缩血管物质:内皮素。

(5) 激肽释放酶-激肽系统:激肽具有舒血管活性,可能对血压和局部组织血流的调节。

(6) 心房钠尿肽。

(刘国辉)

第五章 呼 吸

概述

呼吸(respiration):机体与外界环境的气体交换。

三个环节
- 外呼吸
  - 肺通气:肺与外界环境之间的气体交换
  - 肺换气:肺泡与肺毛细血管血液间气体交换
- 气体运输:气体在血液中的运输
- 内呼吸
  - 组织换气:血液与组织细胞间的气体交换
  - 细胞内氧化代谢

第一节 肺 通 气

一、肺通气原理

(一)肺通气的动力

肺通气(pulmonary ventilation):肺与外界环境之间进行的气体交换过程。

直接动力:肺内压与大气压之差。

原动力:呼吸运动。

1. 呼吸运动

(1)过程:

吸气(inspiration):膈肌收缩→膈顶下移→胸廓上、下径扩大→胸廓扩大→肺随之扩张→肺内压<大气压→气体入肺。

肋间外肌收缩→肋骨、胸骨上举→胸廓前后、左右径扩大→胸廓扩大→肺随之扩张→肺内压<大气压→气体入肺。

呼气(expiration):膈肌、肋间外肌舒张时,肺依靠其回缩力而回位,胸廓随之缩小。

(2)呼吸运动的形式:

以膈肌运动为主——腹式呼吸。

以肋间外肌运动为主——胸式呼吸。

2. 肺内压　①吸气时:肺内压<大气压;②吸气末:肺内压=大气压;③呼气时:肺内压>大气压;④呼气末:肺内压=大气压。

3. 胸膜腔内压

胸膜腔:肺和胸廓之间的潜在密闭的腔隙。内含少量浆液,作用在于:①润滑脏、壁层胸膜;②其分子内聚力使两层胸膜相互黏附。

胸膜腔内压=肺内压-肺弹性回缩力=大气压-肺弹性回缩力=-肺弹性回缩力

意义:利于肺的扩张;促进静脉和淋巴回流。

(二)肺通气的阻力

1. 弹性阻力和顺应性　肺通气的弹性阻力包括肺的弹性阻力和胸廓的弹性阻力。

顺应性:单位跨壁压下弹性组织的容积变化,与弹性阻力成反变关系。

(1)肺的弹性阻力和顺应性:

$$肺顺应性(C_L)=\frac{肺容积变化(\triangle V)}{跨肺压变化(\triangle P)}L/cmH_2O$$

1)肺静态顺应性曲线:

特点:①压力-容积曲线;②曲线斜率越大,顺应性越大,肺弹性阻力越小;③平静呼吸时曲线斜率最大,顺应性最大,呼吸省力;④吸气和呼气时的曲线不重叠——滞后现象。

2)比顺应性=平静呼吸测得的肺顺应性/功能残气量。

3)肺弹性阻力的来源:

主要方面(2/3):肺泡表面液体层形成的表面张力(对抗物质:肺泡表面活性物质)。

次要方面(1/3):肺弹性纤维的弹性回缩力。

肺表面活性物质:主要成分为二软脂酰卵磷脂(DPPC)和表面活性物质结合蛋白(SP),由肺Ⅱ型上皮细胞释放。

作用特点:其密度随肺泡的张缩而改变——在小肺泡内密度大,作用也大;在大肺泡则作用小。

作用:①降低肺泡表面张力,减小吸气阻力;②减少表面张力对肺泡间液的"抽吸"作用,维持肺泡相对干燥,防止肺水肿;③平衡表面张力作用导致的大小肺泡内气体分布的不均匀,维持大小肺泡稳定。

(2)胸廓的弹性阻力和顺应性:弹性阻力来自于胸廓的弹性成分。特点:向内牵引胸廓,超过其自然位置时,弹性阻力可成为吸气的动力。反之,则成为吸气的阻力。

$$胸廓顺应性(C_{chw})=\frac{胸腔容积变化(\triangle V)}{跨胸壁压变化(\triangle P)}L/cmH_2O$$

肺与胸廓总弹性阻力和顺应性:$R_总=1/C_L+1/C_{chw}$

2. 非弹性阻力:包括气道阻力(主要)、惯性阻力和黏滞阻力。气道阻力影响因素:

(1)气流流速:与气道阻力成正变关系。

(2)气流形式:层流阻力小,湍流阻力大。

(3)管径大小:①跨壁压:即呼吸道内外压差。压力大,管径大,阻力小。②肺实质对气道壁的牵引,维持气道扩张。③自主神经系统调节:副交感神经使气道平滑肌收缩,管径缩小;交感神经作用与之相反。④化学因素:如儿茶酚胺、PGE_2使气道平滑肌舒张,$PGF_{2\alpha}$使之收缩。

二、肺通气功能的指标

(一)肺容积和肺容量

1. 肺容积

(1)潮气量(tidal volume,TV):每次呼吸时吸入或呼出气体的量。正常约 400~600ml。

(2)补吸气量(inspiratory reserve volume,IRV):平静吸气末,再尽力吸入气体的量。正常约 1500~2000ml。

(3)补呼气量(expiratory reserve volume,ERV):平静呼气末,再尽力呼出气体的量。正常约 900~1200ml。

(4)残气量(residual volume,RV):最大呼气末尚存留于肺内的气量。正常约 1000~1500ml。

2. 肺容量

(1)深吸气量(inspiratory capacity,IC):等于潮气量与补吸气量之和。反映最大通气潜能。

(2)功能残气量(functional residual capacity,FRC):平静呼气末尚存留于肺内的气量。正常约 2500ml。意义:缓冲呼吸过程中肺泡气氧和二氧化碳分压的过度变化。

(3)肺活量(vital capacity,VC)、用力肺活量(forced vital capacity,FVC)和用力呼气量(forced expiratory volume,FEV)。

肺活量:尽力吸气后,从肺内所呼出的最大气量。正常男性平均约 3500ml,女性约 2500ml。意义:反映了肺一次通气的最大能力。

用力肺活量:尽力吸气后,尽力尽快从肺内所呼出的最大气量。正常略低于肺活量。

用力呼气量:尽力吸气后,再尽力尽快呼出气体,单位时间内,呼出的气量占肺活量的百分数。正常时,第一秒 FEV 约占 80%,第二秒约占 96%,第三秒约占 99%。

(4)肺总量(total lung capacity,TLC):肺所能容纳的最大气体量。正常男性 5000ml,女性 3500ml。

(二)肺通气量和肺泡通气量

1. 肺通气量 每分钟吸入或呼出的气体总量。

$$每分通气量=潮气量×呼吸频率$$

最大随意通气量:尽力做深快呼吸时,每分钟吸入和呼出的最大气量。

$$通气储量百分比=(最大通气量-每分平静通气量)/最大通气量$$

2. 无效腔和肺泡通气量

生理无效腔:包括解剖无效腔和肺泡无效腔。

肺泡通气量:真正进入肺泡并进行气体交换的气量。

$$肺泡通气量=(潮气量-无效腔气量)×呼吸频率$$

(三)呼吸功

在一次呼吸过程中呼吸肌为实现肺通气所做的功。

第二节　肺换气和组织换气

一、肺换气和组织换气的基本原理

（一）气体扩散

气体交换以扩散的形式进行。

影响扩散的因素：气体的分压差（$\triangle P$）、气体的分子量（MW）、气体溶解度（S）、扩散面积（A）、扩散距离（d）和温度（T）。

$$扩散速率(D) \propto \frac{\triangle P \cdot T \cdot A \cdot S}{d \cdot \sqrt{MW}}$$

（二）人体不同部位气体分压

P_{O_2}：肺泡气>动脉血>静脉血>组织。

P_{CO_2}：组织>静脉血>动脉血>肺泡气。

二、肺　换　气

（一）肺换气过程

气体顺着分压差扩散：O_2：肺泡→肺毛细血管。CO_2：肺毛细血管→肺泡。

（二）影响肺换气的因素

1. 呼吸膜的厚度　即扩散距离。呼吸膜厚度↑→肺换气↓。

呼吸膜组成：肺泡内侧液体层、肺泡上皮细胞层、上皮基底膜、肺泡与肺毛细血管间的间隙、毛细血管基膜和毛细血管内皮细胞。

2. 呼吸膜的面积　即扩散面积（A）。A↓→肺换气↓。

3. 通气/血流比值　每分钟肺泡通气量和每分钟肺血流量之间的比值（V_A/Q）。均值：0.84；正常肺内不均匀分布。

V_A/Q↑：通气过剩，血流相对不足，肺泡无效腔↑。

V_A/Q↓：通气不足，血流相对过剩，相当于功能性动-静脉短路。

影响：妨碍气体交换，导致缺O_2（为主）及CO_2潴留。

（三）肺扩散容量

概念：气体在1mmHg分压差作用下，每分钟通过呼吸膜扩散的气体的毫升数。

意义：测定呼吸气通过呼吸膜的一种指标。

三、组　织　换　气

过程：气体顺着分压差扩散。①O_2：毛细血管→组织液、细胞；②CO_2：细胞、组织液→毛细血管。

第三节　气体在血液中的运输

一、氧和二氧化碳在血液中存在的形式

氧气 $\begin{cases} 物理溶解(1.5\%):形成氧分压。 \\ 化学结合(98.5\%):形成氧合血红蛋白。 \end{cases}$

二氧化碳 $\begin{cases} 物理溶解(5\%):形成 CO_2 分压。 \\ 化学结合(95\%):形成 HCO_3^-(88\%) 和氨基甲酰血红蛋白(7\%)。 \end{cases}$

二、氧 的 运 输

(一) Hb 与 O_2 结合的特征

1. 反应迅速、可逆、非酶促反应、受 P_{O_2} 影响。

2. Fe^{2+} 与 O_2 结合是氧合反应,不是氧化反应。

3. 1 分子 Hb 可以结合 4 分子 O_2。相关概念:

氧容量:100ml 血液中 Hb 所能结合的最大 O_2 量。

氧含量:100ml 血液中 Hb 实际结合的 O_2 量。

氧饱和度:Hb 氧含量与氧容量的百分比。

4. Hb 与 O_2 结合或解离曲线呈 S 形,与 Hb 变构效应有关。原理:去氧 Hb 为紧密型(T 型),易解离;氧合 Hb 为疏松型(R 型),易结合。四个亚单位间存在协同效应。

(二) 氧解离曲线

概念:表示 P_{O_2} 与 Hb 氧饱和度关系的曲线。

各段特点及意义:

上段:60~100mmHg;平坦,P_{O_2} 的变化对 Hb 氧饱和度影响不大;代表 O_2 与 Hb 的结合。

中段:40~60mmHg;较陡,反映氧合 Hb 释放氧。

下段:15~40mmHg;反映氧合 Hb 释放氧及血液中氧的储备。

(三) 影响氧解离曲线的因素

P_{50}:使 Hb 氧饱和度达 50% 时的 P_{O_2};P_{50} 增大表示 Hb 与 O_2 亲和力下降,导致曲线右移。

1. pH 和 P_{CO_2} 的影响　P_{CO_2} 和 H^+ 浓度↑→O_2 与 Hb 亲和力下降→曲线右移。

波尔效应:酸度对 Hb 氧亲和力的影响称波尔效应。

机制:pH 升高→促进 Hb 盐键形成→Hb 构型由 R 型转变为 T 型→促进 O_2 的释放→曲线右移。

意义:H^+ 浓度、P_{CO_2} 高时,氧释放增加。

2. 温度的影响　温度↑→曲线右移。

机制:温度升高可增加 H^+ 的活度。

意义:组织代谢增强时,局部温度升高,H^+ 浓度、P_{CO_2} 增高,氧释放增加。

3. 2,3-二磷酸甘油酸(2,3-DPG,糖酵解产物)　2,3-DPG↑→曲线右移。

机制:①2,3-DPG 与 Hb 形成盐键,使 Hb 由 R 型变成 T 型;②提高 H^+ 浓度→波尔效应。

意义:组织缺氧,糖酵解增强,2,3-DPG 产生增多,氧释放增加。

4. 其他 Hb 自身性质的影响:CO 与 Hb 结合,阻碍 O_2 的解离。

三、二氧化碳的运输

（一）CO_2 的运输形式

1. 碳酸氢盐 CO_2 进入红细胞,在碳酸酐酶作用下

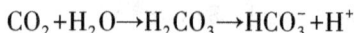

$$CO_2+H_2O \rightarrow H_2CO_3 \rightarrow HCO_3^- + H^+$$

2. 氨基甲酰血红蛋白

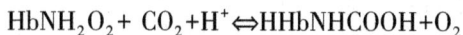

$$HbNH_2O_2 + CO_2 + H^+ \Leftrightarrow HHbNHCOOH + O_2$$

特点:① 快、可逆、不需酶促;② 当 P_{CO_2} 和 H^+ 增高(在组织),反应向右进行;当 P_{O_2} 增高(在肺),反应向左进行。

（二）CO_2 解离曲线

特点:① 血中 CO_2 结合量随 P_{CO_2} 升高而增加;② 呈线性、无饱和现象;③ 受氧分压的影响。

（三）氧与 Hb 的结合对 CO_2 运输的影响

何尔登效应:氧与 Hb 结合促进 CO_2 解离,而去氧 Hb 则易与 CO_2 结合。

第四节 呼吸运动的调节

一、呼吸中枢与呼吸节律的形成

呼吸中枢

1. 脊髓 不产生呼吸节律,只是中继站和整合的初级中枢。

2. 低位脑干 三级呼吸中枢假说:①脑桥:上部有呼吸调整中枢(抑制吸气)。中下部有长吸中枢。②延髓:呼吸节律的基本中枢。

3. 高位脑 大脑皮质控制随意呼吸。

二、呼吸的反射性调节

（一）化学因素对呼吸的调节

1. 化学感受器(chemoreceptor)

（1）外周化学感受器:颈动脉体、主动脉体。

适宜刺激:$P_{O_2}\downarrow$、$P_{CO_2}\uparrow$、$H^+\uparrow$。

（2）中枢化学感受器:延髓腹外侧部。

适宜刺激:脑脊液中的 $H^+\uparrow$、$P_{CO_2}\uparrow$。

2. CO_2、H^+ 和 O_2 对呼吸的影响

（1）P_{CO_2}↑：可刺激外周化学感受器和中枢化学感受器，使呼吸加深、加快。超过一定限度，则引起抑制和麻醉效应。

特点：中枢化学感受器起主要作用，但起效慢（在脑脊液中形成碳酸，再水解出 H^+ 起作用）。

外周化学感受器起次要作用，但起效快。体内 CO_2 快速升高或中枢化学感受器失去敏感性时，起重要作用。

（2）H^+↑：可刺激外周化学感受器和中枢化学感受器，使呼吸加深、加快。以中枢化学感受器为主，但 H^+ 难以通过血-脑屏障，故外周血 H^+ 主要刺激外周化学感受器。

（3）P_{O_2}↓：仅刺激外周化学感受器。严重缺氧可抑制呼吸中枢。对正常呼吸影响小。长期 CO_2 潴留导致中枢化学感受器对其失去敏感性时，P_{O_2}↓成为驱动呼吸的主要刺激因素。

3. P_{CO_2}、H^+ 和 P_{O_2} 在影响呼吸中的相互作用　在只改变一种因素的情况下：三者引起的通气量改变较一致。

自然呼吸时：

P_{CO_2}↑：较单独作用强；因同时伴有 H^+↑，两者效应可发生总和。

H^+↑：较单独作用弱；因反射性呼出 CO_2，削弱其效应。

（二）肺牵张反射

1. 肺扩张反射（pulmonary inflation reflex）

概念：肺充气或肺扩张时抑制吸气的反射。

过程：肺扩张→气管、细支气管牵张感受器受刺激 → 迷走神经传入→呼吸中枢→吸气停止，转入呼气。

2. 肺萎缩反射　肺萎缩时引起吸气活动的反射。

（董　颀）

习　　题

一、选择题

A 型题

1. 广义的呼吸指
   A. 呼气和吸气之和　　　　　　　　　　B. 气体进出肺的过程
   C. 肺泡与血液间的气体交换过程　　　　D. 机体与环境之间的气体交换过程
   E. 血液与组织之间气体交换过程

2. 肺通气指
   A. 肺与血液之间的气体交换　　　　　　B. 外界环境与气道间的气体交换
   C. 肺与外环境之间的气体交换　　　　　D. 外界 O_2 进入肺的过程
   E. 肺泡中 CO_2 排至外环境的过程

3. 实现肺通气的结构是
   A. 呼吸道　　　　　　B. 肺泡　　　　　　C. 胸廓
   D. 呼吸道和肺泡　　　E. 呼吸道、肺泡和胸廓

4. 肺通气的直接动力是

    A. 呼吸运动   B. 胸内压的变化   C. 胸内压与肺内压之差

    D. 肋间内肌与外肌的收缩程度   E. 肺泡与外界环境之间的压力差

5. 参与平静呼吸的肌肉是

    A. 膈肌与腹壁肌   B. 肋间外肌与肋间内肌   C. 肋间外肌与膈肌

    D. 肋间内肌与膈肌   E. 肋间外肌与腹壁肌

6. 有关平静呼吸的叙述,错误的是

    A. 吸气时肋间外肌收缩   B. 吸气时膈肌收缩   C. 呼气时肋间内肌收缩

    D. 呼气时胸廓自然回位   E. 吸气是主动的过程

7. 人工呼吸的原理是人为地造成

    A. 肺内压与胸膜腔内压的压力差   B. 肺内压与大气压的压力差

    C. 腹内压与大气压的压力差   D. 胸膜腔内压与大气压的压力差

    E. 肺内压与腹内压的压力差

8. 有关胸膜腔内压的叙述,正确的是

    A. 胸膜腔内存有少量气体   B. 有利于胸腔内静脉血回流

    C. 在呼吸过程中胸膜腔内压无变化   D. 胸膜腔内压大于肺回缩力

    E. 气胸时胸膜腔内压为负压

9. 胸膜腔负压形成的主要原因是

    A. 肺回缩力   B. 肺泡表面张力   C. 气道阻力

    D. 吸气肌收缩   E. 无效腔的存在

10. 维持胸膜腔负压的必要条件是

    A. 吸气肌收缩   B. 呼气肌收缩   C. 胸膜腔密闭

    D. 肺内压高于大气压   E. 肺内压低于大气压

11. 平静呼吸过程中,胸膜腔负压最大值(绝对值)出现在

    A. 呼气中   B. 呼气末   C. 吸气中   D. 吸气末   E. 吸气初

12. 平静呼气末胸膜腔内压

    A. 高于大气压   B. 等于大气压   C. 低于大气压

    D. 比吸气中期负压绝对值大   E. 比吸气末期负压绝对值大

13. 肺通气所遇到的弹性阻力来自

    A. 胸廓   B. 肺的弹性纤维   C. 肺组织和胸廓   D. 肺泡表面张力   E. 气道

14. 下列关于肺泡表面活性物质的叙述,错误的是

    A. 由肺泡Ⅱ型细胞合成和分泌   B. 有助于维持肺泡的稳定性

    C. 减少时可引起肺不张   D. 增加时可引起肺弹性阻力增大

    E. 可阻止血管内水分进入肺泡

15. 关于肺顺应性的叙述,错误的是

    A. 表示在外力作用下肺的可扩展性   B. 容易扩张的肺,顺应性大

    C. 可用单位压力引起的容积变化来衡量   D. 与弹性阻力呈反变关系

    E. 与非弹性阻力成正变关系

16. 下列情况下能使肺的静态顺应性增加的是

A. 气道阻力减小　　　　　B. 气道阻力增加　　　　　C. 肺弹性阻力减小

D. 肺弹性阻力增加　　　　E. 肺表面活性物质减少

17. 肺弹性阻力减小可见于

　　A. 肺充血　　B. 肺组织纤维化　　C. 肺表面活性物质减少　　D. 肺水肿　　E. 肺气肿

18. 用于比较不同大小个体肺组织弹性阻力的指标是

　　A. 肺泡通气量　　B. 肺顺应性　　C. 比顺应性　　D. 潮气量　　E. 最大通气量

19. 新生儿肺表面活性物质缺乏常引起

　　A. 肺栓塞　　B. 休克肺　　C. 肺炎　　D. 呼吸窘迫综合征　　E. 肺泡蛋白质沉积症

20. 非弹性阻力主要来源于

　　A. 气道阻力　　B. 肺泡表面张力　　C. 组织黏滞阻力　　D. 肺回缩力　　E. 惯性阻力

21. 下列情况中能使呼吸道口径增大的是

　　A. 交感神经兴奋　　　　　B. 副交感神经兴奋　　　　　C. 组胺释放

　　D. 内皮素释放　　　　　　E. 前列腺素 $F_{2\alpha}$ 释放

22. 能使气道平滑肌舒张的化学因素是

　　A. 乙酰胆碱　　B. 内皮素　　C. 组胺　　D. 前列腺素 E_2　　E. 慢反应物质

23. 正常情况下对肺泡气分压起缓冲作用的肺容量是

　　A. 补吸气量　　B. 补呼气量　　C. 深吸气量　　D. 残气量　　E. 功能残气量

24. 下列有关肺总量的叙述,错误的是

　　A. 其大小因年龄和性别而异　　　　　B. 其大小与体型、运动锻炼情况有关

　　C. 是指肺所能容纳的最大气量　　　　D. 其大小因体位变化而异

　　E. 是肺活量与功能残气量之和

25. 某人的最大通气量为 70L/min,安静时肺通气量为 6L/min,其通气储量百分比为

　　A. 100%　　　　B. 120%　　　　C. 91%　　　　D. 64%　　　　E. 30%

26. 肺活量等于

　　A. 补吸气量+潮气量　　　　　B. 补呼气量+潮气量　　　　　C. 深吸气量+残气量

　　D. 补吸气量+残气量　　　　　E. 深吸气量+补呼气量

27. 能较好评价肺通气功能的指标是

　　A. 潮气量　　B. 功能残气量　　C. 肺活量　　D. 补呼气量　　E. 时间肺活量

28. 若呼吸频率从 12 次/分钟增加到 24 次/分钟,潮气量从 500ml 减少到 250ml,则

　　A. 肺泡通气量减少　　　　　B. 肺通气量减少　　　　　C. 肺泡通气量不变

　　D. 肺泡通气量增加　　　　　E. 肺通气量增加

29. 单纯气道狭窄的病人,其

　　A. 肺活量和时间肺活量都减少　　　　B. 肺活量和时间肺活量都增大

　　C. 肺活量减少而时间肺活量正常　　　　D. 肺活量正常而时间肺活量减少

　　E. 肺活量和时间肺活量均不变

30. 生理无效腔等于

　　A. 解剖无效腔+功能残气量　　　　　B. 解剖无效腔+肺泡无效腔

　　C. 肺泡无效腔+残气量　　　　　　　D. 肺泡无效腔+气管与支气管容量

E. 肺泡无效腔+鼻咽容量

31. 潮气量为 600ml,呼吸频率为 15 次/分钟,无效腔气量为 150ml,则肺泡通气量为每分钟
    A. 9.0L　　　B. 42.0L　　　C. 24.0L　　　D. 6.8L　　　E. 5.0L

32. 下列部位中,O_2 分压最高的部位是
    A. 动脉血　　　B. 静脉血　　　C. 组织细胞　　　D. 毛细血管　　　E. 肺泡气

33. P_{CO_2} 从低到高的顺序一般为
    A. 呼出气<组织细胞<静脉血<肺泡气　　　B. 呼出气<肺泡气<静脉血<组织细胞
    C. 呼出气<肺泡气<组织细胞<静脉血　　　D. 静脉血<呼出气<肺泡气<组织细胞
    E. 肺泡气<呼出气<组织细胞<静脉血

34. 下列各项中,P_{O_2} 最低的是
    A. 呼出气　　　B. 吸入气　　　C. 肺泡气　　　D. 动脉血　　　E. 组织细胞

35. 决定肺部气体交换方向的主要因素是
    A. 气体的溶解度　　　B. 气体与血红蛋白的亲和力　　　C. 气体的相对分子质量
    D. 气体的分压差　　　E. 肺泡膜的通透性

36. 气体在 1mmHg 分压差作用下,每分钟通过呼吸膜扩散的气体毫升数称为
    A. 肺泡通气量　　　B. 潮气量　　　C. 肺扩散容量
    D. 最大通气量　　　E. 通气/血流比值

37. 关于影响肺换气的因素,错误的是
    A. 气体扩散速率与呼吸膜厚度成反比　　　B. 气体扩散速率与呼吸膜面积成正比
    C. 通气/血流比值增大有利于肺换气　　　D. 通气/血流比值减小不利于肺换气
    E. 气体扩散速率与温度成正比

38. 设某人潮气量为 500ml,无效腔容量为 150ml,呼吸频率为 12 次/分钟,心排血量为 5L/分钟,其通气/血流比值为
    A. 1.2　　　B. 0.6　　　C. 0.84　　　D. 1.8　　　E. 3.0

39. 有关通气/血流比值的描述,正确的是
    A. 通气/血流比值减少,意味着无效腔增大
    B. 通气/血流比值增大,意味着功能性动-静脉短路
    C. 安静时正常值约为 1.0
    D. 肺尖部的通气/血流比值可比肺底部更低
    E. 肺底部的通气/血流比值可低于全肺正常值

40. 造成肺换气效率下降的可能原因不包括
    A. 肺泡融合　　　B. 肺纤维化　　　C. 通气/血流比值小于 0.84
    D. 通气/血流比值大于 0.84　　　E. 呼吸膜非常薄

41. 关于气体在血液中运输的叙述,错误的是
    A. O_2 和 CO_2 都以物理溶解和化学结合两种形式存在于血液中
    B. O_2 的结合形式是氧合血红蛋白
    C. O_2 与血红蛋白结合快、可逆、需要酶催化
    D. CO_2 主要以碳酸氢盐形式运输

E. CO_2 和血红蛋白的氨基结合不需酶的催化

42. 下列有关发绀的叙述,错误的是
   A. 1L 血液中去氧血红蛋白量达 50g 以上时,可出现发绀
   B. CO 中毒时不出现发绀　　　　　　　C. 贫血时一定出现发绀
   D. 高原性红细胞增多症可出现发绀　　　E. 肺原性心脏病时可出现发绀

43. 当血氧含量等于血氧容量,则血氧饱和度为
   A. 20%　　　B. 40%　　　C. 50%　　　D. 80%　　　E. 100%

44. 可使氧解离曲线右移的是
   A. 体温升高　　　　B. 血液 pH 升高　　　C. 血液 P_{CO_2} 降低
   D. 2,3-DPG 减少　　E. H^+ 浓度下降

45. Hb 氧饱和度主要决定于
   A. P_{O_2}　　　B. P_{CO_2}　　　C. pH 值　　　D. 2,3-DPG 含量　　　E. Hb 浓度

46. 肺换气障碍时将不会引起
   A. 动脉血 P_{O_2} 降低　　　B. 血氧含量降低　　　C. 血氧饱和度降低
   D. 血氧容量降低　　　E. 发绀

47. 可致血氧饱和度增大的是
   A. P_{O_2} 降低　B. 血液 pH 增高　C. 温度升高　D. P_{CO_2} 升高　E. 红细胞内 2,3-DPG 增多

48. 关于氧解离曲线的叙述,错误的是
   A. 呈 S 形
   B. 上段较平坦表明 P_{O_2} 变化对 Hb 氧饱和度影响不大
   C. 中段较陡表明此时 P_{O_2} 稍降 HbO_2 将明显减少
   D. 下段可反映血液中 O_2 储备
   E. P_{50} 增大表明 Hb 对 O_2 的亲和力增加

49. 100ml 血液所能携带氧的最大量取决于血液中的
   A. 氧分压　B. 二氧化碳分压　C. pH 值　D. 2,3-DPG 含量　E. 血红蛋白浓度

50. 可致动脉血 P_{O_2} 和 P_{CO_2} 降低的是
   A. 初到高原　B. 贫血　C. 主动过度换气　D. CO 中毒　E. 换气障碍

51. 关于 P_{50} 的叙述,错误的是
   A. P_{50} 表示 Hb 对 O_2 的亲和力
   B. P_{50} 是使 Hb 氧饱和度达 50% 时的 P_{O_2}
   C. P_{50} 增大,曲线右移,表明 Hb 对 O_2 的亲和力降低
   D. P_{50} 增大,曲线左移,表明 Hb 对 O_2 的亲和力增加
   E. P_{50} 减小,曲线左移,表明 Hb 对 O_2 的亲和力增加

52. 波尔效应指
   A. pH 降低或 P_{CO_2} 升高,Hb 对 O_2 的亲和力降低
   B. pH 降低或 P_{CO_2} 降低,Hb 对 O_2 的亲和力降低

C. pH 增高或 P_{CO_2} 升高, Hb 对 O_2 的亲和力增高

D. pH 降低或 P_{CO_2} 升高, Hb 对 O_2 的亲和力增高

E. pH 降低或 P_{CO_2} 降低, Hb 对 O_2 的亲和力增高

53. 关于 CO_2 解离曲线的叙述, 正确的是

    A. 表示 Hb 上 CO_2 结合的量与 P_{CO_2} 的关系   B. 呈 S 形

    C. 表示血液中 CO_2 含量与 P_{CO_2} 的关系   D. 不受 P_{O_2} 变化的影响

    E. 具有饱和点

54. 何尔登效应指

    A. pH 对 Hb 氧亲和力的影响   B. P_{CO_2} 对 Hb 氧亲和力的影响

    C. O_2 与 Hb 结合促使 CO_2 释放   D. CO_2 与 Hb 结合生成氨基甲酰血红蛋白

    E. CO_2 与 H_2O 结合生成碳酸的过程

55. 基本的呼吸节律产生于

    A. 脊髓   B. 延髓   C. 脑桥   D. 中脑   E. 大脑

56. 呼吸调整中枢位于

    A. 脊髓   B. 延髓   C. 脑桥   D. 中脑   E. 间脑

57. 横断后仍能保持正常呼吸节律的平面是

    A. 脊髓与延髓之间   B. 延髓与脑桥之间   C. 脑桥中、下部之间

    D. 脑桥上、中部之间   E. 脑桥与中脑之间

58. 脑桥呼吸调节中枢(PBKF 核群)的主要功能是

    A. 限制吸气, 促使吸气向呼气转换   B. 激活延髓长吸中枢

    C. 作为肺牵张反射的中枢   D. 形成基本的呼吸节律

    E. 接受由迷走神经传入的信息

59. 在脑桥和延髓之间切断脑干, 对呼吸的影响是

    A. 对呼吸无影响   B. 呼吸停止   C. 出现长吸式呼吸

    D. 出现喘息样呼吸   E. 出现急快呼吸

60. 在脑桥的上、中部之间切断脑干, 对呼吸的影响是

    A. 对呼吸无影响   B. 呼吸停止   C. 出现深慢呼吸

    D. 出现喘息样呼吸   E. 出现急快呼吸

61. 贫血患者 Hb 浓度降低, 但一般并不出现呼吸加强, 这是因为

    A. 颈动脉体血流量代偿性增加   B. 动脉血氧容量正常

    C. 动脉血氧含量正常   D. 动脉血 P_{O_2} 正常

    E. 颈动脉体化学感受器发生适应

62. 生理情况下, 血液中调节呼吸的最重要因素是

    A. CO_2 B. H^+ C. O_2 D. OH^- E. $NaHCO_3$

63. 慢性肺心病患者若吸入纯 O_2 可致呼吸暂停, 是因为其呼吸中枢兴奋性的维持主要靠

    A. 高 CO_2 刺激外周化学感受器   B. 高 CO_2 刺激中枢化学感受器

    C. 缺 O_2 刺激中枢化学感受器   D. 缺 O_2 刺激外周化学感受器

    E. 缺 O_2 直接刺激呼吸中枢

64. 实验中,切断家兔的双侧迷走神经,呼吸运动表现为
    A. 幅度加大,频率减慢 B. 幅度加大,频率加快 C. 幅度减小,频率减慢
    D. 幅度减小,频率加快 E. 幅度和频率均无明显变化

65. CO 中毒时,可携带氧的血红蛋白减少,但一般不出现呼吸加强,这是因为
    A. 颈动脉体血流量正常 B. 动脉血氧容量正常 C. 动脉血氧含量正常
    D. 动脉血氧分压正常 E. 颈动脉体化学感受器发生适应

66. 下列反射中,与肺顺应性降低时呼吸浅快密切相关的是
    A. 肺扩张反射 B. 肺萎陷反射 C. 减压反射
    D. 化学感受性反射 E. 呼吸肌本体感受性反射

67. 中枢化学感受器
    A. 存在于脑桥呼吸中枢   B. 对脑脊液中氧分压变化敏感
    C. 对血液中 H^+ 浓度变化敏感   D. 可直接感受 CO_2 的变化
    E. 可直接感受脑脊液中 H^+ 浓度变化

68. 动脉血二氧化碳分压缓慢增高对呼吸的兴奋主要通过
    A. 直接刺激呼吸中枢
    B. 刺激中枢化学感受器
    C. 刺激颈动脉体、主动脉体化学感受器
    D. 刺激颈动脉窦、主动脉弓压力感受器
    E. 直接兴奋呼吸肌

69. 动脉血中 H^+ 浓度兴奋呼吸的作用主要是通过
    A. 直接刺激呼吸中枢
    B. 刺激中枢化学感受器
    C. 刺激颈动脉体、主动脉体化学感受器
    D. 刺激颈动脉窦、主动脉弓压力感受器
    E. 刺激肺血管化学感受器

70. 人过度通气后可发生呼吸暂停,其主要原因是
    A. 呼吸肌过度疲劳 B. 血中 O_2 分压升高 C. 血中 CO_2 分压降低
    D. 血液 pH 过低 E. 血中 O_2 分压降低

B 型题
    A. 肺与外界环境之间的气体交换过程
    B. 肺泡与肺毛细血管血液之间的气体交换过程
    C. 组织毛细血管血液与组织细胞之间的气体交换过程
    D. 机体与外界环境之间的气体交换过程
    E. 气道与外界环境之间的气体交换过程

1. 肺换气指

2. 组织换气指

    A. 呼吸肌的舒缩活动   B. 胸膜腔负压的抽吸作用

C. 外界环境与肺泡气之间的压力差　　　D. 外界环境与血液之间的气体分压差

E. 肺泡气与肺毛细血管血液间的气体分压差

3. 肺换气的动力是

4. 肺通气的原动力是

A. 吸气初和呼气初　　　B. 吸气末和呼气初　　　C. 呼气初和呼气末

D. 吸气初和吸气末　　　E. 吸气末和呼气末

5. 肺内压等于大气压的时相是

6. 胸膜腔负压值最大的时相是

A. 气道口径增大,肺内压先下降后逐渐升高,胸膜腔内压负值增大

B. 气道口径增大,肺内压先升高后逐渐下降,胸膜腔内压负值减小

C. 气道口径变小,肺内压先下降后逐渐升高,胸膜腔内压负值增大

D. 气道口径变小,肺内压先升高后逐渐下降,胸膜腔内压负值减小

E. 气道口径增大,肺内压先下降后逐渐升高,胸膜腔内压负值减小

7. 吸气过程中

8. 呼气过程中

A. 肺的弹性阻力增加,顺应性降低,表现为吸气困难

B. 肺的弹性阻力减小,顺应性增大,表现为吸气困难

C. 肺的弹性阻力增加,顺应性降低,表现为呼气困难

D. 肺的弹性阻力和顺应性均增大,表现为呼气困难

E. 肺的弹性阻力减小,顺应性增大,表现为呼气困难

9. 肺组织纤维化时

10. 肺气肿时

A. 补呼气量　　　B. 深吸气量　　　C. 时间肺活量

D. 肺泡通气量　　　E. 功能残气量

11. 能衡量肺最大通气潜力的指标是

12. 肺的有效通气量是

A. 100ml 血液中 O_2 溶解在血浆中的量

B. 100ml 血液中 Hb 所能结合的最大 O_2 量

C. Hb 氧含量与氧容量的百分比

D. 100ml 血液中 O_2 的扩散总量

E. 100ml 血液中 Hb 实际结合的 O_2 量

13. Hb 的氧含量

14. Hb 的氧容量

15. Hb 的氧饱和度

    A. 血液 P_{O_2} 和 P_{CO_2} 正常　　B. 血液 P_{O_2} 和 P_{CO_2} 均升高　　C. 血液 P_{O_2} 降低，P_{CO_2} 升高
    D. 血液 P_{O_2} 升高，P_{CO_2} 降低　　E. 血液 P_{O_2} 和 P_{CO_2} 均降低

16. 初到高原时

17. 无效腔增大时

18. 贫血时

    A. 氧解离曲线右移，Hb 对 O_2 的亲和力降低，P_{50} 减小
    B. 氧解离曲线右移，Hb 对 O_2 的亲和力增加，P_{50} 减小
    C. 氧解离曲线左移，Hb 对 O_2 的亲和力降低，P_{50} 增大
    D. 氧解离曲线左移，Hb 对 O_2 的亲和力增加，P_{50} 减小
    E. 氧解离曲线右移，Hb 对 O_2 的亲和力降低，P_{50} 增大

19. P_{CO_2} 升高时

20. 温度降低时

    A. 呼出气、肺泡气、静脉血、组织细胞　　B. 静脉血、呼出气、肺泡气、组织细胞
    C. 肺泡气、静脉血、组织细胞、呼出气　　D. 组织细胞、静脉血、肺泡气、呼出气
    E. 呼出气、组织细胞、静脉血、肺泡气

21. P_{CO_2} 由高至低的顺序通常是

22. P_{O_2} 由高至低的顺序通常是

X 型题

1. 在平静呼吸过程中，肺内压等于大气压的时相有
    A. 呼气初　　　B. 吸气初　　　C. 呼气过程中　　　D. 呼气末　　　E. 吸气末
2. 膈肌收缩时可引起
    A. 肺内压升高　　　B. 胸腔的上下径增大　　　C. 胸腔容积增大
    D. 肺容积增大　　　E. 腹腔容积增大
3. 一侧开放性气胸的病人可出现
    A. 吸气困难　　　　　　B. 呼气困难　　　　　　C. 回心血量减少
    D. 淋巴回流减少　　　　E. 吸气时纵隔移向健侧
4. 有关肺内压的描述，正确的是
    A. 指肺泡内的压力
    B. 肺内压的变化与呼吸的深浅和气道是否通畅有关
    C. 平静呼吸时肺内压总是低于大气压
    D. 呼气受阻时可升高
    E. 用力吸气时肺内压变化极小
5. 吸气时
    A. 胸膜腔内压变得更负　　　B. 肺内压不变　　　C. 气道口径变小

　　　D. 静脉回流量增加　　　　　　　E. 淋巴回流量增加

6. 通气的阻力有
　　　A. 肺弹性阻力　　　　　　B. 惯性阻力　　　　　　C. 气道阻力
　　　D. 黏滞阻力　　　　　　　E. 胸廓的弹性阻力

7. 肺泡表面活性物质减少时
　　　A. 肺回缩力增大　　　　　B. 肺弹性阻力增加　　　　C. 肺顺应性降低
　　　D. 肺泡表面张力增大　　　E. 肺泡内易生成组织液

8. 关于气道阻力,正确的是
　　　A. 主要发生于直径 2mm 以下的细支气管
　　　B. 气流速度越快,阻力越大
　　　C. 气流为湍流时,阻力增大
　　　D. 气道口径越小,阻力越小
　　　E. 一般吸气时阻力小于呼气时

9. 能使呼吸道口径增大的是
　　　A. 交感神经兴奋　　　　　B. 跨气道壁压变小　　　　C. 胸膜腔负压绝对值增大
　　　D. 乙酰胆碱　　　　　　　E. 呼气时

10. 肺表面活性物质的作用主要有
　　　A. 降低肺顺应性　　　　　B. 降低肺泡表面张力　　　C. 减少吸气阻力
　　　D. 减少肺通气量　　　　　E. 防止肺泡毛细血管中液体渗入肺泡

11. 若潮气量从 600ml 减至 300ml,呼吸频率从 12 次/分钟增加到 24 次/分钟,则
　　　A. 肺泡通气量减少　　　　B. 肺通气量减少　　　　　C. 肺通气量不变
　　　D. 肺泡通气量不变　　　　E. 无效腔气量减少

12. 使肺换气量增加的因素有
　　　A. 肺泡与肺毛细血管血液间气体分压差增大
　　　B. 呼吸膜有效面积增大
　　　C. 无效腔增大
　　　D. 通气/血流比值大于 0.84
　　　E. 肺残气量增多

13. 能使气体扩散速率增加的是
　　　A. 通气/血流比值减少　　　B. 气体分压差增加　　　　C. 肺水肿
　　　D. 体温升高　　　　　　　　E. 肺血流减少

14. Hb 与 O_2 结合的特征有
　　　A. 反应快,可逆,不需酶的催化　　　　B. Fe^{2+} 与 O_2 的结合是氧合不是氧化
　　　C. 受 P_{O_2} 的影响　　　　　　　　　D. 1 分子 Hb 可结合 4 分子 O_2
　　　E. Hb 与 O_2 的结合或解离曲线呈 S 形,与 Hb 的变构效应有关

15. 可使氧解离曲线右移的因素是血液的
　　　A. pH 值降低　　　　　　　B. 二氧化碳分压升高　　　C. 温度升高
　　　D. 2,3-DPG 增多　　　　　E. H^+ 浓度升高

16. CO 中毒时,主要影响动脉血中的
    A. 氧含量　　　B. 氧饱和度　　　C. 携氧能力　　　D. P_{O_2}　　　E. P_{CO_2}

17. 可引起血液中氧含量增加的因素有
    A. 血氧分压增高　　　B. 血液二氧化碳分压增高　　　C. 血液 pH 值增高
    D. 红细胞 2,3-DPG 浓度增高　E. 体温降低

18. 贫血患者可致
    A. 动脉血 P_{O_2} 降低　　　B. 血氧容量降低　　　C. 血氧含量降低
    D. 血氧饱和度降低　　　E. 发绀

19. 下列因素中,有助于组织获得更多 O_2 的是
    A. 组织氧分压降低　　　B. 组织 pH 升高　　　C. 组织二氧化碳分压升高
    D. 红细胞 2,3-DPG 含量降低　E. 组织温度升高

20. 肺扩张反射的生理作用是
    A. 抑制吸气　　　B. 兴奋吸气过程　　　C. 增快呼吸频率
    D. 加快吸气向呼气转化　　　E. 防止肺不张

二、名词解释

1. 肺通气(pulmonary ventilation)　　　2. 肺内压(intrapulmonary pressure)
3. 潮气量(tidal volume)　　　4. 肺活量(vital capacity)
5. 时间肺活量(timed vital capacity)　　　6. 肺通气量(pulmonary ventilation)
7. 肺泡通气量(alveolar ventilation)　　　8. 通气/血流比值(ventilation-perfusion ratio)
9. 血液氧容量(oxygen capacity in blood)　　　10. 血液氧含量(oxygen content in blood)
11. 血液氧饱和度(oxygen saturation in blood)　　　12. 氧解离曲线(oxygen dissociation curve)

三、简答题

1. 简述呼吸的全过程及生理意义。
2. 简述胸膜腔负压的形成及意义。
3. 在平静呼吸过程中,肺内压和胸膜腔内压是如何变化的?
4. 简述肺表面活性物质的来源、成分及生理作用。
5. 某人潮气量为 500ml,呼吸频率为 14 次/分钟,心率为 75 次/分钟,无效腔气量 50ml,计算肺通气量和肺泡通气量。
6. 简述影响肺部气体交换的因素及效应。
7. 肺泡气氧分压降至 60mmHg 时,机体是否会发生明显的低氧血症? 为什么?
8. 简述氧解离曲线的影响因素。
9. 过度肺通气后呼吸运动有何变化? 为什么?
10. 切断家兔双侧迷走神经后对呼吸有何影响? 为什么?

四、论述题

1. 试述氧解离曲线的特点及其生理意义。
2. 分别叙述动脉血中 CO_2 轻度增多、H^+ 浓度轻度增高和 P_{O_2} 轻度降低对呼吸运动的影响及机制。

3. 在动物实验中,接一根长橡皮管于气管插管,动物通过橡皮管进行呼吸,其呼吸运动有何变化?为什么?

参 考 答 案

一、选择题

A 型题

1. D 2. C 3. E 4. E 5. C 6. C 7. B 8. B 9. A 10. C 11. D 12. B 13. C 14. D
15. E 16. C 17. E 18. C 19. D 20. A 21. A 22. D 23. E 24. E 25. C 26. E
27. E 28. A 29. D 30. B 31. D 32. E 33. B 34. E 35. D 36. C 37. C 38. C
39. E 40. E 41. C 42. C 43. E 44. A 45. A 46. D 47. B 48. E 49. E 50. A
51. D 52. A 53. D 54. C 55. B 56. C 57. E 58. A 59. D 60. C 61. D 62. A
63. D 64. A 65. D 66. A 67. E 68. B 69. C 70. C

B 型题

1. B 2. C 3. E 4. A 5. E 6. B 7. A 8. D 9. A 10. E 11. D 12. D 13. E 14. B
15. C 16. E 17. C 18. A 19. E 20. D 21. D 22. A

X 型题

1. DE 2. BCD 3. ABCDE 4. ABD 5. ADE 6. ABCDE 7. ABCDE 8. BCE 9. AC
10. BCE 11. AC 12. AB 13. BD 14. ABCDE 15. ABCDE 16. ABC 17. ACE 18. BC
19. ACE 20. ACD

二、名词解释

1. 肺通气:肺与外界环境之间的气体交换过程。

2. 肺内压:肺泡内的压力。

3. 潮气量:每次呼吸时吸入或呼出的气体量。

4. 肺活量:尽力吸气后,从肺内所能呼出的最大气体量。

5. 时间肺活量:一次最大吸气后再尽力尽快呼气时,在一定时间内所能呼出的气体量,通常以它所占用力肺活量的百分数表示。

6. 肺通气量:每分钟吸入或呼出的气体总量。

7. 肺泡通气量:每分钟吸入肺泡的新鲜空气量。

8. 通气/血流比值:每分钟肺泡通气量和每分钟肺血流量之间的比值。

9. 血液氧容量:100ml 血液中,Hb 所能结合的最大 O_2 量。

10. 血液氧含量:100ml 血液中,Hb 实际结合的 O_2 量。

11. 血液氧饱和度:Hb 氧含量与氧容量的百分比。

12. 氧解离曲线:表示血液 P_{O_2} 与 Hb 氧饱和度关系的曲线。

三、简答题

1. 呼吸过程由三个环节组成:①外呼吸或肺呼吸,包括肺通气和肺换气;②气体在血液中的运输;③内呼吸或组织呼吸。意义:通过呼吸,机体从外界环境摄取新陈代谢所需要的 O_2,排出代谢过程中产生的 CO_2。因此,呼吸是维持机体生命活动所必需的基本生理过程之一,一旦呼吸停止,生命便将终结。

2. 胸膜腔负压的形成与作用于胸膜腔的两种力有关:一种是肺内压;另一种是肺的回缩产生的压力。胸膜腔内的压力是这两种方向相反的力的代数和,即胸膜腔内压=肺内压-肺回缩压,在吸气末与呼气末,肺内压等于大气压,可见胸膜腔负压实际上是由肺的回缩造成的。意义:①有利于肺扩张;②有利于静脉血和淋巴液的回流。

3. 吸气时,肺容积增大,使肺回缩力增大,胸膜腔内压变得更负;同时肺容积增大使肺内压下降,低于大气压,外界空气在压力差的推动下进入肺泡,随着肺内气体逐渐增加,肺内压也逐渐升高,至吸气末,肺内压升高到与大气压相等,气流停止。呼气时,肺容积缩小,使肺回缩力减小,胸膜腔负压值减小;同时肺容积减小使肺内压升高并超过大气压,气体由肺内流出,肺内气体逐渐减少,肺内压逐渐下降,至呼气末,肺内压又降到与大气压相等。

4. 肺表面活性物质由肺泡 Ⅱ 型细胞合成并释放,主要成分为二软脂酰卵磷脂(DPPC)和表面活性物质结合蛋白。肺表面活性物质的作用是降低肺泡液-气界面的表面张力,因此具有重要的生理作用:①有助于维持肺泡的稳定性;②减少肺间质和肺泡内的组织液生成,防止肺水肿的发生;③降低吸气阻力,减少吸气做功。

5. 肺通气量=潮气量×呼吸频率=500×14=7000ml/min;肺泡通气量=(潮气量-无效腔气量)×呼吸频率=(500-150)×14=4900ml/min

6. ①气体分压差、扩散系数、温度:各因素与气体扩散速率成正比;②呼吸膜的厚度:呼吸膜越厚,扩散速率越小;③呼吸膜的面积:扩散面积与气体扩散速率成正比;④通气/血流比值:适宜的通气/血流才能实现适宜的肺换气,无论该比值增大或减小,都会妨碍有效的气体交换。

7. 不会。这是由 Hb 与 O_2 结合的特征决定的。当 P_{O_2} 处于 60~100mmHg 时,氧解离曲线较平坦,P_{O_2} 的变化对 Hb 氧饱和度影响不大。只要 P_{O_2} 不低于 60mmHg,Hb 的氧饱和度仍能维持在 90% 以上,血液仍可携带足够量的 O_2,不致发生明显的低氧血症。

8. ①pH 和 P_{CO_2}:pH 降低和 P_{CO_2} 升高时,Hb 对 O_2 的亲和力降低,曲线右移;反之,曲线左移。②温度:温度升高时,氧解离曲线右移,促进 O_2 的释放;温度降低时,曲线左移,不利于 O_2 的释放。③2,3-DPG:2,3-DPG 浓度升高时,Hb 对 O_2 的亲和力降低,曲线右移;反之,曲线左移。④其他因素:Hb 与 O_2 的结合还受其自身性质的影响,如 Hb 分子中的 Fe^{2+} 氧化成 Fe^{3+} 便失去运 O_2 能力等。

9. 减弱或暂停。CO_2 是调节呼吸运动的最重要的生理性化学因素,一定水平的 P_{CO_2} 对维持呼吸中枢的基本活动是必要的。过度通气后,CO_2 大量排出使肺泡气 P_{CO_2} 下降,血液 P_{CO_2} 也下降,这种低 P_{CO_2} 的血液到达脑部,呼吸中枢因缺少足够的 CO_2 刺激而抑制,于是呼吸变慢变浅甚至停止。

10. 切断家兔双侧迷走神经后,家兔吸气过程延长,吸气加深,呼吸变深变慢。这是因为肺扩张反射的反射弧被破坏所致。肺扩张反射的感受器位于气管到细支气管的平滑肌内,兴奋时冲动沿迷走神经粗纤维传入延髓,在延髓内通过一定的神经联系使吸气转为呼气。这个反射的生理意义在于加速吸气过程向呼气过程的转换,使呼吸频率增加。

四、论述题

1. 氧解离曲线是表示血液 P_{O_2} 与 Hb 氧饱和度关系的曲线。由于 Hb 的变构效应,氧解离曲线呈 S 形。

特点及其生理意义:①曲线上段比较平坦:表明 P_{O_2} 在 60~100mmHg 之间变化时对 Hb 氧饱和度影响不大,可以认为是反映 Hb 与 O_2 结合的部分。其生理意义在于当肺部 P_{O_2} 在相当大范围波动时,血液仍可结合足够氧供机体利用,而不致发生明显的低氧血症。②曲线中段较陡:表明 P_{O_2} 在 40~60mmHg 之间时 P_{O_2} 的轻度变化对 Hb 氧饱和度影响很大,是反映 HbO_2 释放 O_2 的部分。其生理意义在于因组织细胞 P_{O_2} 低,可释放大量的氧供组织细胞利用。③曲线下段:相当于 P_{O_2} 在 15~40mmHg 之间时 Hb 的氧饱和度,是反映 HbO_2 与 O_2 解离的部分,也可反映血液中 O_2 的储备。其生理意义在于当组织活动加强时,组织液 P_{O_2} 降低可使 O_2 释放增多,保证足够的氧供组织细胞利用。

2. ①CO_2 增多可使呼吸加深加快。CO_2 刺激呼吸是通过两条途径实现的:一是 CO_2 透过血-脑屏障进入脑脊液,与 H_2O 结合生成 H_2CO_3,后者解离出 H^+,H^+ 刺激位于延髓腹外侧浅表部位的中枢化学感受器,再经神经联系兴奋呼吸中枢,从而使呼吸加强;二是刺激颈动脉体和主动脉体化学感受器(外周化学感受器),冲动分别经窦神经和迷走神经传入延髓,反射性地使呼吸加深加快。②动脉血 H^+ 浓度升高可使呼吸加深加快。由于 H^+ 通过血-脑屏障的速度较慢,限制了它对中枢化学感受器的作用,其刺激呼吸主要通过刺激外周化学感受器实现的。③P_{O_2} 降低时呼吸加深加快。低 O_2 对呼吸运动的刺激作用完全是通过外周化学感受器实现的,其对中枢的直接作用是抑制性的。

3. 呼吸将加深加快。其原因有:

(1)接一根长橡皮管于气管插管,相当于增大了解剖无效腔,根据:肺泡通气量=(潮气量−无效腔气量)×呼吸频率,无效腔增加时肺泡通气量减小,通过肺部气体交换,使血液中 P_{CO_2} 升高,H^+ 浓度增加,P_{O_2} 下降,引起呼吸加深加快。具体机制为:①CO_2 刺激呼吸是通过两条途径实现的:一是 CO_2 透过血-脑屏障进入脑脊液,与 H_2O 结合生成 H_2CO_3,后者解离出 H^+,H^+ 刺激位于延髓腹外侧浅表部位的中枢化学感受器,再经神经联系兴奋呼吸中枢,使呼吸加强;二是刺激颈动脉体和主动脉体化学感受器(外周化学感受器),冲动分别经窦神经和迷走神经传入延髓,反射性地使呼吸加深加快。②H^+ 通过血-脑屏障的速度较慢,限制了它对中枢化学感受器的作用,其刺激呼吸主要通过刺激外周化学感受器实现的。③低 O_2 对呼吸运动的刺激作用完全是通过外周化学感受器实现的,其对中枢的直接作用是抑制性的。

(2)接一橡皮管后,可使肺通气阻力增大,通过呼吸肌本体感受器反射,使呼吸做功增加。具体机制为:当气道阻力增大时,呼吸肌活动增强,反射性地使脊髓运动神经元兴奋性增强,进一步加强呼吸肌的活动。由于呼吸阻力增大,呼吸频率可能变慢。

(刘筱蔼)

第六章 消化与吸收

学习要求

1. 掌握 胃液及其分泌;胰液的分泌;胆汁的分泌和排出;吸收过程概述;小肠的吸收功能。

2. 熟悉 消化道平滑肌的生理特性;消化腺的分泌功能;消化道的神经支配;唾液成分、作用及其分泌的调节;胃的运动及其控制;小肠液的分泌;小肠的运动。

3. 了解 消化器官功能活动的激素调节——胃肠激素;胃肠血流的一般特点;咀嚼与吞咽;大肠内消化;大肠的吸收功能。

第一节 概　述

1. 消化(digestion)　食物在消化道内被分解为可吸收的小分子物质的过程。

2. 吸收(absorption)　消化后的小分子物质以及维生素、无机盐和水透过消化道黏膜进入血液或淋巴循环的过程。

3. 消化方式

(1) 机械性消化(mechanical digestion):通过消化道运动,磨碎、混合和推进食物。

(2) 化学性消化(chemical digestion):通过消化酶分解食物为可吸收的小分子物质。

一、消化道平滑肌的生理特性

(一) 一般生理特性

1. 兴奋性低,收缩缓慢。

2. 自动节律性。

3. 紧张性。

4. 富有伸展性。

5. 对化学、温度和机械牵张敏感,对电刺激不敏感。

(二) 电生理特性

1. 静息电位 $-60 \sim -50mV$,产生机制主要是 K^+ 外流及生电性钠泵。

2. 慢波电位(基本电节律) 在静息电位基础上自动产生的周期性的低振幅去极化和复极化。去极化达到阈电位水平,可引起动作电位。

3. 动作电位 阈电位 $-40mV$,去极相由慢钙通道开放,Ca^{2+} 内流造成;复极相由 K^+ 外流造成。

二、消化腺的分泌功能

(一) 成分

水、无机物、有机物(消化酶等)。

(二) 消化液的主要功能

分解食物、为消化酶提供适宜 pH 环境、稀释食物和保护消化道黏膜。

三、胃肠道的神经支配

(一) 内在神经(肠神经系统)

1. 组成和作用

(1) 肌间神经丛:调控消化道运动。

(2) 黏膜下神经丛:调控消化道腺体及内分泌细胞分泌、物质吸收和局部血流。

2. 神经元组成 运动神经元、感觉神经元和中间神经元。

3. 特点 可独立调节,但受外来神经调控。

(二) 外来神经

1. 交感神经

(1) 支配:肠神经系统胆碱能神经元、胃肠道平滑肌、血管平滑肌和胃肠道腺体。

(2) 递质:去甲肾上腺素。

(3) 作用:抑制胃肠道运动和腺体分泌;引起括约肌收缩。

2. 副交感神经

(1) 支配:肠神经系统神经元、胃肠道平滑肌、血管平滑肌和胃肠道腺体。

(2) 递质:主要是乙酰胆碱。

(3) 作用:促进胃肠道运动和腺体分泌。

胃-结肠反射(gastrocolic reflex):食物充胀胃引起结肠收缩运动增加。

迷走-迷走反射(vago-vagal reflex):胃、十二指肠信号经迷走神经传入脑干,其传出冲动又经迷走神经传出到胃,控制胃的分泌及运动。

四、消化器官功能活动的激素调节——胃肠激素

(一) 概念

由胃肠黏膜层和胰腺内分泌细胞、旁分泌细胞、神经末梢分泌的激素统称为胃肠激素(gut hormones)或胃肠肽(gastrointestinal peptides)。

(二) 作用

调节消化腺的分泌和消化道的运动,影响上皮细胞生长和调节其他激素的释放。

(三) 具有生理性调节及循环激素作用的胃肠激素

促胃液素、胆囊收缩素、促胰液素、抑胃肽和促胃动素。

（四）脑-肠肽（brain-gut peptides）

在胃肠道和中枢神经系统内双重分布的肽。

第二节　口腔内消化

一、唾液成分、作用及其分泌调节

（一）成分：

水（99%）、无机物（Na^+、K^+、Ca^{2+}、Cl^-、HCO_3^-等）、有机物（唾液淀粉酶、舌脂酶、溶菌酶、黏蛋白、乳铁蛋白等）。

（二）作用：

①湿润口腔和食物。②溶解食物。③清洁和保护口腔。④抗菌作用。⑤消化作用：唾液淀粉酶分解淀粉为麦芽糖；舌脂酶分解脂肪。⑥其他：吸收和浓缩无机物及参与激肽合成等。

（三）唾液分泌的调节：

完全由神经反射完成。

1. 神经调节

非条件反射：食物对口腔黏膜的直接刺激引起的唾液分泌。

条件反射：食物的性状与进食有关的环境刺激及对食物的联想等引起的唾液分泌，如"望梅止渴"。

2. 神经中枢　初级中枢在延髓，高级中枢在下丘脑和大脑皮质。

3. 传出神经　副交感神经和交感神经。

副交感神经递质：乙酰胆碱、血管活性肠肽。引起水多而有机物少的唾液分泌；使血管舒张。

交感神经递质：去甲肾上腺素。引起含酶及黏液较多的唾液分泌；使血管先收缩后舒张。

二、咀嚼和吞咽

（一）咀嚼

作用：

1. 磨碎、混合及润滑食物，便于吞咽；减少食物对胃肠黏膜的机械损伤；便于唾液淀粉酶消化。

2. 反射性引起胃、胰、肝等的活动，为以后消化创造条件。

（二）吞咽

食物从口腔进入胃内的一系列反射动作。

分期：第一期：口腔→咽（可随意控制）。

第二期：咽→食管上端。

第三期：食管→胃。

第三节　胃 内 消 化

胃的分泌

$$
外分泌腺
\begin{cases}
贲门腺:分泌黏液 \\
泌酸腺
\begin{cases}
壁细胞:分泌盐酸、内因子 \\
主细胞:分泌胃蛋白酶原 \\
颈黏液细胞:分泌黏液
\end{cases} \\
幽门腺黏液细胞:分泌胃蛋白酶原、碱性黏液
\end{cases}
$$

$$
内分泌腺
\begin{cases}
G\ 细胞:分泌促胃液素 \\
D\ 细胞:分泌生长抑素 \\
肠嗜铬样细胞:分泌组胺
\end{cases}
$$

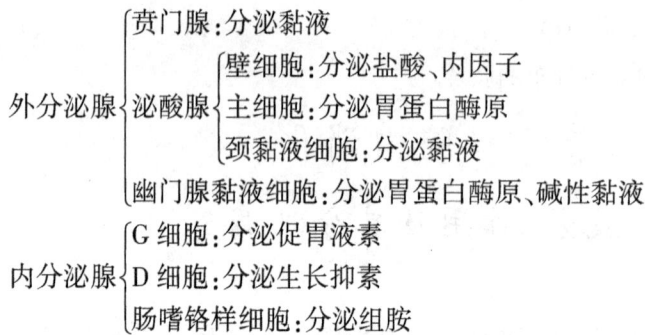

一、胃液及其分泌

(一) 胃液的性质、成分和作用

1. 性质　无色酸性,pH 0.9~1.5,成人每日分泌量 1.5~2.5L。

2. 成分和作用

(1) 盐酸。

分泌:壁细胞。

作用:①杀菌;②激活胃蛋白酶原,提供酶作用的 pH 环境;③使蛋白变性,易于消化;④促进胰腺、小肠液和胆汁的分泌;⑤有利于小肠对铁和钙的吸收。

分泌机制:

H^+:壁细胞内碳酸酐酶催化 CO_2 与 H_2O 结合为碳酸,后者水解出 H^+ 和 HCO_3^-,H^+ 经顶端膜质子泵主动分泌至小管腔,K^+ 则进入细胞。

Cl^-:细胞间隙的 Cl^- 经基底膜 HCO_3^--Cl^- 逆向转运体进入细胞,再经分泌小管的氯通道分泌至小管腔。同时 HCO_3^- 进入细胞间隙,再进入血液(餐后碱潮)。

(2) 胃蛋白酶原:主细胞、黏液细胞分泌酶原。胃蛋白酶原由胃腔内的 HCl 激活为胃蛋白酶。

作用:水解蛋白质为际、胨及少量多肽。

(3) 内因子:由壁细胞分泌。可与维生素 B_{12} 结合,促进吸收。

(4) 黏液和 HCO_3^-:

主要成分:由胃黏膜分泌的黏液及碳酸氢盐,附着在胃黏膜表面,构成黏液-碳酸氢盐屏障。

性质:碱性、较高的黏滞性和形成凝胶。

作用:减少食物摩擦损伤;中和及阻隔胃酸或胃蛋白酶对黏膜的侵害。

(二) 胃液分泌的调节

1. 刺激胃液分泌的内源性物质

(1) 乙酰胆碱:迷走神经末梢释放的递质,作用于壁细胞胆碱能 M_3 受体,刺激胃酸分泌。

(2) 促胃液素:由 G 细胞分泌,作用于壁细胞促胃液素受体,刺激胃酸分泌。乙酰胆碱可刺激其释放。

（3）组胺：由肠嗜铬样细胞分泌，作用于壁细胞 H_2 受体，刺激胃酸分泌。乙酰胆碱和促胃液素可作用于肠嗜铬样细胞，刺激组胺分泌。

2. 抑制胃液分泌的内源性物质　生长抑素、前列腺素和上皮生长因子等。

3. 消化期胃液分泌的调节

（1）头期胃液分泌：由进食引起，感受器在头部。

> 条件反射（食物性状、进食相关环境、对食物的联想）
> 非条件反射（咀嚼、吞咽时食物的刺激）
> ↓
> 　　中枢→迷走神经→乙酰胆碱→壁细胞→胃液分泌↑
> 　　　　　　　　　　↓　　　↑
> 　　　　　G 细胞→促胃液素
> 　　　　　肠嗜铬样细胞→组胺

特点：分泌量30%、酸度高、消化力强。

（2）胃期胃液分泌：

1）食物扩张胃底、胃体、幽门感受器
　　↓
迷走-迷走神经反射→壁细胞→胃液分泌↑
　　　　　　　　　　↓　　↑
　　　　　　　促胃液素

2）食物扩张幽门
　　↓
局部神经丛→G 细胞→促胃液素→壁细胞→胃液分泌↑

3）食物消化产物（化学成分）
　　↓
G 细胞→促胃液素→壁细胞→胃液分泌↑

特点：分泌量60%、酸度高、消化力稍弱。

（3）肠期胃液分泌：

食物机械扩张、消化产物
　　↓
　　十二指肠黏膜→肠泌酸素、促胃液素→胃液分泌↑

特点：分泌量10%，体液调节为主。

4. 胃液分泌的抑制性因素

（1）胃内 pH：负反馈机制

胃窦部 pH≤2.0→抑制壁细胞→胃液分泌减少
　　　　　　　↓　　　　↑
　　　　抑制 G 细胞分泌促胃液素
　　　　刺激 D 细胞释放生长抑素

（2）十二指肠食糜特性：

1）酸性 pH≤2. 5

↓

神经(迷走-迷走反射、壁内神经丛)

体液(刺激肠黏膜释放促胰液素、球抑胃素)

2）脂肪酸:刺激小肠黏膜释放肠抑胃素

3）高渗溶液:渗透压感受器→肠胃反射

肠抑胃素

}胃液分泌↓

二、胃的运动及其控制

（一）头区的运动

胃的容受性舒张(receptive relaxation)。

概念:咀嚼吞咽时,食物刺激口、咽、食管等处的感受器,通过迷走-迷走反射,引起头区平滑肌肉舒张,胃容积增大。

意义:容纳和暂存食物。

（二）尾区的运动

移行性复合运动(migrating motility complex, MMC):空腹时产生,进食后消失。每90分钟发生一次。意义:将上次进食后的残存食物推送到十二指肠。

蠕动(peristalsis):进食后开始,从胃中部向幽门部推进。每分钟三次,每次需1分钟到达幽门。将少部分食糜推入十二指肠,大部分向胃体方向回推。意义:搅拌、混合及推进食糜。调控:受胃平滑肌慢波控制,及神经、体液调节。

（三）胃的排空

1. 概念　食物由胃排入十二指肠的过程。

2. 胃排空的动力　胃收缩运动产生的胃内压与十二指肠内压压差 。

3. 食物种类、性状对胃排空的影响

食糜排空速度:小颗粒>大颗粒;液体>固体;等张溶液>高张、低张溶液;糖类>蛋白质>脂类。

4. 影响胃排空的因素

（1）胃内容物促排空:

胃内容物扩张胃:经壁内神经丛反射和迷走-迷走神经反射刺激胃排空。

胃内容物成分:主要是蛋白质,刺激促胃液素分泌,促进胃体、胃窦和幽门括约肌收缩,总体作用是延缓排空。

（2）十二指肠因素抑制排空 :盐酸、脂肪、蛋白质消化产物、高渗溶液和机械扩张刺激等,通过肠-胃反射及胃肠激素(如胆囊收缩素、抑胃肽、促胃液素、促胰液素等)抑制胃排空。

第四节　小肠内消化
一、胰液的分泌

（一）成分和作用

1. 性质　无色、碱性、pH8.0 与血浆等渗,每日分泌约 1.5L;腺泡细胞分泌胰酶;导管细胞分泌 H_2O、HCO_3^-。

2. 成分和作用　是最重要的消化液。

HCO_3^-:中和胃酸,为小肠内各种消化酶提供适宜 pH。

消化酶:含分解三大营养物质的各种酶。

（1）蛋白水解酶:胰蛋白酶、糜蛋白酶、弹性蛋白酶、羧基肽酶等,以酶原形式释放;胰蛋白酶原被肠激酶及胰蛋白酶自身激活;胰蛋白酶还可激活其他蛋白酶。

作用:胰蛋白酶和糜蛋白酶分解蛋白质为多肽和氨基酸;弹性蛋白酶和羧基肽酶可进一步水解多肽。

（2）胰脂肪酶:胰脂酶、胆固醇酯水解酶、磷脂酶 A_2。

作用:胰脂酶分解中性脂肪为甘油、甘油一酯和脂肪酸;胆固醇酯水解酶、磷脂酶 A_2 分别水解胆固醇和磷脂。

（3）胰淀粉酶:分解淀粉、糖原等糖类为二糖及少量三糖。

（二）胰腺分泌的调节

（1）头期:分泌量 20%,酶量高,液体量少。

条件、非条件反射→中枢→迷走神经→ACh→胰腺→胰液分泌

　　　　　　　　　　　　　　　　　↓　↑

　　　　　　　　　　　　　　胃窦→G 细胞

（2）胃期:分泌量 5%~10%,酶量高,液体量少。

　　　食物扩张胃　　　　　食物扩张幽门、蛋白消化产物

　　　　　↓　　　　　　　　　　↓

　迷走-迷走神经反射　　　　　　G 细胞

　　　　　　　　　　　　　　　↓

　　　　　　　　　　　　　　促胃液素

　　　└────────────┘

　　　　　胰腺→胰液分泌

（3）肠期:分泌量 70%。

盐酸→肠黏膜 S 细胞→促胰液素→胰液分泌(特点:水、盐量多,酶含量少)。

蛋白质消化产物→肠黏膜 I 细胞→胆囊收缩素→胰液分泌(特点:酶含量高,水、盐量少)。

二、胆汁的分泌和排出

（一）胆汁的性质和成分

1. 性质

肝胆汁:pH7.8~8.6;胆囊胆汁:pH7.0~7.4。

2. 成分

无机物:水、钠、钾、碳酸氢盐。

有机物:胆盐、磷脂、胆固醇和胆色素等。

特点:无消化酶。

(1) 胆盐:双嗜性,在水溶液中形成微胶粒(micelles);与胆固醇、脂肪酸、磷脂和脂溶性维生素等形成混合微胶粒。

胆盐的肠肝循环(enterohepatic circulation of bile salt):排入到小肠中的胆盐约有95%在回肠末端被吸收入血,再经门静脉进入肝脏作为合成胆汁的原料,并刺激胆汁分泌,这个过程称为胆盐的肠肝循环。

胆盐的作用:①乳化脂肪,增加胰脂肪酶的作用面积;②与脂肪消化产物及脂溶性维生素结合成水溶性复合物,促进吸收;③经肠肝循环刺激胆汁分泌。

(2) 磷脂:主要是卵磷脂,有双嗜性,参与混合微胶粒的形成。

(二) 胆汁分泌、排出与胆囊作用

肝细胞分泌胆汁。

胆囊浓缩及储存胆汁。

胆汁排出的主要因素:胆囊收缩、Oddi 括约肌舒张、十二指肠舒张。

(三) 胆汁分泌与排放的调节

分泌的调节:主要刺激物是经肠-肝循环返回到肝脏的胆盐;迷走神经、促胰液素可促进分泌。

排放调节:

(1) 头期、胃期:迷走神经、促胃液素使胆囊收缩、Oddi 括约肌舒张,促进排放(交感神经抑制胆囊收缩,抑制排放)。

(2) 肠期:胆囊收缩素使胆囊收缩、Oddi 括约肌舒张,促进排放。

三、小肠液的分泌

小肠腺的分泌

1. 性质   pH7.5~8.0,每日分泌约 1.8L。

2. 成分   水、电解质、黏蛋白、肠激酶。

3. 作用   肠激酶激活胰蛋白酶原-,有利消化。

四、小肠的运动

(一) 小肠的运动形式

1. 分节运动(segmentation contraction)   在食糜的牵张刺激下,相隔一定距离的小肠壁环行肌同时收缩,将小肠分为许多小节段。随后收缩的部位舒张,原舒张的部位收缩。如此反复,使食糜不断分割、混合。这种运动形式称为分节运动。

意义:充分混合食糜;使食糜与肠壁紧密接触,促进吸收。

2. 蠕动   以环行肌、纵行肌同时收缩或舒张,把食糜向大肠方向推进的运动。

意义:推进食糜。

蠕动冲:肠黏膜受到强烈刺激时,引发的快速蠕动。

意义:迅速消除刺激。

3. 移行性复合运动

意义:清除剩余肠内容物,防止结肠细菌迁移至回肠。

（二）回盲括约肌的功能

1. 防止回肠内容物过快进入大肠,有利于充分消化和吸收。

2. 防止大肠内容物反流至回肠。

第五节　大肠内消化

一、大肠液的分泌

成分:碱性黏液、水和 K^+ 等。作用:保护黏膜,润滑粪便。

二、大肠的运动和排便

（一）大肠的运动形式

1. 混合运动　袋状往返运动。

2. 推进运动　蠕动和集团运动。

（二）排便反射

受意识控制的脊髓反射,引起肛门内、外括约肌舒张,结肠和直肠收缩。

第六节　吸　　收

一、吸收过程概述

（一）吸收的部位（表6-1）

表6-1　胃肠道各部位的吸收功能

部　位	可吸收物质
口腔	无吸收
胃	酒精和水
十二指肠、空肠	三大营养物质、水和无机盐
回肠	胆盐、维生素 B_{12}
大肠	水、盐

小肠利于吸收的特点:①糖、脂肪、蛋白质在小肠已消化为可吸收物质;②小肠吸收面积大,达 $200m^2$,黏膜具有环形皱襞,有大量绒毛,上面又有微绒毛;③食物停留时间长;④绒毛的特殊结构,促进血液和淋巴流动,有利于吸收。

（二）吸收途径与机制

1. 吸收途径　①跨细胞途径；②旁细胞途径。

2. 吸收机制　主动转运、被动转运、出胞、入胞。

二、肠的吸收功能

（一）糖的吸收

吸收形式：葡萄糖、半乳糖、果糖等单糖及少量二糖。

葡萄糖、半乳糖的吸收：主动转运，与 Na^+ 吸收偶联（顶端膜 Na^+-单糖同向转运体）。

果糖的吸收：易化扩散，不与 Na^+ 吸收偶联，效率低。

（二）蛋白质的吸收

主动转运，与 Na^+ 吸收偶联（顶端膜 Na^+-肽同向转运体）。

吸收形式：氨基酸、二肽、三肽。

（三）脂类的吸收

形式：脂类消化产物通过胆盐进入细胞→再度酯化→形成甘油三酯、胆固醇酯、卵磷脂→形成乳糜微粒→进入乳糜管。

机制：在胆盐帮助下通过小肠黏膜表面的非流动水层。

（四）水的吸收

以渗透方式吸收。

（五）无机盐的吸收

1. 钠的吸收　主动转运。涉及小肠绒毛上皮细胞基底侧膜的 Na^+-K^+泵，及顶端膜的转运载体。

四种方式①Na^+-有机溶质（氨基酸、单糖）同向转运；②Na^+-Cl^-同向转运；③Na^+-K^+、Na^+-H^+逆向交换；④水向通道：被动转运。

2. Cl^-、HCO_3^-的吸收

Cl^-：经 Na^+-Cl^-同向转运；被动扩散。

HCO_3^-：Na^+-H^+逆向交换→H^+进入肠腔与 HCO_3^-结合成碳酸→水解为 H_2O 和 CO_2→H_2O 留肠腔内，CO_2 吸收入血，从肺呼出。

3. 铁的吸收　以亚铁的形式吸收，维生素 C 和胃酸可以促进铁的吸收。

4. 钙的吸收　以水溶性的离子状态主动吸收，维生素 D 及酸性环境促进吸收；脂肪及碱性环境等抑制吸收。

（六）维生素的吸收

水溶性维生素：与 Na^+ 同向转运吸收。

维生素 B_{12}需内因子参与。

脂溶性维生素：与脂类消化产物的吸收相同。

（董　颀）

习 题

一、选择题

A 型题

1. 有关消化道平滑肌生理特性的叙述,错误的是
   - A. 经常保持一定的紧张性
   - B. 富有伸展性
   - C. 兴奋性低,收缩缓慢
   - D. 对化学及牵拉刺激较敏感
   - E. 具有快而规则的自动节律性

2. 胃肠平滑肌基本电节律的产生主要由于
   - A. Ca^{2+} 的跨膜扩散
   - B. K^+ 的跨膜扩散
   - C. Cl^- 的跨膜扩散
   - D. Na^+ 的跨膜扩散
   - E. 生电性钠泵的周期性变化

3. 关于消化道平滑肌的基本电节律,下列哪项是错误的
   - A. 在胃肠不收缩的情况下,也可记录到基本电节律
   - B. 其频率随消化道部位而异
   - C. 起源于纵行肌与环行肌之间
   - D. 其产生是肌源性的
   - E. 与动作电位的产生无关

4. 消化道平滑肌细胞的动作电位产生的离子基础主要是
   - A. K^+ 内流
   - B. Na^+ 内流
   - C. Ca^{2+} 内流
   - D. Ca^{2+} 与 K^+ 内流
   - E. Na^+ 与 K^+ 内流

5. 有关消化道平滑肌电生理特性的叙述,错误的是
   - A. 动作电位的形成与 Na^+ 内流有关
   - B. 静息电位水平不稳定
   - C. 基本电节律的发生属于肌源性的
   - D. 静息电位幅度较骨骼肌的低
   - E. 静息电位值决定于 K^+ 外流

6. 胃肠道平滑肌的紧张性和自动节律性主要依赖于
   - A. 食物消化产物的刺激作用
   - B. 平滑肌本身的特性
   - C. 壁内神经丛的作用
   - D. 交感神经的支配
   - E. 副交感神经的支配

7. 关于唾液的生理作用,下列哪项是错误的
   - A. 可湿润与溶解食物,使食物便于吞咽,并引起味觉
   - B. 可清除口腔中的食物残渣
   - C. 可冲淡、中和、清除进入口腔的有害物质
   - D. 可使蛋白质初步分解
   - E. 可使淀粉分解为麦芽糖

8. 分泌促胃液素的细胞是
   - A. D 细胞
   - B. 主细胞
   - C. G 细胞
   - D. 黏液细胞
   - E. S 型细胞

9. 泌酸腺壁细胞可分泌
   - A. 内因子
   - B. 胆囊收缩素
   - C. 胃蛋白酶
   - D. 促胃液素
   - E. 抑胃肽

10. 胃蛋白酶原转变为胃蛋白酶的激活物是
    - A. HCl
    - B. Cl^-
    - C. Na^+
    - D. K^+
    - E. 内因子

11. 纯净的胃液是一种

    A. 无色酸性液体,其 pH 约为 6.7~7.0   B. 淡绿色酸性液体,其 pH 约为 0.9~1.5

    C. 无色碱性液体,其 pH 约为 7.4~8.0   D. 淡绿色碱性液体,其 pH 约为 7.4~8.0

    E. 无色酸性液体,其 pH 约为 0.9~1.5

12. 有关胃蛋白酶的叙述,错误的是

    A. 最适 pH 为 2 左右   B. 能水解蛋白质为氨基酸

    C. 由主细胞分泌时呈酶原状态   D. 可由黏液细胞分泌

    E. 是由胃蛋白酶原被盐酸激活后形成的

13. 黏液-碳酸氢盐屏障是

    A. 主要由 G 细胞合成

    B. 使胃酸分泌减少

    C. 可激活胃蛋白酶原

    D. 阻止胃黏膜细胞与胃蛋白酶及胃酸直接接触

    E. 阻碍消化和吸收

14. 关于胃酸的生理作用,下列哪项是错误的

    A. 能激活胃蛋白酶原,供给胃蛋白酶所需的酸性环境

    B. 可使食物中的蛋白质变性易于分解

    C. 可杀死随食物进入胃内的细菌

    D. 可促进维生素 B_{12} 的吸收

    E. 盐酸进入小肠后,可促进胆汁、胰液、小肠液的分泌

15. 头期胃液分泌

    A. 是纯神经反射性的   B. 是体液性的   C. 分泌量最少

    D. 酸度不高   E. 胃蛋白酶含量很高

16. 胃期胃液分泌

    A. 量较头期为少   B. 消化力最强

    C. 由神经和体液因素共同调节   D. 仅体液因素参与

    E. 无迷走神经参与

17. 关于胃液分泌的描述哪项是错误的

    A. 黏液有保护胃黏膜的作用

    B. 胃蛋白酶原可消化蛋白质

    C. 胃内盐酸分泌缺乏会影响蛋白质消化

    D. 黏液-碳酸氢盐屏障能阻止胃酸和胃蛋白酶对黏膜的侵蚀

    E. 壁细胞大量减少会出现贫血

18. 下列哪项不属于胃液的作用

    A. 杀菌   B. 激活胃蛋白酶原   C. 水解蛋白质

    D. 对淀粉进行初步消化   E. 促进维生素 B_{12} 的吸收

19. 关于胃液分泌的叙述,下列哪项是错误的

    A. 壁细胞分泌盐酸   B. 幽门腺分泌黏液   C. 主细胞分泌促胃液素

D. 壁细胞分泌内因子　　　　　　　E. 黏液细胞分泌糖蛋白

20. 关于头期胃液分泌的叙述,正确的是
　　A. 只有食物直接刺激口腔才能引起　　　B. 是纯神经调节
　　C. 不包括条件反射　　　　　　　　　　D. 传出神经是迷走神经
　　E. 酸度低、消化力弱

21. 关于胃液分泌的描述,错误的是
　　A. 主细胞分泌胃蛋白酶原　　B. 主细胞分泌内因子　　C. 壁细胞分泌盐酸
　　D. 幽门腺和贲门腺分泌黏液　　E. 黏液细胞分泌黏液

22. 盐酸抑制胃腺活动的作用机制是
　　A. 直接刺激胃窦黏膜 G 细胞释放促胃液素　　B. 直接抑制胃黏膜释放生长抑素
　　C. 直接抑制胃腺壁细胞合成盐酸　　D. 直接抑制小肠黏膜释放促胰液素
　　E. 直接抑制小肠黏膜释放胆囊收缩素

23. 胃推进食物的运动方式是
　　A. 蠕动　　　　　　　B. 紧张性收缩　　　　　C. 容受性舒张
　　D. 强直收缩　　　　　E. 分节运动

24. 胃的容受性舒张是通过下列哪种途径实现的
　　A. 交感神经　　　　　B. 迷走神经　　　　　C. G 细胞分泌促胃液素
　　D. 壁内神经释放的生长抑素　　E. 肠-胃反射

25. 关于胃的蠕动,下列哪一项是正确的
　　A. 空腹时发生　　　　　　　　　　B. 起始于胃底部
　　C. 蠕动波向胃底和幽门两个方向传播　　D. 发生频率约为 12 次/分钟
　　E. 一个蠕动还未消失,另一个蠕动已产生

26. 胃特有的运动形式是
　　A. 蠕动　　　　　　　B. 紧张性收缩　　　　　C. 容受性舒张
　　D. 分节运动　　　　　E. 袋状往返运动

27. 胃的运动形式是
　　A. 分节运动+蠕动　　　　　　　B. 袋状往返运动+紧张性收缩
　　C. 分节或多袋推进运动+蠕动+紧张性收缩　　D. 集团蠕动+分节运动+蠕动
　　E. 蠕动+紧张性收缩+容受性舒张

28. 胃头区的主要运动形式是
　　A. 蠕动　　B. 分节运动　　C. 容受性舒张　　D. 强直收缩　　E. 集团运动

29. 影响胃排空的因素
　　A. 胃内容物含量和排空速度无关　　　B. 胃内大颗粒食物较小颗粒排空快
　　C. 情绪对胃的排空无影响　　　　　　D. 低张盐溶液较等张及高张盐溶液排空快
　　E. 胃内食物对胃壁的机械刺激促进排空

30. 抑制胃排空的因素
　　A. 胃内的消化产物　　　　　　B. 十二指肠内容物的机械刺激
　　C. 十二指肠酸性食糜被中和　　D. 胃内容物的机械刺激

E. 胃酸

31. 关于胃排空的叙述,不正确的是
    A. 胃的蠕动是胃排空的动力
    B. 混合性食物在进餐后 4~6 小时完全排空
    C. 液体食物排空速度快于固体食物
    D. 糖类食物排空最快,蛋白质最慢
    E. 迷走神经兴奋促进胃排空

32. 下列哪一种因素可抑制胃排空
    A. 食物对胃的扩张刺激
    B. 迷走神经兴奋释放乙酰胆碱
    C. 胃内的氨基酸和肽浓度升高
    D. G 细胞释放促胃液素
    E. 十二指肠内容物引起的肠-胃反射增强

33. 胃排空的速度最慢的物质是
    A. 糖类
    B. 蛋白质
    C. 脂肪
    D. 糖类与蛋白的混合物
    E. 糖类、蛋白和脂肪的混合物

34. 食物在胃中排空的速度由快至慢的顺序是
    A. 糖类、脂肪、蛋白质
    B. 脂肪、糖类、蛋白质
    C. 蛋白质、脂肪、糖类
    D. 糖类、蛋白质、脂肪
    E. 蛋白质、糖类、脂肪

35. 肠胃反射可
    A. 促进胃的排空,促进胃酸分泌
    B. 抑制胃的排空,抑制胃酸分泌
    C. 促进胃的排空,抑制胃酸分泌
    D. 抑制胃的排空,促进胃酸分泌
    E. 对胃排空无影响

36. 胰液分泌呈现酶含量少,水和碳酸氢盐含量多的因素是
    A. 迷走神经兴奋
    B. 胆囊收缩素
    C. 促胃液素
    D. 促胰液素
    E. 肠抑胃素

37. 胰液分泌呈现酶含量多,水含量少的主要因素是
    A. 抑胃肽
    B. 胆囊收缩素
    C. 胰岛素
    D. 促胰液素
    E. 肠抑胃素

38. 头期胰液分泌的特点
    A. 为非条件反射
    B. 分泌量多
    C. 酶含量少
    D. 水、盐含量多
    E. 受迷走神经支配,递质为乙酰胆碱

39. 活化胰蛋白酶原最重要的物质是
    A. 糜蛋白酶
    B. 弹性蛋白酶
    C. 肠激酶
    D. 盐酸
    E. HCO_3^-

40. 关于胰液分泌的调节,错误的是
    A. 食物是兴奋胰腺分泌的自然因素
    B. 在非消化期,胰液基本不分泌
    C. 胰腺分泌以神经调节为主
    D. 迷走神经兴奋时,促进胰液分泌
    E. 体液因素主要是促胰液素和胆囊收缩素

41. 关于胰液的叙述,下列哪项是错误的
    A. 胰液的 pH 约为 8
    B. 胰液中含有羧基肽酶
    C. 胰液中碳酸氢钠含量高
    D. 胰液的分泌以体液调节为主
    E. 当胰液缺乏时,不影响脂肪消化

42. 对蛋白质、脂肪、糖均有消化作用的消化液是
    A. 唾液　　　B. 胃液　　　C. 胰液　　　D. 小肠液　　　E. 胆汁

43. 胰液中不含
    A. HCO_3^-　　　　　　　　B. 胰蛋白酶原　　　　　　C. 糜蛋白酶原
    D. 淀粉酶和脂肪酶　　　　　E. 肠激酶

44. 下列情况中不利于胰液分泌的是
    A. 食物刺激口腔　　　　　B. 食物刺激胃　　　　　C. 食物刺激小肠
    D. 迷走神经兴奋　　　　　E. 胃酸分泌减少

45. 促胰液素能促进胰腺分泌
    A. 大量的水分,而碳酸氢盐和酶的含量很少
    B. 少量的水分和碳酸氢盐,而酶的含量很少
    C. 大量的水分和碳酸氢盐,而酶的含量很少
    D. 少量的水分和碳酸氢盐,而酶的含量很丰富
    E. 大量的碳酸氢盐、水分和酶

46. 关于胰液分泌的调节,错误的是
    A. 迷走神经兴奋,促进胰液分泌
    B. 体液因素主要是促胰液素与胆囊收缩素
    C. 胰腺分泌受神经与体液调节的双重控制,且以体液调节为主
    D. 食物是兴奋胰腺分泌的自然因素
    E. 胃期分泌量较高

47. 下列关于胆汁的描述,正确的是
    A. 非消化期无胆汁分泌　　　　　B. 消化期时只有胆囊胆汁排入小肠
    C. 胆汁中含有脂肪消化酶　　　　D. 胆汁中与消化有关的成分是胆盐
    E. 胆盐可促进蛋白的消化和吸收

48. 胆汁的生理作用不包括
    A. 中和一部分胃酸　　　　B. 乳化脂肪　　　　C. 促进蛋白质的吸收
    D. 促进脂肪酸的吸收　　　E. 促进维生素 A、D、E、K 的吸收

49. 下列哪类食物引起胆汁排放最多
    A. 淀粉　　　B. 肉类　　　C. 蔬菜　　　D. 水果　　　E. 糖

50. 关于胆汁的生理作用,错误的是
    A. 胆盐、卵磷脂都可乳化脂肪
    B. 胆汁可与脂肪酸结合,促进脂肪酸的吸收
    C. 胆汁可促进脂溶性维生素的吸收
    D. 胆汁的消化酶可促进脂肪的消化
    E. 胆汁在十二指肠中可中和一部分胃酸

51. 关于胆盐肠肝循环的描述,错误的是
    A. 胆盐在回肠吸收　　　　　　B. 经门静脉回到肝脏
    C. 胆盐重吸收后可被肝脏重新分泌出来

    D. 回到肝脏的胆盐是刺激胆汁分泌的主要刺激物

    E. 不参与合成新的胆汁

52. 胆盐可协助下列哪一种酶消化食物

    A. 胰蛋白酶   B. 糜蛋白酶   C. 胰脂肪酶   D. 胰淀粉酶   E. 肠激酶

53. 胆盐的肠肝循环

    A. 发生在空肠   B. 进入下腔静脉   C. 进入肝静脉

    D. 进入门静脉   E. 仅少量胆盐吸收

54. 胆盐对脂肪消化和吸收的作用与下列因素有关

    A. 直接使脂肪溶解在消化液中   B. 含有消化脂肪的酶

    C. 通过形成混合微胶粒起作用   D. 直接将脂肪酸转运至淋巴管中

    E. 不参与脂溶性维生素吸收

55. 胆汁中与消化有关的最重要物质是

    A. 消化酶   B. 胆盐   C. 卵磷脂   D. 胆色素   E. 脂肪酸

56. 关于分节运动的叙述,错误的是

    A. 是一种以环形肌为主的节律性舒缩活动   B. 是小肠所特有的运动形式

    C. 明显推进食糜   D. 有助于消化和吸收

    E. 食糜对肠黏膜的刺激使分节运动增多

57. 下列关于大肠功能的叙述,错误的是

    A. 储存食物残渣,形成粪便

    B. 大肠液有保护黏膜、润滑粪便的作用

    C. 大肠内的细菌可合成 B 族维生素和维生素 K

    D. 大肠液中的消化酶对消化起重要作用

    E. 大肠的主要功能是吸收水分

58. 胃吸收的物质

    A. 氨基酸   B. 脂肪酸   C. 水和酒精   D. 葡萄糖   E. 胆盐

59. 小肠利于吸收的条件,错误的是

    A. 吸收面积大   B. 食物停留时间长

    C. 在小肠内,食物已消化为可吸收物质   D. 绒毛的特殊结构

    E. 食糜推进速度快

60. 营养物质的吸收主要发生于

    A. 食道   B. 胃   C. 小肠   D. 结肠   E. 小肠和结肠

61. 糖类主要吸收形式是

    A. 淀粉   B. 多糖   C. 寡糖   D. 麦芽糖   E. 单糖

62. 蛋白质的主要吸收形式是

    A. 蛋白质   B. 多肽   C. 寡肽   D. 胨   E. 氨基酸

63. 肠黏膜吸收葡萄糖时,同时转运的离子是

    A. Na^+ B. Cl^- C. K^+ D. Ca^{2+} E. Mg^{2+}

64. 与维生素 B_{12} 吸收有关的物质是

    A. Na^+ B. 内因子   C. Cl^- D. 胃蛋白酶   E. HCl

B 型题

    A. 壁细胞   B. 主细胞   C. 黏液细胞

    D. 胃幽门黏膜 G 细胞   E. 胃黏膜表面上皮细胞

1. 分泌盐酸和内因子的是

2. 分泌胃蛋白酶原的是

3. 分泌 HCO_3^- 的是

    A. 胃液的酸度较高,而酶含量较低   B. 胃液的酸度低,酶含量也低

    C. 胃液的酸度和酶含量均高   D. 胃液的酸度高,酶含量比头期少

    E. 胃液的酸度低,酶含量较高

4. 头期胃液的特点

5. 胃期胃液的特点

    A. 幽门、十二指肠黏膜的 G 细胞   B. 胃腺的壁细胞

    C. 小肠黏膜的 S 细胞   D. 小肠黏膜的 I 细胞

    E. 胃腺的主细胞

6. 分泌促胃液素的是

7. 分泌促胰液素的是

8. 分泌胆囊收缩素的是

    A. 胆囊收缩素   B. 抑胃肽   C. 生长抑素   D. 促胰液素   E. 胰多肽

9. 促进胰酶分泌的激素是

10. 促进胰液分泌量增多但酶含量不高的激素是

    A. 口腔   B. 胃   C. 十二指肠   D. 空肠   E. 回肠

11. 胆盐的吸收部位

12. 维生素 B_{12} 的吸收部位

X 型题

1. 消化道平滑肌的敏感刺激是

    A. 机械牵张   B. 电刺激   C. 温度改变   D. 酸性物质   E. 碱性物质

2. 消化道平滑肌的一般生理特性

    A. 兴奋性较低,收缩缓慢   B. 对化学、温度和机械牵张刺激敏感

    C. 经常保持一定的紧张性收缩   D. 富有伸展性

    E. 受中枢神经系统的控制,可随意运动

3. 唾液中除了含有大量的水分和唾液淀粉酶以外,还含有

    A. 溶菌酶   B. 无机盐   C. 黏蛋白   D. 免疫球蛋白   E. 蛋白酶

4. 盐酸具有多种功能,其中包括
   A. 促进胃蛋白酶原的激活   B. 有利于唾液淀粉酶继续发挥作用
   C. 为胃蛋白酶提供适宜的酸性环境   D. 有利于脂肪分解
   E. 有利于小肠对铁的吸收

5. 下列各项中,不是盐酸的作用有
   A. 激活胃蛋白酶原   B. 激活胰蛋白酶原   C. 杀菌
   D. 促进脂肪的吸收   E. 促进维生素 B_{12} 的吸收

6. 关于胃"黏液-碳酸氢盐屏障"的叙述中,正确的是
   A. 由黏液及胃黏膜分泌的 HCO_3^- 组成
   B. 它使胃黏膜表面接近中性状态
   C. 可防止胃酸及胃蛋白酶对黏膜的侵蚀
   D. 促进胃蛋白酶原的激活和胃蛋白酶的作用
   E. 促进胃排空

7. 胃运动的功能
   A. 使食物与胃液充分混合   B. 促进唾液淀粉酶对淀粉的消化
   C. 将食物研磨成食糜   D. 连续将食糜排入小肠
   E. 有利于胃液的分泌

8. 胃运动的基本形式
   A. 容受性舒张   B. 蠕动   C. 袋状往返运动   D. 紧张性收缩   E. 分节运动

9. 在消化道内,与蛋白质的消化有关的酶是
   A. 胰蛋白酶   B. 淀粉酶   C. 糜蛋白酶
   D. 羧基肽酶   E. 胰脂肪酶

10. 向十二指肠注入大量盐酸可引起
    A. 肠液分泌   B. 胃液分泌   C. 胰液大量分泌
    D. 胆汁大量分泌   E. 胃运动增强

11. 关于促胰液素的叙述,正确的是
    A. 是由小肠的 S 细胞产生的   B. 糖类刺激,分泌量增加
    C. 在 HCl 的刺激下,分泌量明显增加   D. 引起富含碳酸氢盐的胰液分泌
    E. 主要使胰液中酶含量增加

12. 引起胰液分泌的体液因素有
    A. 胆囊收缩素   B. 促胃液素   C. 促胰液素   D. 抑胃肽   E. 肾上腺素

13. 胆汁中含有
    A. 胆色素   B. 水、碳酸氢盐等   C. 胆盐
    D. 淀粉酶   E. 脂肪酶

14. 小肠分节运动的作用是
    A. 使食糜与消化液充分混合,有利于消化
    B. 有利于胰液的分泌
    C. 使食糜与肠壁黏膜紧密接触,有利于吸收

D. 挤压肠壁,有利于血液和淋巴的回流

E. 使食糜较快的向下推进

15. 小肠内吸收营养物质的有利条件是

A. 吸收面积大
B. 消化产物分子大
C. 食糜在小肠内停留时间长
D. 小肠腔内胃肠激素种类多
E. 丰富的毛细血管和淋巴管结构

二、名词解释

1. 消化(digestion)
2. 吸收(absorption)
3. 化学性消化(chemical digestion)
4. 机械性消化(mechanical digestion)
5. 慢波(slow wave)
6. 脑-肠肽(brain-gut peptides)
7. 黏液-碳酸氢盐屏障(mucus bicarbonate barrier)
8. 容受性舒张(receptive relaxation)
9. 胃排空(gastric emptying)

三、简答题

1. 消化道平滑肌有哪些生理特性?
2. 试述胃液分泌的抑制性调节机制。
3. 简述胃的排空及其影响因素。
4. 为什么胃酸分泌缺乏的病人往往伴有贫血?
5. 简述胃酸的生理作用。
6. 胃液分泌的头期、胃期和肠期的胃液各有何特点?
7. 胆囊收缩素与促胰液素对胰液分泌的作用有何不同?
8. 为什么说小肠是吸收的主要部位?

四、论述题

1. 消化期胃液分泌的调节机制?
2. 胃液的主要成分及作用?
3. 胰液的主要成分及作用?

参 考 答 案

一、选择题

A 型题

1. E 2. E 3. E 4. C 5. A 6. B 7. D 8. C 9. A 10. A 11. E 12. B 13. D 14. D
15. E 16. C 17. B 18. D 19. C 20. D 21. B 22. C 23. A 24. B 25. E 26. C
27. E 28. C 29. E 30. B 31. D 32. E 33. C 34. D 35. B 36. D 37. B 38. E
39. C 40. C 41. E 42. C 43. E 44. E 45. C 46. E 47. D 48. C 49. B 50. D
51. E 52. C 53. D 54. C 55. B 56. C 57. D 58. C 59. E 60. C 61. E 62. E
63. A 64. B

B 型题

1. A 2. B 3. C 4. C 5. D 6. A 7. C 8. D 9. A 10. D 11. E 12. E

X 型题

1. ACDE　2. ABCD　3. ABCD　4. ACE　5. BDE　6. ABC　7. AC　8. ABD　9. ACD
10. ACD　11. ACD　12. ABC　13. ABC　14. ACD　15. ACE

二、名词解释

1. 消化:食物在消化道内被分解为小分子物质的过程。

2. 吸收:食物成分或消化后的产物通过上皮细胞进入血液和淋巴循环的过程。

3. 化学性消化:通过消化腺分泌的消化液中所含的各种消化酶能分别分解蛋白质、脂肪和糖类等物质,使之成为小分子物质,这种消化方式叫化学性消化。

4. 机械性消化:通过消化道肌肉的舒缩活动,将食物磨碎,并与消化液充分混合,以及将食物不断地向消化道的远端推送,这种消化的方式叫机械性消化。

5. 慢波:是指胃肠平滑肌膜电位出现的节律性去极化波,又称基本电节律。

6. 脑-肠肽:在胃肠道和中枢神经系统内双重分布的肽。

7. 黏液-碳酸氢盐屏障:胃黏膜分泌的黏液和 HCO_3^- 具有减少机械损伤和防止胃酸、胃蛋白酶对黏膜侵蚀的作用。

8. 容受性舒张:当咀嚼和吞咽时,食物对咽、食管等处感受器的刺激可引起胃头区肌肉的舒张,并使胃容量由空腹时的 50ml 增加到进食后的 1.5L。

9. 胃排空:食糜由胃通过幽门进入十二指肠的过程称为胃的排空,胃排空呈间断性。

三、简答题

1. ①消化道平滑肌兴奋性较低,收缩速度较慢;②具有较大的伸展性;③有自发性节律运动;④紧张性收缩;⑤对化学、温度、机械牵拉敏感,对电刺激不敏感。

2. ①胃内盐酸:负反馈机制,当胃窦部 pH 低于 2.0,抑制胃酸分泌;②十二指肠内盐酸、脂肪消化产物及高渗溶液。

3. 胃的排空:食物由胃排入十二指肠的过程。影响因素:①食物种类和性状;②胃内的促进因素:胃内容物;③十二指肠内的抑制性因素:进入十二指肠的盐酸、脂肪和蛋白质消化产物、高渗溶液及机械性扩张等。

4. 胃酸分泌缺乏主要由于壁细胞功能障碍→内因子产生障碍

→维生素 B_{12} 吸收障碍→红细胞成熟障碍⎫
胃酸缺乏→进入小肠的酸减少→Fe^{2+}吸收受阻⎭ →贫血

5. ①杀死随食物进入胃内的细菌,维持胃和小肠内的无菌状态;②激活胃蛋白酶原,提供胃蛋白酶作用所需的酸性环境;③进入小肠后,促进胰液、胆汁等分泌;④使蛋白变性,易于消化;⑤与钙、铁形成可溶性盐,促进吸收。

6. ①头期胃液分泌量占整个消化期分泌量的 30%,酸度和胃蛋白酶含量均高;②胃期占整个消化期分泌量的 60%,酸度也很高,但胃蛋白酶含量却比头期少;③肠期分泌较少,大约占胃液分泌总量的 10%。

7. 胆囊收缩素:主要由蛋白质消化产物刺激肠黏膜 I 细胞分泌;分泌的胰液中酶含量高,水、盐量少。

促胰液素:主要由盐酸刺激肠黏膜 S 细胞分泌;分泌的胰液中水、盐量多,酶含量少。

8. 小肠是吸收的主要部位:①糖类、脂肪、蛋白质在小肠已消化为可吸收物质;②小肠吸收面积大,达 200m²,这是因为黏膜具有环形皱襞,有大量绒毛,上面又有微绒毛;③食物停留时间长;④绒毛的特殊结构,促进血液和淋巴流动,有利于吸收。

四、论述题

1. 消化期胃液分泌的调节机制:

(1) 头期:

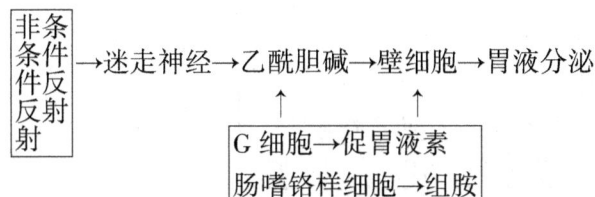

(2) 胃期:

食物扩张胃底、体感受器→迷走—迷走反射、壁内神经丛

食物扩张幽门→G 细胞→促胃液素   →壁细胞→胃液分泌

食物消化产物(化学成分)→G 细胞→促胃液素

(3) 肠期:

食物机械扩张、消化产物→肠泌酸素、促胃液素→壁细胞→胃液分泌

2. 胃液的主要成分及作用:

(1) 盐酸:由壁细胞分泌。作用:杀菌;激活胃蛋白酶原,提供酶作用 pH 环境;使食物蛋白变性,易于消化;促进胰腺、小肠液和胆汁的分泌;有利于小肠对铁和钙的吸收。

(2) 胃蛋白酶原:由主细胞和黏液细胞分泌。作用:水解蛋白质,生成际、胨、少量多肽。

(3) 黏液和碳酸氢盐:由黏液细胞分泌。作用:润滑作用,避免食物摩擦损伤;阻止胃酸及胃蛋白酶对胃黏膜的损伤。

(4) 内因子:由壁细胞分泌。作用:与维生素 B_{12} 结合,促进吸收。

3. 胰液的主要成分及作用:

(1) 水、HCO_3^-:中和胃酸,提供消化酶适宜的 pH 环境。

(2) 蛋白水解酶:胰蛋白酶、糜蛋白酶、弹性蛋白酶、羧基化酶等。作用:分解蛋白质为多肽和氨基酸。

(3) 胰淀粉酶:分解淀粉、糖原及其他糖类为二糖及少量三糖。

(4) 胰脂肪酶:分解中性脂肪为甘油、甘油一酯和脂肪酸;水解胆固醇和磷脂等。

(董 颀)

第七章　能量代谢与体温

学习要求

1. 掌握　基础代谢;体温;体温调节。
2. 熟悉　影响能量代谢的主要因素;机体的产热与散热。
3. 了解　食物的能量转化;能量代谢的测定。

第一节　能量代谢

能量代谢(energy metabolism)

概念:是体内伴随物质代谢过程而发生的能量储存、释放、转移和利用的过程。

一、食物的能量转化

(一) ATP 的合成与分解是能量转化和利用的关键

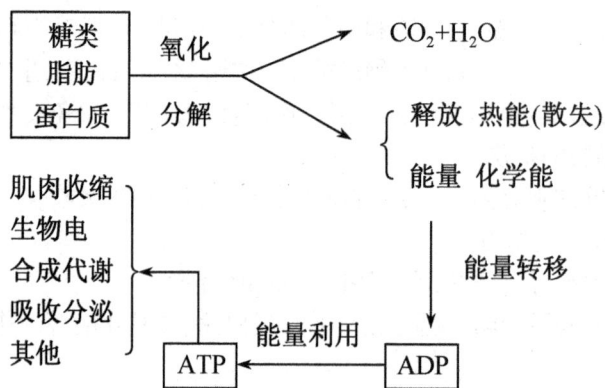

机体能量的来源:食物,其中以糖为主。

机体内储存能量和直接供给能量的物质:ATP。

（二）营养物质的能量转化（表7-1）

表7-1 三种营养物质在体内的主要作用

物质	提供能量	作用特点
糖类	60%~70%	是机体能量的主要来源
脂肪	30%~40%	是体内能源储存的主要形式
蛋白质	少	主要用于合成细胞成分等

二、能量代谢的测定

（一）与能量代谢测定有关的几个基本概念

食物卡价:1g食物被氧化时所释放出来的热量。

氧热价:某种营养物质被氧化时,每消耗1L氧所产生的热量。

呼吸商:各种营养物质在体内氧化时,在同一时间内CO_2的产量和氧耗量的比值。

（二）能量代谢的测定原理和方法

1. 能量代谢测定的原理 根据能量守恒定律,测定单位时间内机体在不做外功时所散发的热量,就能反映该时间内机体能量代谢的水平。

2. 测定能量代谢的方法 $\begin{cases}直接法\\间接法\end{cases}$

以间接测热法为常用。

间接测热法步骤:① 测出机体在一定时间内氧耗量、CO_2产生量和尿氮排出量;② 根据尿氮含量算出蛋白质的氧化量和蛋白质食物的产热量并求出非蛋白呼吸商;③ 查表计算出上项非蛋白呼吸商所对应的氧热价和非蛋白食物的产热量;④ 将蛋白质食物的产热量和非蛋白食物的产热量相加,算出总产热量。

三、影响能量代谢的主要因素

影响能量代谢:主要因素机制见表7-2。

表7-2 影响能量代谢的主要因素及机制

影响因素	能量代谢率变化	机 制
肌肉活动	↑	肌肉活动↑、产热↑
精神活动	↑	肌紧张,刺激代谢的激素分泌↑
食物特殊动力效应	↑	机制不清
环境温度		
低于20℃	产热↑	肌肉紧张,寒战产热
20~30℃	稳定	产热与散热容易达到平衡
高于30℃	产热↑	生化反应↑、呼吸循环功能↑、发汗

四、基 础 代 谢

基础代谢:基础状态下的能量代谢。基础状态是指满足以下条件的状态:清晨、清醒、静卧、未做肌肉活动;前夜睡眠良好,测定时无精神紧张;测定前至少禁食 12 小时;室温保持在 20~25℃;体温正常。

基础代谢率(basal metabolic rate,BMR):基础状态下单位时间内的能量代谢。

基础代谢率正常值:年龄、性别的差异。

临床意义:在各种疾病中,甲状腺功能的改变总是伴有 BMR 的异常,甲状腺功能低下时,BMR 可比正常值低 20%~40%;甲状腺功能亢进时,BMR 可比正常值高 25%~80%。BMR 测定是诊断甲状腺疾病的重要辅助方法。

第二节 体温及其调节

一、体 温

体温(body temperature):指机体深部的平均温度。

(一)体温

分为 $\begin{cases} 表层体温 \\ 深部体温 \end{cases}$

体温测量部位及正常值见表 7-3。

表 7-3 体温测量部位及正常值

测量部位	正常值(平均值)
口腔	36.7~37.7℃
腋窝	36.0~37.4℃
直肠	36.9~37.9℃

(二)体温的正常变动

1. 昼夜变化 人的体温在一昼夜中呈现周期性波动,称为体温的昼夜节律。

一般是清晨 2~6 时时最低,下午 1~6 时最高,波动幅度一般不超过 1℃。

体温的昼夜节律是生物节律的表现之一。与人昼动夜息的生活规律,以及代谢、血液循环、呼吸等功能的相应周期性变化有关。长期夜间工作的人,上述周期性变化可以发生颠倒。

2. 性别影响 成年女子体温平均比男子高 0.3℃。女子体温随月经周期而产生周期性变动。排卵日最低(约 1℃)。

3. 年龄影响 新生儿体温>成年人>老年人。体温随着年龄的增长有逐渐降低的趋势(与代谢率逐渐降低有关),大约每增长 10 岁,体温约降低 0.05℃。14~16 岁的青年人体温与成年人相近。

新生儿(特别是早产儿)由于体温调节机构尚未发育完善,易受环境温度的影响。老年人由于基础代谢率低,体温也偏低,应注意保温。

二、机体的产热与散热

(一)产热过程

1. 主要产热器官 $\begin{cases} 安静时是肝脏 \\ 活动时是骨骼肌 \end{cases}$

2. 机体的产热形式 $\begin{cases} 战栗产热(不做外功,产热量高) \\ 非战栗产热(褐色脂肪组织代谢产热) \end{cases}$

3. 产热活动的调节 $\begin{cases} 体液调节:甲状腺激素(作用缓慢、持续时间长) \\ 神经调节:交感神经兴奋→肾上腺髓质激素↑→加强物质代谢,产热量↑ \end{cases}$

(二)散热过程

散热方式:

1. 辐射　人体以热射线的形式将体热传给外界。影响因素有温度、湿度、风速和体表面积及物体颜色深浅等。

2. 传导与对流　体热直接传给与之接触的较冷物体。影响因素有温度、湿度、风速、体表面积和物体导热性等。

3. 蒸发　通过水蒸发散热。影响因素有温度、湿度、风速和体表面积等。

三、体温调节

体温调节分为 $\begin{cases} 自主神经性体温调节 \\ 行为性体温调节 \end{cases}$

(一)温度感受器

外周温度感受器:存在于皮肤、黏膜和内脏 $\begin{cases} 热感受器 \\ 冷感受器 \end{cases}$

中枢温度感受器:存在于中枢神经系统内 $\begin{cases} 热敏神经元 \\ 冷敏神经元 \end{cases}$

温度感受器分布见表7-4。

表 7-4　温度感受器分布

	热感受器(或热敏神经元)	冷感受器(或冷敏神经元)
皮肤、黏膜	+	+++
脊髓、脑干网状结构	+	++
视前区-下丘脑前部	+++	+

注:+的数量表示分布的多少。

（二）体温调节中枢

从脊髓到大脑皮质都存在调节体温的神经元,调节体温的重要中枢位于下丘脑。

视前区-下丘脑前部:在体温调节的中枢整合中起着重要作用。

视前区-下丘脑前部温度敏感神经元的工作特性决定调定点。

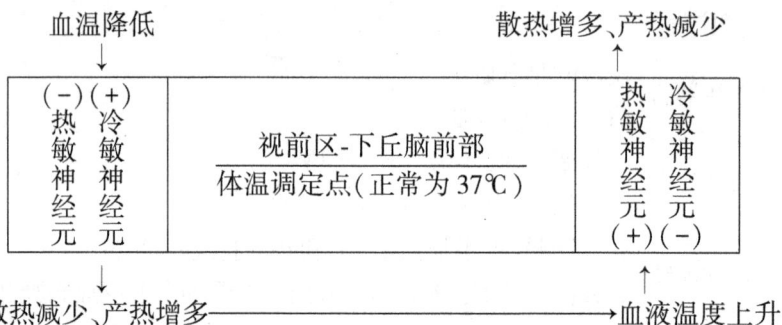

血温降低　　　　　　　　　　　　　散热增多、产热减少

(−) (+) 热敏神经元 冷敏神经元	视前区-下丘脑前部 体温调定点(正常为37℃)	热敏神经元 冷敏神经元 (+) (−)

散热减少、产热增多━━━━━━━━━━━→血液温度上升

（三）体温调定点学说

认为:在视前区-下丘脑前部设定了一调定点,既规定的温度值,视前区-下丘脑前部的体温调节中枢就是按照这个温度来调节体温的。

体内温度高于调定点
↓
体温调节中枢　　散热↑ 体温恢
热敏神经元兴奋　产热↓ 复正常

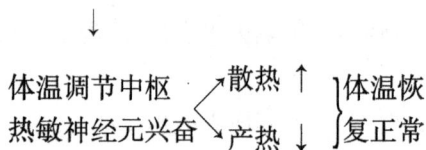

体内温度低于调定点
↓
体温调节中枢　　产热↓ 体温恢
冷敏神经元兴奋　散热↑ 复正常

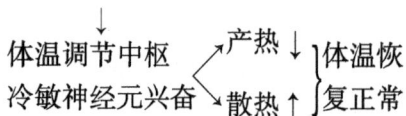

致热原→体温调节调定点重调定(升高)
↓
热敏神经元阈值↑,冷敏神经元阈值↓
↓
调定点上移
↓
体温上升

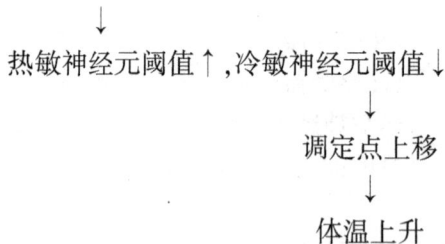

（李　何）

习　题

一、选择题

A 型题

1. 体内不能转化为其他形式的能量是
　　A. 渗透能　　　B. 势能　　　C. 电能　　　D. 热能　　　E. 机械能

2. 肌肉收缩时的直接能源是
   A. 磷酸肌酸　　　B. 酮体　　　　C. 葡萄糖　　　D. 脂肪酸　　　E. ATP

3. 下列哪种物质既是重要的储能物质又是直接供能物质
   A. 肝糖原　　　　B. ATP　　　　C. 脂肪酸　　　D. 磷酸肌酸　　　E. 葡萄糖

4. 在正常情况下,脑组织的能量供应主要来自于
   A. 糖的无氧酵解　　　　　B. 糖的有氧氧化　　　　　C. 维生素
   D. 脂肪氧化　　　　　　　E. 蛋白质氧化

5. 正常情况下通过糖酵解供能的是
   A. 脑　　　　　　B. 肝脏　　　　C. 肌肉　　　　D. 红细胞　　　E. 心肌

6. 能源物质分子分解代谢中释放的热能用于
   A. 维持体温　　　　　　　　　　　B. 肌肉收缩和舒张
   C. 建立细胞膜两侧的离子浓度差　　D. 合成细胞组成成分
   E. 物质跨细胞膜的易化扩散

7. 蛋白质物理热价大于生物热价的原因
   A. 蛋白质在体内消化吸收不完全　　B. 氨基酸在体内转化为糖
   C. 氨基酸在体内合成组织蛋白　　　D. 蛋白质在体内没有完全氧化
   E. 大量蛋白质以氨基酸形式从尿中排出

8. 呼吸商是
   A. 在一定时间内机体摄入的氧与呼出的二氧化碳量比值
   B. 一定时间内机体呼出的二氧化碳量与氧摄入量的比值
   C. 呼出气与吸入气的比值
   D. 二氧化碳产生量与吸入气的比值
   E. 呼出气与肺容量的比值

9. 食物的物理卡价指
   A. 1g 食物在体外燃烧产生的热量　　　　B. 1g 食物生物氧化产生的热量
   C. 某种营养物质氧化时消耗 1L 氧气产生的热量　D. 某种营养物质氧化时的耗氧量
   E. 某种营养物质氧化时 CO_2 产量

10. 用肺量计可测定受试者一定时间内的
    A. 耗氧量　　　　　　　　　　　B. 二氧化碳产生量
    C. 耗氧量和二氧化碳产生量　　　D. 呼出气的二氧化碳容积百分比
    E. 呼出气的氧容积百分比

11. 估算体内被氧化的蛋白质的数量可以通过测定
    A. 1g 蛋白质在体外燃烧产生的热量　　B. 尿中蛋白质排出量
    C. 尿氮量　　　　　　　　　　　　　　D. 蛋白质氧化时的耗氧量
    E. 蛋白质氧化时 CO_2 产量

12. 体内蛋白质氧化分解量的测定方法是
    A. 测定血氮量后乘以 6.25　　　　　B. 测定氧消耗量后乘以 6.25
    C. 测定二氧化碳产生量后乘以 6.25　D. 测定尿量后乘以 6.25
    E. 测定尿氮量后乘以 6.25

13. 食物的氧热价指
    A. 1g 食物在体外燃烧产生的热量　　　　　　B. 1g 食物生物氧化产生的热量
    C. 某种营养物质氧化时消耗 1L 氧气产生的热量　D. 某种营养物质氧化时的耗氧量
    E. 某种营养物质氧化时 CO_2 产量

14. 临床上用简便方法测定能量代谢时,必须测定的数值是
    A. 食物的热价　　　　　　B. 食物的氧热价　　　　　　C. 食物的热价
    D. 一定时间的耗 O_2 量　　E. 一定时间的 CO_2 产生量

15. 闭合式测热法是测定受试者一定时间内的
    A. 二氧化碳产生量　　　　　　　　　　B. 尿氮排出量
    C. 耗氧量　　　　　　　　　　　　　　D. 耗氧量和二氧化碳产生量
    E. 耗氧量和尿氮排出量

16. 衡量能量代谢率大小较为合适的是
    A. 体表面积　　B. 身高　　C. 体重　　D. 血型　　E. 心率

17. 人安静时,在单位时间内的能量代谢率
    A. 与身高成正比　　　　　　　　　　B. 与体重成正比
    C. 与体表面积成正比　　　　　　　　D. 一直随着外界温度的升高而降低
    E. 与脂肪多少有关

18. 能量代谢最稳定的环境是
    A. 0℃ ~10℃　　　　B. 10℃ ~20℃　　　　C. 20℃ ~30℃
    D. 30℃ ~40℃　　　　E. 40℃ ~50℃

19. 关于能量代谢的叙述,正确的是
    A. 年龄越大,基础代谢率越低
    B. 脑组织代谢水平低
    C. 蛋白质为机体主要供能物质
    D. 脑组织的能量代谢主要来自脂肪的有氧氧化
    E. 安静状态下,脑组织的耗氧量低于肌肉组织

20. 环境温度低时,代谢率增加的原因主要是
    A. 体内化学反应加快　　B. 肌肉紧张度增强　　　　C. 肌肉松弛
    D. 皮肤血管舒张　　　　E. 内脏活动减弱

21. 下列因素中,对能量代谢影响显著的是
    A. 肌肉活动　　B. 精神活动　　C. 食物的品种　　D. 进食物　　E. 环境温度

22. 能量代谢率最高的是
    A. 躺卧　　　　B. 开会　　　　C. 洗衣　　　　D. 扫地　　　　E. 踢足球

23. 特殊动力作用最强的食物是
    A. 脂肪　　　　B. 蛋白质　　　　C. 糖　　　　D. 维生素　　　　E. 无机盐

24. "额外"增加热量最多的食物是
    A. 鸡蛋　　　　B. 甘蔗　　　　C. 猪油　　　　D. 蔬菜　　　　E. 水果

25. 下列情况中,能量代谢率最低的是
    A. 安静时　　　　　　　B. 基础条件下　　　　　　C. 清醒后未进食前
    D. 平卧时　　　　　　　E. 熟睡时

26. 下列疾病中,基础代谢率会升高的是
    A. 巨人症　　　　　　　B. 呆小症　　　　　　　　C. 甲状旁腺功能亢进
    D. 甲状腺功能亢进　　　E. 肾病综合征

27. 基础代谢率的实测值与正常平均值相差多少是不属于病态
    A. ±0%~±10%　　　　B. ±10%~±15%　　　　C. ±20%~±25%
    D. ±20%~±30%　　　E. ±30%

28. 关于基础代谢的叙述,错误的是
    A. 在基础条件下测定　　B. 与体表面积成比例关系　　C. 是机体最低的代谢水平
    D. 临床多用相对值表示　E. 与体重不成比例关系

29. 基础代谢率的单位是
    A. kJ/h　　B. kJ/(m² · h)　　C. kJ/m²　　D. kJ　　E. kJ/(m² · min)

30. 基础代谢率测定的基本原理是
    A. 氧热价×每小时耗氧量÷体表面积　　B. 氧热价×食物的卡价÷体表面积
    C. 氧热价×每小时耗氧量×体表面积　　D. 氧热价×每小时耗氧量×食物的卡价
    E. 每小时耗氧量×食物卡价÷体表面积

31. 有关女子基础体温的叙述,不正确的是
    A. 基础体温随体内雌激素水平的波动而波动
    B. 基础体温随体内孕激素及代谢产物的变化而变化
    C. 基础体温在排卵前较低
    D. 排卵后基础体温升高1℃左右
    E. 基础体温的降低可作为判断排卵日期的标志之一

32. 测定人体的基础代谢率的条件,不正确的是
    A. 清晨进餐以前　　　　　B. 室温在18~25℃范围内
    C. 静卧半小时以上　　　　D. 清醒状态,尽量避免精神紧张
    E. 避免思考问题

33. 正常人的直肠温、口腔温和腋窝温的关系应当是
    A. 口腔温>腋窝温>直肠温　　B. 口腔温>直肠温>腋窝温
    C. 直肠温>腋窝温>口腔温　　D. 直肠温>口腔温>腋窝温
    E. 腋窝温>口腔温>直肠温

34. 下列哪项因素不影响体温的生理波动
    A. 昼夜节律　　　　　　　B. 性别差异　　　　　　C. 年龄差异
    D. 情绪变化　　　　　　　E. 身高体重差异

35. 在寒冷环境中,不会出现的反应是
    A. 甲状腺激素分泌增加　　　B. 皮肤血管舒张,血流量增加
    C. 出现寒战　　　　　　　　D. 组织代谢提高,产热量增加

E. 肾上腺素和去甲肾上腺素释放增加

36. 当环境温度较低时,机体的主要散热方式是
    A. 辐射　　　　　　　　　B. 传导和对流　　　　　　C. 不感蒸发
    D. 发汗　　　　　　　　　E. 辐射+传导+对流

37. 人在寒冷环境中增加产热量的主要方式是
    A. 温度刺激性肌紧张　　　B. 寒战性产热　　　　　　C. 非寒战性产热
    D. 肝脏代谢亢进　　　　　E. 全部内脏代谢加强

38. 安静时体内产热量最多的器官是
    A. 肝脏　　　B. 心脏　　　C. 脑　　　D. 肾脏　　　E. 脾

39. 运动时体内产热最多的器官是
    A. 肺　　　B. 骨骼肌　　　C. 肾　　　D. 脾　　　E. 肝脏

40. 当外界温度等于或超过机体皮肤温度时的主要散热方式是
    A. 辐射　　　B. 传导　　　C. 对流　　　D. 蒸发　　　E. 排泄

41. 受风速影响最大的散热方式是
    A. 辐射　　　B. 对流　　　C. 传导　　　D. 发汗　　　E. 肺呼吸

42. 穿棉衣主要减少
    A. 辐射散热　B. 发汗散热　C. 传导散热　D. 对流散热　E. 肺呼吸散热

43. 冰帽降温的主要机制是增加
    A. 辐射散热　B. 传导散热　C. 对流散热　D. 不感蒸发　E. 发汗

44. 与辐射散热有关的是
    A. 风速　　　　　　　　　B. 皮下脂肪　　　　　　　C. 皮肤与环境的温差
    D. 体重　　　　　　　　　E. 发汗

45. 不属于机体在寒冷环境中对体温的调节的是
    A. 交感神经紧张性增高　　B. 皮肤血管收缩,散热量减少
    C. 出现寒战　　　　　　　D. 提高基础代谢率,增加产热量
    E. 甲状腺分泌量下降

46. 皮下脂肪层增厚
    A. 主要使辐射散热减少　　B. 主要使传导散热减少
    C. 主要使对流散热减少　　D. 主要使蒸发散热减少
    E. 主要使辐射散热增多

47. 体温调节中枢主要位于
    A. 脊髓　　　B. 延髓　　　C. 丘脑下部　D. 小脑　　　E. 大脑皮质

B 型题
    A. 糖类　　　B. 脂肪　　　C. 蛋白质　　D. ADP　　　E. ATP

1. 食物中主要的能源物质

2. 既是储能又是直接供能物质

3. 短期饥饿下机体主要的供能物质

A. 食物的氧热价　　　　B. 呼吸商　　　　　　C. 非蛋白呼吸商

D. 食物的物理热价　　　E. 食物的生物热价

4. 1g 食物在体内氧化时所释放出来的能量,称为

5. 营养物质氧化时消耗 1L 氧气所产生的热量,称为

6. 一定时间内机体氧化脂肪和糖产生的二氧化碳量与耗氧量的比值,称为

7. 1g 食物在体外燃烧时所释放的热量,称为

A. 脑　　　　B. 肝脏　　　　C. 皮肤　　　　D. 肌肉　　　　E. 神经系统

8. 在寒冷环境中,什么部位血管明显收缩,使机体散热减少

9. 安静时的主要产热部位

10. 运动时的主要产热部位

A. 辐射散热　　B. 传导散热　　C. 对流散热　　D. 不感蒸发　　E. 发汗

11. 体热以热射线的形式传给外界较冷物体,称为

12. 通过气体或液体来交换热量,称为

13. 通过呼吸道呼出水分,称为

14. 机体深部的热量传到体表主要是通过

15. 穿棉衣御寒主要是通过降低

16. 皮肤涂油脂保暖主要是降低

X 型题

1. 体内储存的 ATP 可用于

A. 合成体内的生物活性物质　　　　　B. 物质跨细胞膜的主动转运

C. 肌肉收缩和舒张　　　　　　　　　D. 建立细胞膜两侧的离子浓度差

E. 物质跨细胞膜的单纯扩散

2. 机体一定时间内的总产热量包括

A. 蛋白质氧化产生的热量　　B. 脂肪氧化产生的热量　　C. 糖氧化产生的热量

D. 尿氮氧化产生的热量　　　E. 维生素氧化产生的热量

3. 下列数据中,有助于间接测热法测定机体产热量的有

A. 尿氮量　　　　　　　　　B. 食物的氧热价　　　　　　C. 呼吸商

D. 单位时间内耗氧量　　　　E. 单位时间内二氧化碳的产量

4. 下列因素中,对能量代谢有较显著的影响的是

A. 精神紧张时　　　　　　　B. 打篮球　　　　　　　　　C. 欣赏轻音乐

D. 蛋白质丰富的晚餐后 2 小时　　E. 环境温度为 5℃

5. 临床上测基础代谢率时所需的基础状态主要指

A. 清晨清醒静卧　　　　　　B. 午睡后静卧　　　　　　　C. 排除精神紧张的影响

D. 肌肉松弛　　　　　　　　E. 半夜醒来静卧

6. 测定基础代谢率必须

A. 熟睡　　　　　　　　　　B. 静卧半小时以上　　　　　C. 室温低于15℃

D. 室温保持在 20~25℃   E. 饭后 12~14 小时

7. 关于体温,正确的叙述是

　　A. 机体体温是恒定的,任何时候都是 37℃   B. 女子体温低于男子

　　C. 儿童体温高于老人   D. 老人体温偏低

　　E. 新生儿体温易波动

8. 采用酒精擦浴降低高温病人的体温不是通过

　　A. 增加辐射散热   B. 增加蒸发散热   C. 增加对流散热

　　D. 增加传导散热   E. 减少机体散热

9. 可能影响皮肤温度的因素是

　　A. 发汗   B. 皮肤血流量   C. 环境温度   D. 精神紧张   E. 增加衣着

10. 自主神经性体温调节包括

　　A. 改变皮肤血流量   B. 发汗   C. 寒战

　　D. 蜷曲身体   E. 甲状腺激素分泌增多

二、名词解释

　　1. 氧热价(thermal equivalent of oxygen)   2. 食物的热价(thermal equivalent of food)

　　3. 呼吸商(respiratory quotient)   4. 能量代谢(energy metabolism)

　　5. 食物的特殊动力效应(specific dynamic effect)   6. 基础代谢率(basal metabolism rate,BMR)

　　7. 传导散热(thermal conduction)   8. 辐射散热(thermal radiation)

　　9. 体温(body temperature)

三、简答题

　　1. 简述影响能量代谢的因素?

　　2. 何谓基础代谢率? 测量基础代谢率需要注意哪些条件?

　　3. 体温可随哪些因素正常变动?

　　4. 皮肤的散热方式有哪几种?

四、论述题

　　当环境温度升高或降低时,体温是如何保持相对稳定的?

参考答案

一、选择题

A 型题

1.D　2.E　3.B　4.B　5.D　6.A　7.D　8.B　9.A　10.A　11.C　12.E　13.C　14.D

15.D　16.A　17.C　18.C　19.A　20.B　21.A　22.E　23.B　24.A　25.E　26.D

27.B　28.C　29.B　30.A　31.A　32.E　33.D　34.E　35.B　36.E　37.B　38.A

39.B　40.D　41.B　42.D　43.B　44.C　45.E　46.B　47.C

B 型题

1.A　2.E　3.B　4.E　5.A　6.C　7.D　8.C　9.B　10.D　11.A　12.C　13.D　14.B

15.C　16.B

X 型题

1. ABCD　2. ABC　3. ABCDE　4. ABDE　5. ACD　6. DE　7. CDE　8. ACDE　9. ABCDE
10. ABCE

二、名词解释

1. 氧热价:通常将某种营养物质氧化时消耗 1L 氧所产生的热量称为该物质的氧热价。

2. 食物的热价:食物氧化(或在体外燃烧)时所释放出来的能量称为食物的热价。

3. 呼吸商:一定时间内机体的 CO_2 产量与耗氧量的比值称为呼吸商。

4. 能量代谢:生物体内物质代谢过程中伴随着的能量释放、转移和利用等,统称为能量代谢。

5. 食物的特殊动力效应:在进食之后的一段时间内(从进食后 1 小时左右开始),虽然同样处于安静状态,但所产生的热量要比进食前有所增加,食物的这种刺激机体产生额外热量的效应称为食物的特殊动力效应。

6. 基础代谢率:基础状态下单位时间内的能量代谢。

7. 传导散热:机体的热量直接传给同它接触的较冷物体的一种散热方式。

8. 辐射散热:人体以热射线(红外线)的形式将体热传给外界的散热形式。

9. 体温:是指身体深部的平均温度。

三、简答题

1. 以下因素使能量代谢率增高:①肌肉活动增加:使产热增加、外功增高。②精神活动加剧。③食物特殊动力学作用:进食 1 小时后开始。④环境温度:20℃~30℃能量代谢率保持稳定。低于 20℃或高于 30℃均使能量代谢率增高。

2. 基础代谢率是指人体在基础状态下的能量代谢。测量条件:清晨、清醒、静卧、未做肌肉活动、环境温度 20~25℃、体温正常、至少禁食 12 小时、无精神紧张。

3. ①昼夜变化:清晨 2~6 时最低,午后 1~6 时最高;②性别:成年女子高于男子,成年女子体温随月经周期变化;③年龄:婴幼儿体温不稳定。老年人基础代谢率低、体温偏低。

4. ①辐射散热:人体以热射线(红外线)的形式将体热传给外界的散热形式;②传导散热:机体的热量直接传给同它接触的较冷物体的一种散热方式;③对流散热:通过气体进行热量交换的方式;④蒸发散热:通过体表水分蒸发而散失热量的方式。

四、论述题

当环境温度改变时,首先导致表层体温波动。通过皮肤、黏膜的外周温度感受器,将信息上传到体温调节中枢,进而调节机体产热或散热过程——在寒冷环境下,肌体产热增加、散热减少;在炎热环境下,则通过辐射、传导、对流和蒸发等增加散热,从而使体温保持恒定。

(董　颀)

第八章　尿的生成和排出

学习要求

1. 掌握　肾小球的滤过功能;肾小管与集合管的物质转运功能;尿生成的调节。
2. 熟悉　肾血流量及其调节;尿液的浓缩和稀释;尿的排放。
3. 了解　肾的功能解剖;清除率。

概述:肾是体内最重要的排泄器官,通过尿的生成(urine formation)和排出(excretion),维持内环境相对稳定。

1. 肾脏的功能　①排除大部分代谢终产物、过剩的物质及异物。每天尿量少于500ml,将有部分代谢终产物在体内积聚。②调节细胞外液量和渗透压。③保留体液中的 Na^+、K^+、HCO_3^-、Cl^- 等重要电解质,排出 H^+,维持酸碱平衡。④肾还具有内分泌功能:产生肾素、促红细胞生成素、羟化的维生素 D_3 等生物活性物质。

2. 尿生成的过程　血浆在肾小球毛细血管处的滤过(filtration);肾小管和集合管的重吸收(reabsorption);肾小管和集合管的分泌(secretion)。

第一节　肾的功能解剖和肾血流量

一、肾的功能解剖

(一)肾单位的构成

肾单位由肾小体与肾小管组成,是尿生成的基本功能单位。

1. 肾小体　分布于肾皮质,包括肾小球(毛细血管球)和肾小囊。

2. 肾小管　可分近端小管(包括近曲小管、近端小管直段)、髓袢细段(分为降支细段和升支细段)、远端小管(包括髓袢升支粗段和远曲小管)三部分。远曲小管汇入集合管。

3. 集合管　由若干条远曲小管汇合而成。它从皮质直下进入髓质。到达内髓时,各集合管逐渐合并,最后形成较大的乳头管并开口于肾乳头。集合管接受多个肾单位运来的液体。

4. 皮质肾单位和近髓肾单位　二者比较见表8-1。

表 8-1　皮质肾单位和近髓肾单位的比较

	皮质肾单位	近髓肾单位
肾小体所在部位	外皮质和中皮质层	内皮质层
数目	85%~90%	10%~15%
特点	肾小球较小,髓袢短	肾小球较大,髓袢长
入、出球小动脉口径比	2:1	1:1
出球小动脉形成毛细血管	全部在肾小管周围	肾小管周围,U形直小血管
功能	尿生成	尿浓缩、稀释

（二）球旁器

球旁器 ⎰颗粒细胞(球旁细胞):分泌肾素
⎱系膜细胞:具有吞噬功能
致密斑:调节肾素的分泌

致密斑与入球小动脉和出球小动脉接触,可感受小管液中 NaCl 含量的变化,并将信息传递到颗粒细胞,调节肾素的分泌与释放。球旁器主要分布在皮质肾单位,因而皮质肾单位含肾素较多,对尿的生成起主要作用。

（三）滤过膜的组成

滤过膜是指肾小球毛细血管内的血液与肾小囊中超滤液之间的隔膜。

1. 超微结构

滤过膜 ⎰内皮细胞
⎱基膜
肾小囊脏层足细胞的足突

2. 通透性

（1）分子大小:R<2.0nm 的中性物质可自由滤过;R>4.2nm 不能滤过;2.0nm<R<4.2nm 的物质随 R 增加,滤过量逐渐降低。

（2）同样大小的分子,带正电荷较负电荷易通过。

（四）肾脏的神经支配和血管分布

1. 神经支配　肾交感神经支配:胸 12~腰 2,支配肾动脉、肾小管和释放肾素的球旁细胞。肾交感神经末梢释放去甲肾上腺素,调节肾血流量、肾小球滤过率(glomerular filtration rate,GFR)、肾小管的重吸收和肾素的释放。

2. 血管分布　肾动脉→叶间动脉→弓状动脉→小叶间动脉→入球小动脉→肾小球毛细血管网→出球小动脉→管周毛细血管网和(或)直小血管→静脉。

有两套毛细血管网。肾小球毛细血管网:压力高,有利于肾小球的滤过。管周围毛细血管网:血压较低,胶体渗透压高,有利于重吸收。

二、肾血流量及其调节

特点:

1. 血流量大。

2. 主要集中在皮质部。

（一）肾血流量的自身调节

没有外来神经支配的情况下,肾血流量在一定的动脉血压变动范围内（80 ～ 180mmHg）,肾血流量仍然保持相对恒定。

机制:肌源学说和管-球反馈。

1. 肌源性机制（myogenic mechanism） 肾动脉灌注压↑（80～180mmHg 范围）→血管平滑肌紧张性↑→血流阻力↑→肾血流量的稳定。反之,当动脉血压低于 80mmHg 时,平滑肌舒张达极限;当动脉血压高于 180mmHg 时,平滑肌达收缩极限,故肾血流量随血压改变而变化。

2. 管-球反馈（tubulogomerular feedback） 小管液流量变化影响肾血流量和肾小球滤过率的现象称为管-球反馈。

管-球反馈的生理意义:使肾血流量与泌尿功能相适应,使肾小球滤过率不会因血压波动而改变,有利于维持肾小球滤过率的相对稳定。

（二）肾血流量的神经和体液调节

神经:肾交感活动增强时,肾血管收缩,肾血流量增加。

体液:肾上腺素和去甲肾上腺素、血管升压素和血管紧张素Ⅱ等。

一般情况下,肾主要依靠自身调节来维持血流量相对稳定,以保证泌尿功能的正常进行。在异常情况下（如大失血、中毒性休克、缺 O_2 等机体处于应急状态时）通过交感神经和一些体液因素的调节,可使肾血流量与全身血流分配的需要相适应,有助于保证心脑的供血。

第二节　肾小球的滤过功能

概述:当血液流过肾小球时,血浆中的一部分水和小分子溶质（包括相对分子质量较小的少量蛋白质）可滤入肾球囊腔内,形成原尿的过程即为肾小球的滤过。

1. 原尿是血浆的超滤液 原尿中除蛋白质含量极少外,各种晶体物质浓度、渗透压、酸碱度都与血浆接近。

2. 肾小球滤过率 单位时间内（每分钟）双肾生成的超滤液量,称肾小球滤过率。可用菊粉的清除率来代表肾小球的滤过率。正常成人的肾小球滤过率平均值为 125ml/min。肾小球滤过率的大小取决于有效滤过压和滤过系数。

3. 滤过分数 肾小球滤过率与肾血浆流量的比值称为滤过分数。滤过分数为 19%,表明流经肾的血浆约有 1/5 由肾小球滤出到囊腔中变为原尿。

一、有效滤过压

有效滤过压（effectire filtration pressare）是肾小球滤过作用的动力。

有效滤过压＝肾小球毛细血管血压-（血浆胶体渗透压+囊内压）

入球端:

$$有效滤过压＝45-(25+10)＝10mmHg$$

当毛细血管血液从入球端流向出球端时,血浆蛋白浓度逐渐升高,有效滤过压逐渐下降,直至降为 0,滤过停止,即达到滤过平衡。

滤过平衡靠近入球端,则有效滤过长度短,肾小球滤过率低。

二、影响肾小球滤过的因素

(一)肾小球毛细血管血压

正常情况下,当血压在 $80 \sim 180$ mmHg 范围内变动时,肾小球滤过率基本不变;血压下降到 80mmHg 时肾小球滤过率下降,当动脉血压下降到 $40 \sim 50$ mmHg 以下时,肾小球滤过率下降到 0;高血压晚期,入球小动脉硬化,口径缩小,肾小球毛细血管血压明显降低,有效滤过压降低,导致少尿。

(二)囊内压

正常情况下,囊内压比较稳定。当肾盂或输尿管结石、肿瘤压迫或其他原因引起的输尿管阻塞,都引起囊内压增高,肾小球滤过率减少。

(三)血浆胶体渗透压

正常情况下,血浆胶体渗透压不会发生大幅度波动。如:静脉大量输入生理盐水→血浆胶体透渗压↓→有效滤过压↑→肾小球滤过率↑→尿量↑。

(四)肾血浆流量

肾血浆流量改变滤过平衡点。肾血浆流量增大时,肾小球毛细血管中血浆胶体渗透压上升速度慢,滤过平衡点靠近出球端,肾小球滤过率增加。肾交感神经兴奋可使肾血流量、肾血浆流量显著减少,肾小球滤过率降低,尿量减少。

(五)滤过系数

凡能影响滤过膜的通透系数和滤过膜面积的因素均可影响肾小球滤过率。如:急性肾小球肾炎时,肾小球毛细血管腔变窄或阻塞,使有效滤过面积减小,肾小球滤过率降低,导致少尿。若滤过膜上糖蛋白减少使滤过膜负电荷减少,通透性增大,带负电荷的血浆蛋白滤过,则出现蛋白尿。

第三节 肾小管与集合管的物质转运功能

一、肾小管和集合管中物质转运的方式

从量上看:终尿的量一般仅占原尿量的 1%。

从成分上看:有的物质可全部被重吸收(如葡萄糖),有的被部分重吸收(如 Na^+、K^+ 等),有的则被肾小管分泌到管腔中(如肌酐)。

1. 物质的转运功能 重吸收和分泌。

重吸收:是指溶质从小管液中转运到血液中的过程。

分泌:是指上皮细胞将本身代谢产物或血液中的物质转运至小管液中的过程。

2. 肾小管和集合管物质转运

方式:被动转运和主动转运。根据主动转运过程中能量来源的不同,又分为原发性主动转运和继发性主动转运。

途径:跨细胞途径和旁细胞途径。

二、肾小管和集合管中各物质的重吸收与分泌

(一) Na^+、Cl^- 和水的重吸收

1. 近端小管　小管液中约 70% 的 Na^+、Cl^- 与水在近球小管被重吸收。

(1) 近端小管前半段:Na^+ 主要为主动重吸收。Na^+ 进入上皮细胞的过程与 H^+ 的分泌以及葡萄糖、氨基酸的转运相偶联。

(2) 近端小管后半段:Na^+、Cl^- 的重吸收存在被动重吸收的。Cl^- 可顺着浓度差经细胞旁路,重吸收回血,同时引起 Na^+ 顺着电位梯度通过细胞旁路被重吸收。

(3) 水靠渗透作用,通过跨细胞转运和细胞旁转运两条路径被重吸收。其吸收量不受神经、激素调节,与体内是否缺水无关。

2. 髓袢　20% Na^+、Cl^- 重吸收,约 15% 水被重吸收。

(1) 髓袢降支细段对水有较好的通透性,对 Na^+、K^+、尿素的通透性很低,因此随着小管液中水的重吸收,溶质浓度和渗透压逐渐升高。

(2) 髓袢升支细段对水几乎不通透,对 Na^+、Cl^- 和尿素都有通透性。Na^+、Cl^- 的吸收完全是被动扩散。

(3) 升支粗段转运模式:Na^+-K^+-$2Cl^-$ 同向转运。

髓袢升支粗段对水的通透性仍很低,此时,首先是 Na^+ 泵的活动,造成细胞内 Na^+ 浓度较低,Na^+ 借助同向转运体顺电化学梯度从小管液中转运到细胞内,同时将 1 个 K^+ 和 2 个 Cl^- 转运到细胞内,Cl^- 经管周膜上的 Cl^- 通道进入组织间液,K^+ 返回小管液中,造成小管液呈正电位,小管液 Na^+、K^+ 和 Ca^{2+} 等经细胞旁转运途径被重吸收。

利尿剂(呋塞米、依他尼酸)抑制此段转运而实现利尿功能。

意义:盐水分离,有利于尿的浓缩和稀释。

3. 远端小管和集合管　重吸收 12% Na^+、Cl^-、水。远曲小管和集合管重吸收功能的最大特点是 Na^+ 和 H_2O 的重吸收分离。Na^+ 的重吸收受醛固酮的调节;水的重吸收则受抗利尿激素(antidiuretic hormone,ADH)的控制。Na^+ 和 Cl^-,通过 Na^+-Cl^- 同向转运体主动转运进入细胞,继而被重吸收进入血液。

(二) HCO_3^- 重吸收与 H^+ 的分泌

1. 近端小管　80% HCO_3^- 在近端小管被吸收,以 CO_2 的形式进行。小管液中的 HCO_3^- 先与 H^+ 结合成 H_2CO_3,再解离为 CO_2 和 H_2O。CO_2 迅速通过管腔膜进入细胞内与 H_2O 在碳酸酐酶的催化下再合成 H_2CO_3,后者解离成的 HCO_3^- 和 H^+,H^+ 通过顶端膜上 Na^+-H^+ 逆向转运进入小管液,大部分 HCO_3^- 与 Na^+ 一起转运入血,小部分 HCO_3^- 通过 Cl^--HCO_3^- 逆向转运进入细胞外液。

2. 髓袢　同近端小管,主要发生在升支粗段。

3. 远端小管和集合管　远曲小管和集合管的闰细胞可主动分泌 H^+,存在两种主动转

运机制:一种为质子泵;一种为 H^+,K^+-ATP 酶。

（三）NH_3 的分泌与 H^+、HCO_3^- 的转运关系

近端小管:上皮细胞内的谷氨酰胺在谷氨酰胺酶的作用下可生成 NH_4^+、HCO_3^-。在细胞内 NH_4^+ 与 NH_3+H^+ 两种形式处于一定的平衡状态。NH_4^+ 通过上皮细胞顶端膜逆向转运体（Na^+-H^+ 转运体）进入小管液（由 NH_4^+ 代替 H^+）。NH_3 可通过单纯扩散进入小管腔,也可通过基底侧膜进入细胞间隙。HCO_3^- 与 Na^+ 一同跨过基底侧膜进入组织间液。因此,1 分子谷氨酰胺被代谢时,生成 2 个 NH_4^+ 进入小管液,机体获得 2 个 HCO_3^-。

集合管:细胞内生成的 NH_3 通过扩散进入小管液,与分泌的 H^+ 结合形成 NH_4^+,排出体外。

NH_3 与 H^+ 的分泌密切相关。

（四）K^+ 的重吸收和分泌

1. K^+ 的重吸收　65%～70% 在近端小管被重吸收,25%～30% 在髓袢近端。

2. K^+ 的分泌　K^+ 是惟一既可被肾小管重吸收,又能被肾小管分泌的离子。

K^+ 分泌与 Na^+ 重吸收密切相关。

尿中的 K^+ 排泄量随 K^+ 的摄入量而异,高 K^+ 饮食可排出大量的 K^+,低 K^+ 饮食则排出少,从而维持机体血 K^+ 浓度相对稳定。Na^+-K^+ 交换和 H^+-Na^+ 交换之间有竞争性抑制。酸中毒时 K^+ 的分泌排出减少而出现高血钾。高血钾时 H^+ 分泌排出减少,出现酸中毒。

（五）钙的重吸收和排泄

约 70% 在近端小管被重吸收,20% 在髓袢被重吸收,9% 在远端小管和集合管被重吸收,少于 1% 被排出。

1. 近端小管　80% 经细胞旁途径进入细胞间隙,约 20% 经细胞途径重吸收。

2. 髓袢　髓袢升支粗段存在被动重吸收和主动重吸收。

3. 远端小管和集合管　主动转运。

4. Ca^{2+} 排泄　受甲状旁腺激素的影响。

（六）葡萄糖的重吸收

葡萄糖、氨基酸全部被肾小管重吸收,而且仅限于近端小管,特别是近端小管前半段。小管液中葡萄糖和 Na^+ 分别与同向转运体结合,进入细胞内,属继发性主动转运。肾小管对葡萄糖的吸收有一定的限度。当血液中葡萄糖的浓度超过达 180mg/100ml 时,有一部分肾小管对葡萄糖的吸收已达到极限,滤液中有一部分肾小管对葡萄糖的吸收已达到极限,尿中开始出现葡萄糖。此时血浆中葡萄糖的浓度称为肾糖阈（renal glucose threshold）。

第四节　尿液浓缩和稀释

血浆的渗透压约为 300mmol/L。高渗尿:尿渗透浓度>血浆渗透压（尿浓缩）。低渗尿:尿渗透浓度<血浆渗透压（尿稀释）。等渗尿:尿渗透浓度=血浆渗透压。

尿液的浓缩和稀释:与 H_2O 和溶质重吸收有关。

一、尿液浓缩和稀释

1. 肾髓质存在渗透压梯度是尿液浓缩和稀释的基础　肾皮质部的渗透浓度与血浆相等,从外髓部至内髓部存在很大的渗透浓度梯度,越向乳头部,渗透浓度越高,可高达血浆渗透浓度 4 倍。

2. ADH 释放量是尿液浓缩和稀释的关键因素。

3. 肾髓质渗透压梯度形成　其结构基础是髓袢降支与升支中的小管液流动的方向不同,构成的逆流系统。

（1）髓袢降支细段

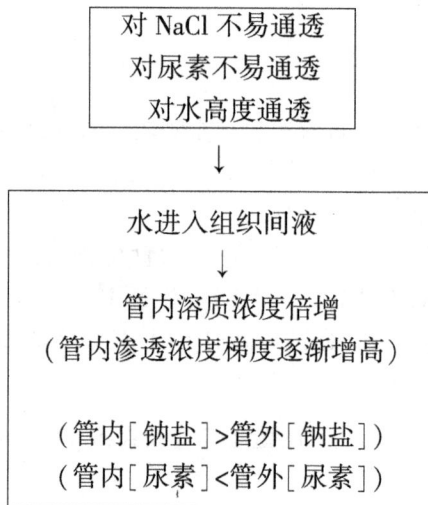

（2）髓袢升支细段

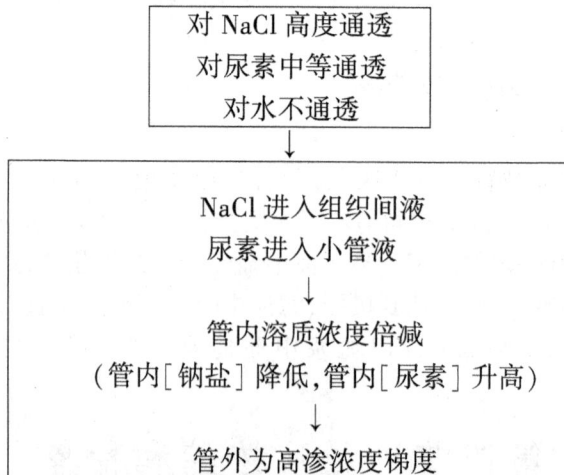

由(1)和(2)可知肾内髓高渗梯度形成。

（3）髓袢升支粗段

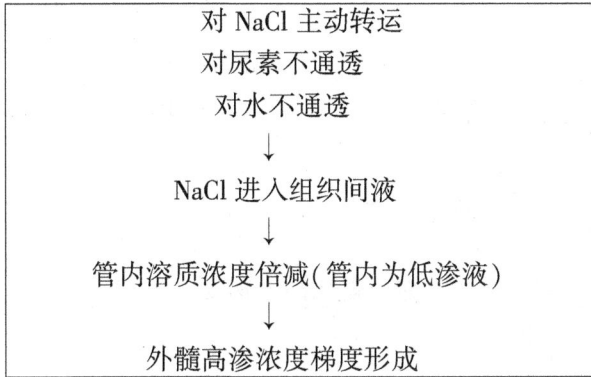

```
┌─────────────────────────────────────┐
│        对 NaCl 主动转运              │
│        对尿素不通透                  │
│        对水不通透                    │
│               ↓                      │
│        NaCl 进入组织间液            │
│               ↓                      │
│   管内溶质浓度倍减(管内为低渗液)   │
│               ↓                      │
│     外髓高渗浓度梯度形成            │
└─────────────────────────────────────┘
```

（4）远曲小管和皮质集合管

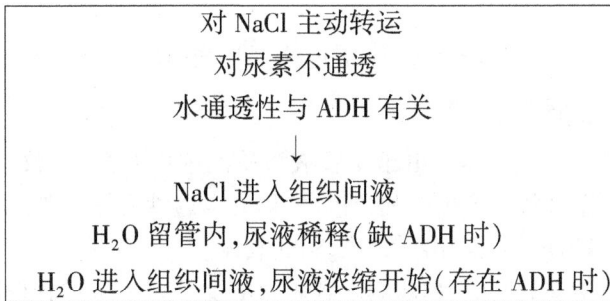

```
┌─────────────────────────────────────┐
│        对 NaCl 主动转运              │
│        对尿素不通透                  │
│      水通透性与 ADH 有关           │
│               ↓                      │
│        NaCl 进入组织间液            │
│   H₂O 留管内,尿液稀释(缺 ADH 时)  │
│ H₂O 进入组织间液,尿液浓缩开始(存在 ADH 时) │
└─────────────────────────────────────┘
```

H_2O 留管内,尿液稀释(缺 ADH 时)

H_2O 进入组织间液,尿液浓缩开始(存在 ADH 时)

（5）内髓集合管

```
┌─────────────────────────────────────────────┐
│            NaCl 主动转运                     │
│        对尿素易通透(尿素浓度高)             │
│        对水通透性与 ADH 有关               │
│                   ↓                          │
│        NaCl、尿素进入组织间液               │
│     H₂O 留管内(缺 ADH 时,尿液进一步稀释)  │
│  H₂O 进入组织间液(存在 ADH 时,尿液进一步浓缩) │
│                   ↓                          │
│ 形成肾内尿素循环,内髓高渗浓度梯度进一步形成 │
└─────────────────────────────────────────────┘
```

H_2O 留管内(缺 ADH 时,尿液进一步稀释)

H_2O 进入组织间液(存在 ADH 时,尿液进一步浓缩)

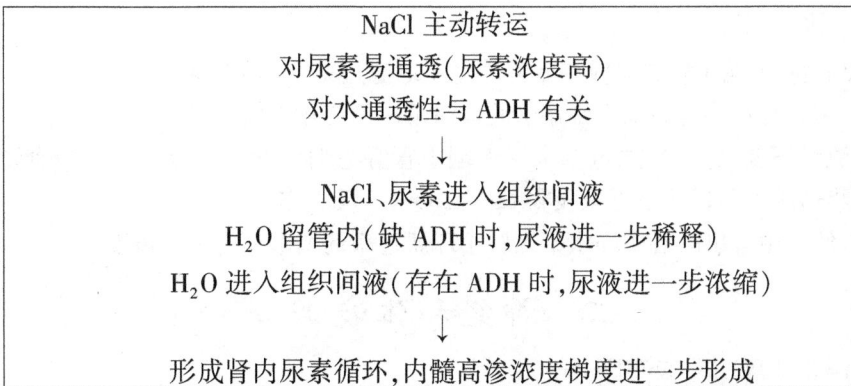

二、直小管在维持肾髓质高渗中的作用

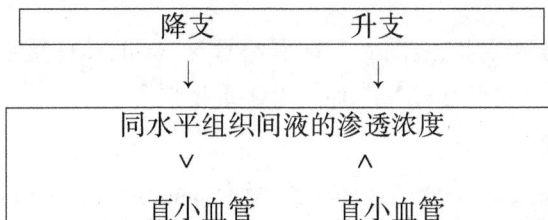

```
┌──────────────────────────────┐
│   降支              升支      │
└──────────────────────────────┘
        ↓                ↓
┌──────────────────────────────┐
│      同水平组织间液的渗透浓度  │
│        ∨              ∧       │
│     直小血管        直小血管  │
└──────────────────────────────┘
```

↓	↓

尿素和 NaCl	尿素和 NaCl
入直小血管	出直小血管
水出直小血管	水入直小血管

↓　　　　　　↓

当升支离开外髓时,将多余的溶质和水带走

↓

维持髓质高渗梯度

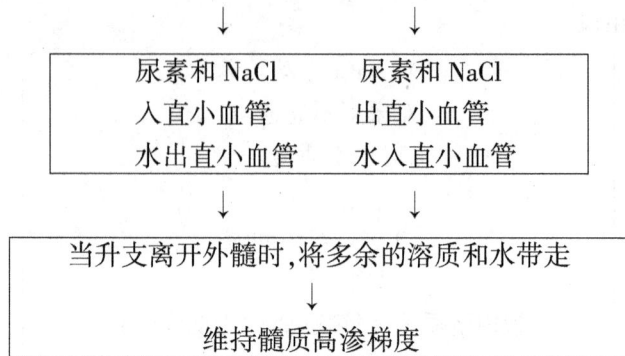

第五节　尿生成的调节

一、肾内自身调节

(一) 小管液中溶质的浓度

渗透性利尿(osmotic diuresis):由于小管液溶质的浓度升高,导致小管液渗透压升高,妨碍了肾小管对水的重吸收而产生的利尿作用,称为渗透性利尿。临床上注射不被肾小管重吸收的甘露醇等,可增加小管液溶质浓度,引起利尿。

糖尿病患者尿量增多的原因:糖尿病患者血糖浓度升高→超过肾糖阈→尿中出现葡萄糖→小管液溶质的浓度升高→小管液渗透压升高→水和 Na^+ 的重吸收减少→尿量增多。

(二) 球-管平衡

球-管平衡:近端小管重吸收率始终占肾小球滤过率65%~70%。

机制:主要与肾小管周围毛细血管胶体渗透压的变化有关。

肾血流量不变,肾小球滤过率↑→近端小管旁毛细血管的血量↓→毛细血管血压↓,血浆胶体渗透压↑→近端小管重吸收 Na^+、H_2O↑。反之亦然。

意义:使尿中排出的溶质和水不因肾小球滤过率的增减而有大幅度变动。

二、神经和体液调节

(一) 肾交感神经的作用

肾交感神经兴奋:

1. 对入球小动脉收缩作用大于出球小动脉→肾小球毛细血管血量和血压↓→肾小球滤过率↓。

2. 肾素↑→血管紧张素Ⅱ、醛固酮↑→肾小管对 NaCl、H_2O 重吸收↑。

3. 近端小管、髓袢上皮细胞对 Na^+、Cl^-、H_2O 重吸收↑。

(二) 血管升压素

血管加压素(vasopressin,VP),又名抗利尿激素(antidiuretic hormone,ADH)。

1. 来源　下丘脑视上核和室旁核。

2. 作用　① 提高远曲小管和集合管对水的通透性,促进水重吸收;② 促升支粗段对 NaCl 重吸收和内髓集合管对尿素的通透性。

3. 机制　抗利尿激素与远曲小管、集合管上皮细胞膜上的 V_2 受体结合,依次激活兴奋性 G 蛋白与腺苷酸环化酶,使上皮细胞中 cAMP 的生成量增加,从而激活蛋白激酶,使位于管腔膜附近,含有水通道的小泡镶嵌在管腔膜上,使管腔膜上的水通道数增加并开放,从而增加对水的通透性。上皮细胞的基侧膜对水可自由通过,因此,水通过管腔膜后可自由通过基侧膜进入毛细血管,被重吸收。

当抗利尿激素缺乏时,管腔膜上的水通道返回到细胞内原来的位置,管腔膜上的水通道消失,对水不通透。

4. 调节

(1) 体液渗透压:细胞外液渗透压的改变是调节 ADH 分泌的最重要因素。大量发汗、严重呕吐、腹泻→血浆晶体渗透压↑→ADH 合成释放↑→Na^+、H_2O 重吸收↑→尿量↓。

水利尿:一次性大量饮清水,反射性地使 ADH 释放减少而引起尿量明显增多的现象。

(2) 循环血量改变:循环血量↑→ 左心房扩张、刺激容量感受器兴奋→ 迷走神经传入中枢→ ADH↓→ 远曲、集合管对 H_2O 重吸收↓→ 循环血量恢复正常。

(3) 其他因素:①血压↑→颈动脉窦压力感受器兴奋→ADH↓;②心房钠尿肽→ ADH↓;③血管紧张素 Ⅱ → ADH↑。

(三) 肾素-血管紧张素-醛固酮系统

1. 肾素-血管紧张素-醛固酮系统的组成成分

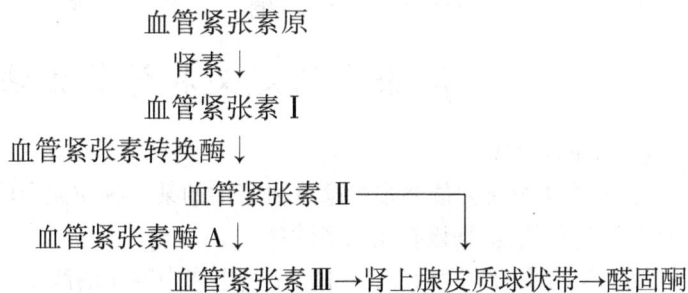

血管紧张素原

肾素↓

血管紧张素 Ⅰ

血管紧张素转换酶↓

血管紧张素 Ⅱ ────┐

血管紧张素酶 A↓　　　　↓

血管紧张素Ⅲ→肾上腺皮质球状带→醛固酮

2. 血管紧张素Ⅱ对尿生成的调节

(1) 刺激醛固酮合成和分泌,促进钠和钾转运。

(2) 刺激近端小管对 NaCl 的重吸收。

(3) 促 ADH 释放,促水重吸收。

(4) 影响肾小球滤过率。低浓度血管紧张素Ⅱ对肾小球滤过率影响不大,较高浓度时可使肾小球滤过率减小。

3. 醛固酮的功能

(1) 作用:促进远曲小管、集合管对 Na^+ 的主动重吸收,同时促进 K^+ 的排出,故有保 Na^+、保水和排 K^+ 作用。

(2) 作用机制:醛固酮→与胞浆受体结合形成复合物→进入核膜与核内受体结合→调节特异性 mRNA 转录→醛固酮诱导蛋白增加。

醛固酮诱导蛋白作用:线粒体中 ATP 的合成↑,提供更多的能量;Na^+泵的活性↑,促进 Na^+-K^+交换;管腔膜的 Na^+通道蛋白↑,使管腔膜的 Na^+通道数↑。

(3) 分泌调节:肾素-血管紧张素-醛固酮系统:肾素分泌增多时,血管紧张素Ⅱ、Ⅲ生成增多,刺激醛固酮分泌。此外血 K^+ 和血 Na^+ 浓度也影响醛固酮的分泌,如血钠浓度降低和血钾浓度增高可刺激醛固酮的分泌。

4. 肾素分泌的调节因素

(1) 肾内机制:入球小动脉血压下降,血流量减少时,入球小动脉壁受牵拉的程度减小,刺激肾素释放;肾小球滤过率减少,流经致密斑的 Na^+ 量减少,刺激致密斑感受器,使肾素分泌增多。

(2) 神经机制:交感神经兴奋可直接刺激颗粒细胞分泌肾素。

(3) 体液因素:肾上腺素、去甲肾上腺素可直接刺激颗粒细胞分泌肾素。

(四) 心房钠尿肽

1. 合成部位　由心房肌细胞合成。

2. 对肾脏的作用

(1) 抑制集合管对 NaCl 重吸收。

(2) 使肾小球动脉,尤其是入球小动脉舒张,增加肾血流量和肾小球滤过率。

(3) 抑制肾素、醛固酮和抗利尿激素的分泌。这些都能促进 NaCl 和水的排出,尿量增加。

第六节　清　除　率

一、清除率的定义和计算方法

清除率(clearance, C)

定义:指两肾在 1 分钟内能将多少毫升血浆中的某一物质完全清除,这个被完全清除了该物质的血浆的毫升数,就是该物质的清除率。

若已知尿中某物质的浓度(U, mg/100ml)、血浆中物质的浓度(P, mg/100ml)和每分钟尿量(V, ml/min),则:$U×V=C×P$,$C = U×V/P$。

二、测定清除率的意义

(一) 测定肾小球滤过率

肾小球滤过率的测定通常采用血浆清除率试验。

1. 菊粉清除率　假如某物质在肾小球可以自由滤过,则它在原尿中的浓度与其血浆浓度相等。又假如该物质随小管液流经肾小管时既不被重吸收,也不被分泌排泄,则尿中排出的该物质只能随血浆经肾小球滤过而来,因此,血浆清除率即为滤过的血浆量,也即肾小球滤过率。菊粉符合这一条件。临床上通过静脉输入一定量的菊粉,测定其菊粉清除率,其值可以代表肾小球滤过率。

2. 内生肌酐清除率　内生肌酐:是指体内组织代谢所产生的肌酐,可推测肾小球滤过率。

（二）测定肾血流量

肾血流量的测定也可采用清除率的测定方法。如果血浆中某一物质经过一次肾循环时,通过滤过和分泌完全将其清除出去,则该物质的血浆清除率即等于每分钟肾血浆流量。根据血细胞比容将肾血浆流量换算为肾血流量。碘锐特和对氨基马尿酸符合这一条件。

（三）推测肾小管功能

假如某物质清除率小于肾小球滤过率,该物质一定在肾小管被重吸收;某物质清除率大于肾小球滤过率,表明肾小管必定分泌该物质。

第七节　尿 的 排 放

一、膀胱和尿道的神经支配

膀胱逼尿肌和内括约肌受副交感神经和交感神经支配。

副交感神经:盆神经。

交感神经:腹下神经。

膀胱外括约肌:阴部神经。

二、排 尿 反 射

膀胱尿量达 400~500ml→膀胱壁牵张感受器兴奋→冲动沿盆神经传入骶髓排尿中枢使之兴奋(同时上传至脑干和大脑皮质,产生尿意)→如果环境允许,冲动沿盆神经传出→逼尿肌收缩、尿道内括约肌舒张→尿液进入后尿道,刺激尿道感受器→ 冲动经阴部神经再次传入脊髓排尿中枢使之进一步兴奋→逼尿肌收缩更强、尿道外括约肌舒张→排尿(正反馈)。

排尿异常:

无张力膀胱和溢流性尿失禁:传入神经受损。

尿潴留:传出神经或骶段脊髓受损。

尿失禁:高位脊髓受损,初级中枢与大脑皮质失去联系。

（李建华）

习 题

一、选择题

A 型题

1. 关于肾单位的叙述,错误的是
   A. 是肾的基本功能单位　　　　　　B. 与集合管共同完成尿的生成过程
   C. 可分为皮质肾单位和近髓肾单位　D. 近髓肾单位数量多于皮质肾单位
   E. 近髓肾单位在尿的浓缩与稀释过程中起重要作用

2. 关于近髓肾单位的描述,错误的是
   A. 主要分布在靠近髓质的内皮质层　B. 入球小动脉的口径比出球小动脉的粗

    C. 肾小球体积大、髓袢长,可深达内髓质层   D. 出球小动脉可形成 U 形直小血管

    E. 在尿的浓缩和稀释过程中起重要作用

3. 近髓肾单位的主要功能是

    A. 释放肾素   B. 分泌醛固酮   C. 释放抗利尿激素

    D. 排泄 Na^+ 和 Cl^- E. 浓缩和稀释尿液

4. 皮质肾单位的特点

    A. 分布于内皮质层   B. 肾小球较大   C. 髓袢较短

    D. 含肾素颗粒较少   E. 入球小动脉口径比出球小动脉细

5. 感知肾小管液 Na^+ 浓度的是

    A. 间质细胞   B. 致密斑   C. 近球细胞   D. 球旁细胞   E. 系膜细胞

6. 关于肾小球滤过膜的描述,错误的是

    A. 由毛细血管内皮细胞、基膜和肾小囊脏层上皮细胞三层组成

    B. 基膜是阻碍血浆蛋白滤过的一个重要屏障

    C. 通透性与被滤过物质分子大小有关

    D. 带正电荷分子更易通过

    E. 带负电荷分子更易通过

7. 肾脏球旁细胞的生理功能是

    A. 分泌血管紧张素   B. 分泌肾素   C. 分泌醛固酮

    D. 分泌前列腺素   E. 分泌促红细胞生成素

8. 当肾动脉压由 120mmHg 上升到 150mmHg 时,肾血流量的变化是

    A. 明显增加   B. 明显减少   C. 无明显改变

    D. 先增加后减少   E. 先减少后增加

9. 剧烈运动时,尿量减少,主要是

    A. 醛固酮分泌增加   B. 抗利尿激素分泌增加

    C. 肾动脉收缩,肾血流量减少   D. 肾小球毛细血管血压升高

    E. 肾小球滤过面积减小

10. 能使肾小球毛细血管压和肾血流量保持相对稳定的动脉血压范围是

    A. 40~100mmHg   B. 50~140mmHg   C. 60~120mmHg

    D. 80~180mmHg   E. 180~220mmHg

11. 使肾血流量增多的因素是

    A. 强烈运动   B. 疼痛   C. 交感神经兴奋

    D. 静卧   E. 肾上腺素

12. 形成肾小囊超滤液的有效滤过压等于

    A. 肾小球毛细血管压+血浆胶体渗透压+囊内压

    B. 肾小球毛细血管压-血浆胶体渗透压-囊内压

    C. 肾小球毛细血管压+血浆胶体渗透压-囊内压

    D. 肾小球毛细血管压-血浆胶体渗透压+囊内压

    E. 肾小球毛细血管压-(血浆胶体渗透压-囊内压)

13. 肾小球滤过率指
    A. 一侧肾脏每分钟生成的原尿量　　　　B. 两侧肾脏每分钟生成的原尿量
    C. 两侧肾脏每分钟生成的尿量　　　　　D. 一侧肾脏每分钟生成的尿量
    E. 两侧肾脏每分钟的血浆流量

14. 正常情况下,成人的肾小球滤过率为
    A. 100ml/min　　　　　B. 125ml/min　　　　　C. 150ml/min
    D. 200ml/min　　　　　E. 175ml/min

15. 已知肾小球滤过率为 125ml/min,滤过分数为 19%,血浆量占全血的 55%,则肾血流量
    约为
    A. 600ml/min　　　　　B. 800ml/min　　　　　C. 1000ml/min
    D. 1200ml/min　　　　E. 8250ml/min
    (注:分两步求得:①滤过分数 = 肾小球滤过率/肾血浆流量,所以肾血浆流量 = 125÷
    19% = 660ml/min;②肾血浆流量 = 肾血流量×血浆比容)

16. 滤过分数指
    A. 肾小球滤过率/肾血浆流量　　　　B. 肾血浆流量/肾血流量
    C. 肾血流量/肾血浆流量　　　　　　D. 肾小球滤过率/肾血流量
    E. 肾血流量/心排血量

17. 肾小球毛细血管内血浆滤出的直接动力是
    A. 入球小动脉血压　　　B. 出球小动脉血压　　　C. 肾小球毛细血管血压
    D. 全身动脉血压　　　　E. 肾动脉血压

18. 下列情况中,会导致肾小球滤过率降低的是
    A. 血浆胶体渗透压下降　　B. 血浆胶体渗透压升高　　C. 血浆晶体渗透压下降
    D. 血浆晶体渗透压升高　　E. 血浆蛋白质浓度降低

19. 使肾小球滤过率增加的因素是
    A. 出球小动脉舒张　　　　B. 肾小球毛细血管血压降低
    C. 血浆胶体渗透压降低　　D. 肾小囊内胶体渗透压升高
    E. 血浆晶体渗透压降低

20. 下列情况中,可导致肾小球滤过率增高的是
    A. 注射大量去甲肾上腺素　　B. 肾交感神经兴奋　　　C. 快速静脉滴注生理盐水
    D. 静脉滴注高渗葡萄糖液　　E. 注射抗利尿激素

21. 下列情况中,肾小球滤过率基本保持不变的是
    A. 血浆胶体渗透压降低　　B. 囊内压升高　　　C. 血压降至 90mmHg
    D. 滤过膜通透性增大　　　E. 有效滤过面积减少

22. 关于肾小球滤过作用的描述,错误的是
    A. 肾小球毛细血管血压是促进滤过的力量
    B. 血浆胶体渗透压是阻止滤过的力量
    C. 正常情况下肾小球毛细血管的全长均有滤过
    D. 肾小囊内压升高时滤过减少

E. 血压在一定范围内波动时肾小球滤过率维持恒定

23. 在正常情况下不能通过滤过膜的物质是
    A. 氨基酸　　　　　　　　B. Na^+、K^+、Cl^-等电解质　　　C. 血浆白蛋白
    D. 葡萄糖　　　　　　　　E. 肌酐

24. 肾小管和集合管重吸收物质量最大的是
    A. 集合管　　　　　　　　B. 远曲小管　　　　　　　　C. 髓袢升支粗段
    D. 髓袢降支　　　　　　　E. 近端小管

25. 原尿中葡萄糖含量
    A. 高于血浆　　　　　　　B. 低于血浆　　　　　　　　C. 与血浆相同
    D. 与小管液相同　　　　　E. 与终尿相同

26. 关于葡萄糖重吸收的叙述,错误的是
    A. 只有近端小管可以重吸收
    B. 与 Na^+ 的重吸收相偶联
    C. 是一种主动转运过程
    D. 近端小管重吸收葡萄糖能力有一定限度
    E. 正常情况下,近端小管不能将肾小球滤出的糖全部重吸收

27. 糖尿病人尿量增多的原因是
    A. 肾小球滤过率增加　　　B. 渗透性利尿　　　　　　　C. 水利尿
    D. 抗利尿激素分泌减少　　E. 醛固酮分泌减少

28. 氨基酸通过主动转运全部被重吸收,其部位是
    A. 近端小管　　　　　　　B. 髓袢细段　　　　　　　　C. 髓袢粗段
    D. 远曲小管　　　　　　　E. 集合管

29. 近端小管 HCO_3^- 被重吸收的主要形式是
    A. H_2CO_3　　　　　　　B. HCO_3^-　　　　　　　　C. CO_2
    D. OH^-　　　　　　　　E. $NaHCO_3$

30. 关于 HCO_3^- 重吸收的叙述,错误的是
    A. 主要在近端小管重吸收
    B. 与 H^+ 的分泌有关
    C. HCO_3^- 是以 CO_2 的形式从小管液中转运至小管细胞内的
    D. Cl^- 的重吸收优先于 HCO_3^- 的重吸收
    E. HCO_3^- 重吸收需碳酸酐酶的帮助

31. 对 Na^+ 的重吸收量最大的部位是
    A. 近端小管　　　　　　　B. 髓袢降支细段　　　　　　C. 髓袢升支粗段
    D. 远曲小管　　　　　　　E. 集合管

32. 关于近端小管重吸收 Na^+ 的描述,错误的是
    A. 小管液中的 Na^+ 被动扩散至小管细胞内
    B. 重吸收过程是被动重吸收

C. Na$^+$的重吸收使水重吸收

D. 超滤液中约 70% 的 Na$^+$在近端小管重吸收

E. 小管细胞管周膜上的 Na$^+$泵主动转运 Na$^+$至组织间隙

33. 对 Na$^+$重吸收的叙述,正确的是

    A. 只有近端小管重吸收 Na$^+$

    B. Na$^+$的重吸收常伴有 Cl$^-$和水的分泌

    C. 各段肾小管和集合管重吸收 Na$^+$的量均受醛固酮调节

    D. 近端小管重吸收 Na$^+$的量与肾小球滤出 Na$^+$的量成定比关系

    E. Na$^+$的重吸收常伴有 HCO$_3^-$ 的分泌

34. 通过继发主动重吸收 Cl$^-$的部位是

    A. 近端小管   B. 髓袢升支细段   C. 髓袢升支粗段

    D. 远曲小管   E. 集合管

35. 终尿中的 K$^+$主要是由

    A. 肾小球滤过   B. 近曲小管分泌   C. 髓袢升支分泌

    D. 髓袢降支分泌   E. 远曲小管和集合管分泌

36. 催化肾小管分泌 H$^+$的酶是

    A. 脱羧酶   B. 羟化酶   C. 碳酸酐酶

    D. 过氧化物酶   E. 磷酸化酶

37. 肾小管主动重吸收和主动分泌都很明显的物质是

    A. Na$^+$ B. 葡萄糖   C. K$^+$ D. 尿素   E. 肌酐

38. 关于 NH$_3$分泌的叙述,正确的是

    A. 各段小管均可分泌 NH$_3$

    B. NH$_3$的分泌促进 NaHCO$_3$重吸收

    C. 在集合管,NH$_3$是通过主动转运进入小管液的

    D. H$^+$的分泌增多将减少 NH$_3$的分泌

    E. 分泌的 NH$_3$以原形排出体外

39. 肾脏产生的 NH$_3$主要来源于

    A. 亮氨酸   B. 甘氨酸   C. 丙氨酸   D. 谷氨酰胺   E. 尿酸

40. 对尿素的通透性最大的部分是

    A. 髓袢升支   B. 髓袢降支   C. 远曲小管

    D. 内髓集合管   E. 外髓集合管

41. 关于 H$^+$分泌的描述,错误的是

    A. 近端小管、远曲小管和集合管均可分泌

    B. 分泌过程与 Na$^+$的重吸收有关

    C. 有利于 HCO$_3^-$ 的重吸收

    D. 可阻碍 NH$_3$的分泌

    E. 远曲小管和集合管闰细胞可主动分泌 H$^+$

42. 关于近端小管重吸收的叙,正确的是
   A. 肾小管细胞两侧溶质浓度差很大　　　B. 重吸收的量很小
   C. 葡萄糖重吸收与 Na^+ 转运无关　　　D. 伴随有其他离子的分泌
   E. 等渗性重吸收

43. 能调节肾脏分泌氨的主要离子是
   A. Na^+　　　B. K^+　　　C. H^+　　　D. Cl^-　　　E. HCO_3^-

44. 正常情况下,肾小球滤过率为 125ml/min,近端小管的重吸收率为
   A. 60.0ml/min　　　B. 65.0ml/min　　　C. 87.5ml/min
   D. 90.0ml/min　　　E. 95.6ml/min

45. 醛固酮作用于远曲小管和集合管,可促进
   A. Na^+ 的重吸收　　　B. Na^+ 的重吸收和葡萄糖的重吸收
   C. Na^+ 的重吸收和 K^+ 的分泌　　　D. K^+ 的重吸收
   E. K^+ 的重吸收和 Na^+ 的重吸收

46. 能调节远曲小管和集合管对水的重吸收的主要物质是
   A. 血管紧张素　　B. 肾素　　C. 醛固酮　　D. ADH　　E. 心房钠尿肽

47. 肾小管滤液中的水大部分重吸收是在
   A. 近端小管　　B. 远曲小管　　C. 髓袢降支　　D. 髓袢升支　　E. 集合管

48. 远曲小管和集合管能分泌
   A. Na^+　　　B. H^+　　　C. Cl^-　　　D. HCO_3^-　　　E. Mg^{2+}

49. 在肾小管中水分容易通透而 Na^+ 不容易通透的部位是
   A. 近曲小管　　　B. 髓袢降支细段　　　C. 髓袢升支
   D. 内髓集合管　　　E. 远曲小管和集合管

50. 原尿的成分
   A. 和终尿近似　　　B. 比终尿少葡萄糖　　　C. 比终尿多 Na^+、K^+
   D. 比血浆少蛋白质　　　E. 比血浆少葡萄糖

51. 正常终尿量占原尿量的
   A. 1%　　　B. 2%　　　C. 5%　　　D. 10%　　　E. 20%

52. 正常人 24 小时排尿量
   A. 大于 3000ml　　　B. 约等于 2500ml　　　C. 2000~2500ml
   D. 1500ml　　　E. 少于 1000ml

53. 进入集合管的尿液是
   A. 低渗尿　　　B. 等渗尿　　　C. 高渗尿
   D. 低渗或等渗尿　　　E. 等渗或高渗尿

54. 构成内髓质部渗透压梯度的主要溶质是
   A. 碳酸盐和 NaCl　　　B. 尿素和 NaCl　　　C. 尿素和葡萄糖
   D. NaCl 和 KCl　　　E. KCl 和尿素

55. 尿液的稀释主要发生于
   A. 近端小管　　　B. 髓袢降支　　　C. 髓袢升支细段

D. 髓袢升支粗段　　　　E. 远端小管和集合管

56. 切除肾上腺皮质的狗,出现
    A. 血容量↓,尿钠↓,血钾↓　　　　B. 血容量↑,尿钠↑,血钾↑
    C. 血容量↑,尿钠↑,血钾↓　　　　D. 血容量↓,尿钠↓,血钾↑
    E. 血容量↓,尿钠↑,血钾↓

57. 损毁视上核,尿量和尿浓缩将出现
    A. 尿量增加,尿高度稀释　　　　B. 尿量增加,尿浓缩
    C. 尿量减少,尿高度稀释　　　　D. 尿量减少,尿浓缩
    E. 尿量不变,尿浓缩

58. 关于尿液浓缩和稀释的描述,正确的是
    A. 越靠近内髓部,渗透压越低　　　　B. 髓袢越短,浓缩力越强
    C. 肾皮质越厚,浓缩力越强　　　　D. 越靠近肾乳头,渗透压越高
    E. 越向髓袢细降支深入,Na^+浓度越低

59. 肾髓袢逆流倍增机制的原动力主要是
    A. 近曲小管主动重吸收 NaCl　　　　B. 髓袢降支主动重吸收 NaCl
    C. 髓袢升支粗段主动重吸收 NaCl　　　　D. 集合管主动重吸收 NaCl
    E. 远曲小管重吸收 NaCl

60. 关于肾髓质组织间液高渗状态的形成,错误的是
    A. 与髓袢、集合管对不同物质的选择性吸收有关
    B. 外髓高渗的形成依赖于升支粗段对 NaCl 的主动重吸收
    C. 内髓高渗的形成有赖于升支细段对 NaCl 的主动重吸收
    D. 内髓高渗的形成依赖于集合管对尿素的被动重吸收
    E. 近端小管基本上不参与肾髓质高渗梯度的形成

61. 形成肾脏外髓部渗透压的主要溶质是
    A. NaCl　　　　B. NaCl 与尿素　　　　C. NaCl 与 KCl
    D. 尿素　　　　E. 尿素与 KCl

62. 静脉注射甘露醇引起尿量增加是通过
    A. 增加肾小球滤过率　　　　B. 增加肾小管液中溶质的浓度
    C. 减少抗利尿激素的释放　　　　D. 减少醛固酮的释放
    E. 减少远曲小管和集合管对水的通透性

63. 注射去甲肾上腺素引起少尿的主要原因是
    A. 肾小球毛细血管血压明显降低　　　　B. 血浆胶体渗透压升高
    C. 囊内压升高　　　　D. 滤过膜的通透性降低
    E. 抗利尿激素分泌增多

64. 关于抗利尿激素合成和释放的叙述,正确的是
    A. 在下丘脑视上核、室旁核合成,于神经垂体释放
    B. 在下丘脑视上核、室旁核合成,于腺垂体释放
    C. 在下丘脑促垂体区合成,于腺垂体释放

    D. 在下丘脑促垂体区合成,于神经垂体释放

    E. 由肾上腺皮质球状带释放

65. 抗利尿激素促进水重吸收的部位是

    A. 近端小管   B. 髓袢降支   C. 髓袢升支

    D. 整个髓袢   E. 远曲小管和集合管

66. 促进抗利尿激素释放的因素是

    A. 血浆胶体渗透压升高   B. 血浆晶体渗透压升高   C. 血浆胶体渗透压下降

    D. 血浆晶体渗透压下降   E. 动脉血压升高

67. 下列因素中不引起抗利尿激素分泌增多的是

    A. 循环血量减少   B. 大量出汗   C. 血浆晶体渗透压降低

    D. 血浆晶体渗透压升高   E. 数日内饮水量严重不足

68. 下述情况下尿量增多与抗利尿激素无关的是

    A. 大量饮水   B. 血浆晶体渗透压降低   C. 循环血量增加

    D. 静脉输入低渗液体   E. 静脉输入甘露醇

69. 大量饮清水后,尿量增多主要是由于

    A. 循环血量增加,血压升高   B. 醛固酮分泌减少   C. 血浆胶体渗透压下降

    D. 血浆晶体渗透压下降   E. 肾小球滤过率增加

70. 醛固酮促进 Na^+ 重吸收和 K^+ 分泌的部位是

    A. 近端小管   B. 髓袢降支   C. 髓袢升支

    D. 远曲小管和集合管   E. 输尿管

71. 下列使醛固酮分泌增多的是

    A. 血 Na^+ 升高、血 K^+ 降低   B. 血 Na^+ 降低、血 K^+ 升高   C. 血 Ca^{2+} 升高

    D. 血 Cl^- 升高   E. 血中葡萄糖浓度升高

72. 引起醛固酮分泌减少的是

    A. 致密斑兴奋   B. 肾素分泌增加

    C. 血管紧张素增多   D. 支配肾脏的交感神经兴奋性降低

    E. 血容量减少

73. 一般情况下对醛固酮合成与分泌,无调节作用的是

    A. 肾素   B. 血管紧张素Ⅱ   C. 血 Na^+ D. 血 K^+ E. ACTH

74. 大量出汗时尿量减少,主要原因是

    A. 血浆晶体渗透压升高,引起抗利尿激素分泌增加

    B. 血浆晶体渗透压降低,引起抗利尿激素分泌增加

    C. 血浆胶体渗透压升高,引起肾小球滤过率减少

    D. 交感神经兴奋,引起抗利尿激素分泌

    E. 血容量减少,导致肾小球滤过率减少

75. 大量注射高渗葡萄糖,引起尿量增多的主要原因是

    A. 血浆胶体渗透压下降   B. 肾小球毛细血管血压升高   C. 肾血流量增大

    D. ADH 分泌减少   E. 肾小管液的晶体渗透压升高

76. 尿崩症的发生与下列哪种激素不足有关
　　A. 肾上腺素和去甲肾上腺素　　B. 肾素　　　　　　　　C. 抗利尿激素
　　D. 醛固酮　　　　　　　　E. 前列腺素

77. 肾素-血管紧张素系统激活时,不正确的是
　　A. 醛固酮分泌↑　　　　　B. 小动脉紧张度↑　　　　　C. 血量↑
　　D. 肾脏的钠盐排出↑　　　E. 尿量↓

78. 正常情况下,终尿中没有
　　A. NaCl　　　B. 肌酐　　　C. 磷酸盐　　　D. 葡萄糖　　　E. 尿素

79. 如果从肾动脉流到肾静脉的一定量血液内的某种物质全部从血浆中清除时,其清除率等于
　　A. 肾血流量　　　　　　B. 肾血浆流量　　　　　　C. 肾小球滤过率
　　D. 每分钟的尿量　　　　E. 零

80. 用于测量人肾小球滤过率的物质
　　A. 碘锐特　　　B. 肌酐　　　C. 尿素　　　D. 菊粉　　　E. 葡萄糖

81. 阴部神经兴奋时
　　A. 尿道内括约肌收缩　　　B. 尿道内括约肌松弛　　　C. 尿道外括约肌收缩
　　D. 尿道外括约肌松弛　　　E. 逼尿肌收缩

82. 盆神经受损时,排尿功能障碍的表现是
　　A. 尿失禁　　　B. 尿频　　　C. 尿潴留　　　D. 多尿　　　E. 少尿

83. 排尿反射的初级中枢位于
　　A. 大脑皮质　　　B. 下丘脑　　　C. 延髓　　　D. 胸段脊髓　　　E. 骶段脊髓

84. 关于排尿反射的叙述,不正确的是
　　A. 感受器位于膀胱壁上　　　　B. 初级中枢位于骶段脊髓
　　C. 反射过程存在负反馈控制　　　D. 排尿反射受意识控制
　　E. 反射过程存在正反馈控制

B 型题
　　A. 肾小球　　　　　　B. 肾小囊　　　　　　C. 近端小管
　　D. 髓袢降支细段　　　E. 远曲小管、集合管

1. 原尿的生成部位是
2. 尿液被浓缩的部位是
3. 原尿中的氨基酸被吸收的部位是
4. 小管液中的 NaCl 被显著浓缩的部位是

　　A. 近端小管　　　　　　B. 髓袢降支　　　　　　C. 髓袢升支粗段
　　D. 远曲小管和集合管　　E. 输尿管

5. 葡萄糖的重吸收在
6. HCO_3^- 的重吸收主要是在
7. Ca^{2+} 的重吸收主要是在
8. Cl^- 的继发性主动转运是在

    A. 肾小球滤过率降低　　　　　B. 水利尿　　　　　　　　C. 渗透性利尿

    D. 尿崩症　　　　　　　　　　E. 囊内压升高

9. 大量饮清水导致尿量增加称为

10. 下丘脑视上核受损导致

11. 甘露醇利尿的基本原理是

12. 输尿管结石引起少尿是由于

13. 低血压休克的病人尿量减少的原因之一是

14. 糖尿病患者多尿是由于

X 型题

1. 尿生成的基本过程包括

    A. 肾小球的滤过　　　　　　　　　　　B. 肾小管和集合管的重吸收

    C. 肾小管和集合管的分泌与排泄　　　　D. 集合管的浓缩和稀释

    E. 经输尿管输送到膀胱储存

2. 组成球旁器的结构有

    A. 球旁细胞　　　　B. 滤过膜　　　　C. 近端小管　　　　D. 系膜细胞　　　　E. 致密斑

3. 肾脏分泌的生物活性物质有

    A. 肾素　　　　　　　　　　B. 糖皮质激素　　　　　　　C. 促红细胞生成素

    D. 前列腺素　　　　　　　　E. 激肽

4. 肾脏血液供应的特点是

    A. 血流量大,主要供应肾皮质　　　　　B. 经过两次毛细血管网

    C. 肾小球毛细血管内血压高　　　　　　D. 肾小管周围的毛细血管内血压低

    E. 肾血流有自身调节

5. 应急情况下使肾血流量减少的机制是

    A. 交感神经活动加强　　　　　　　　　B. 副交感神经活动加强

    C. 自身调节　　　　　　　　　　　　　D. 肾上腺髓质分泌

    E. 肾动脉舒张

6. 可以通过肾小球滤过膜的物质有

    A. 水　　　　B. 电解质　　　　C. 蛋白质　　　　D. 葡萄糖　　　　E. 氨基酸

7. 下列情况下,能使肾血流量减少的是

    A. 缺氧　　　　　　　　　B. 剧烈肌肉运动　　　　　　C. 中毒性休克

    D. 环境温度升高　　　　　E. 交感神经兴奋

8. 正常尿液中不应该出现的物质有

    A. NaCl　　　　B. 红细胞　　　　C. 葡萄糖　　　　D. 蛋白质　　　　E. 尿素

9. 下列情况中,能使肾小球滤过率升高的是

    A. 血压升至 140mmHg 时　　　　　B. 血压降至 80mmHg 以下时

    C. 血压升至 200mmHg 时　　　　　D. 入球小动脉舒张时

    E. 肾血流量减少时

10. 下述情况中,肾小球滤过率增高的是
    A. 血浆胶体渗透压降低　　　B. 血浆晶体渗透压升高　　　C. 肾小球毛细血管压增高
    D. 肾小囊内压降低　　　　　E. 肾小球血浆流量增大

11. 下列因素中,可使肾小球滤过率降低的是
    A. 肾小球的有效滤过面积减少　　B. 动脉血压升高到 150mmHg
    C. 血浆胶体渗透压升高　　　　　D. 尿路阻塞
    E. 尿失禁

12. 肾小管可主动重吸收
    A. 尿素和 H^+　　　　　　　　B. 葡萄糖和氨基酸　　　C. Na^+
    D. K^+　　　　　　　　　　　　E. 水

13. 关于 K^+ 分泌的叙述,正确的是
    A. 尿中 K^+ 主要来源于肾小球滤过后而未被重吸收的多余的 K^+
    B. 大约 65% ~ 70% 的 K^+ 在近端小管被重吸收
    C. 醛固酮作用于远曲小管和集合管上皮细胞,促进 K^+ 分泌
    D. K^+ 的分泌增加能促进 H^+ 的分泌
    E. 血浆 K^+ 浓度升高时,肾小管 K^+ 的分泌量增多

14. 关于肾小管分泌 H^+ 的叙述,正确的是
    A. 有利于 NH_3 的分泌
    B. 有利于 HCO_3^- 的重吸收
    C. 碳酸酐酶抑制剂乙酰唑胺可抑制 H^+ 的分泌
    D. 有利于 K^+ 的分泌
    E. 有利于维持酸碱平衡

15. 影响和调节肾小管和集合管水重吸收的因素有
    A. 肾小管、集合管内外两侧渗透压差　　B. 肾小球滤过膜的通透性
    C. 近端小管对水分的通透性　　　　　　D. 远曲小管、集合管对水分的通透性
    E. 髓袢升支对水分的通透性

16. 肾小管可主动重吸收
    A. 葡萄糖　　B. 氨基酸　　C. Na^+ 和 Cl^-　　D. K^+　　E. 尿素

17. 对水的通透性低的部位是
    A. 近端小管　　　　　　　　B. 髓袢升支粗段　　　　　C. 髓袢升支细段
    D. 髓袢降支粗段　　　　　　E. 髓袢降支细段

18. 远曲小管和集合管能分泌
    A. 氨基酸　　　　B. K^+　　　　C. Cl^-　　　　D. H^+　　　　E. NH_3

19. 能全部被肾小管重吸收的物质有
    A. Na^+　　　B. 葡萄糖　　　C. K^+　　　D. 氨基酸　　　E. H_2O

20. 关于对肾小管泌 K^+ 的描述,正确的是
    A. K^+ 的分泌是一种被动过程　　　　B. 远曲小管分泌 K^+
    C. 分泌 K^+ 与 Na^+ 的重吸收相关联　　D. 集合管分泌 K^+

E. 远端小管和集合管重吸收 K⁺,也能分泌 K⁺

21. 关于肾髓质渗透梯度的叙述,正确的是
    A. 越靠近内髓部渗透压越高　　　　　　　B. 髓袢底部,小管内外均为高渗
    C. 髓袢越长,肾髓质渗透压梯度越明显　　D. 肾皮质越厚,肾髓质渗透压梯度越明显
    E. 如果直小血管的降支直接离开肾髓质,髓质渗透梯度将不能维持

22. 尿液浓缩与稀释取决于
    A. 肾小球滤过率　　　　　　B. ADH 释放量　　　　　　C. 肾血浆流量
    D. 血浆胶体渗透压　　　　　E. 肾髓质渗透压

23. 影响尿液浓缩的因素有
    A. 下丘脑垂体束病变　　　　B. 直小血管血流过快　　　C. 长期摄入蛋白质过少
    D. 直小血管血流过慢　　　　E. 升支粗段吸收 NaCl 受抑制

24. 下列情况中,可以引起渗透性利尿的是
    A. 大量快速注射生理盐水　　B. 静脉注射甘露醇
    C. 肾血流量显著升高　　　　D. 血糖浓度升高到 220mg/100ml
    E. 呕吐

25. 醛固酮的作用有促进远曲小管和集合管
    A. 对 Na⁺ 的重吸收增强　　　B. K⁺ 分泌增强　　　　　C. Cl⁻ 的分泌增强
    D. 水的重吸收增强　　　　　E. Cl⁻ 的重吸收增强

26. 抗利尿激素释放的有效刺激物是
    A. 5% 葡萄糖溶液　　　　　B. 蔗糖溶液　　　　　　C. 尿素溶液
    D. 蛋白质溶液　　　　　　E. 9% NaCl 溶液

27. 支配肾脏的神经对尿生成的作用主要是影响
    A. 肾小管对氨基酸的重吸收　B. 肾小管对酸的排泄　C. 肾小管对葡萄糖的重吸收
    D. 肾脏的血压和血流　　　　E. Na⁺、Cl⁻、水的重吸收

28. 下列因素中,可使肾脏排水能力降低的是
    A. 醛固酮分泌增加　　　　　B. 糖皮质激素缺乏　　　C. ADH 分泌增加
    D. 肾上腺素分泌增加　　　　E. 胰岛素分泌增加

29. 下列情况中,能使 ADH 释放减少的是
    A. 失血　　　　　　　　　B. 刺激颈动脉窦压力感受器　　　C. 痛刺激
    D. 心房和腔静脉扩张　　　E. 血浆晶体渗透压增加

30. 在动物实验中,使尿量增加的因素是
    A. 静脉注射 1 :10 000 去甲肾上腺素 0.5ml
    B. 刺激迷走神经使血压降至 60mmHg
    C. 快速注射温生理盐水 20ml
    D. 静脉注射垂体后叶素 2U
    E. 静脉注射 20% 葡萄糖溶液 5ml

31. 心房钠尿肽能够
    A. 抑制醛固酮的分泌　　　B. 抑制肾素的分泌　　　C. 抑制集合管重吸收 NaCl

D. 抑制 ADH 的分泌　　E. 增加肾小球滤过率

32. 醛固酮

　　A. 当循环血量减少时分泌增多　　B. 是多肽类　　C. 能提高动脉血压

　　D. 导致尿量减少　　E. 使血 K$^+$ 升高

33. 血管紧张素Ⅱ的作用是

　　A. 收缩血管　　B. 刺激 ADH 分泌　　C. 刺激醛固酮分泌

　　D. 升高血压　　E. 促进近端小管对 Na$^+$ 的重吸收

34. 某种物质的清除率大于 125ml/min，可以推测

　　A. 它不能通过肾小球滤过　　B. 它不被肾小管分泌和排泄

　　C. 它不被肾小管重吸收　　D. 它一定能被肾小管分泌和排泄

　　E. 它可能被重吸收，但肾小管对它的分泌与排泄作用大于重吸收作用

35. 用于测量肾血浆流量的物质有

　　A. 菊粉　　B. 葡萄糖　　C. 对氨马尿酸钠　　D. 尿素　　E. 碘锐特

二、名词解释

1. 肾小球滤过率(glomerular filtration rate, GFR)　　2. 滤过平衡(filtration equilibrium)

3. 肾糖阈(renal threshold for glucose)　　4. 渗透性利尿(osmotic diuresis)

5. 球管平衡(glomerulotubular balance)　　6. 水利尿(water diuresis)

三、简答题

1. 肾血流量的自身调节。

2. 简述葡萄糖的重吸收机制。

3. 简述醛固酮的生理作用及其分泌调节。

4. 静脉注射呋塞米和甘露醇后尿量有何变化？两者机制有何不同？

5. 口服大量清水，对尿量各有什么影响？为什么？

6. 静脉注射 20% 葡萄糖溶液 50ml 后对尿量有何影响？为什么？

7. 大量出汗后引起尿量减少的原因何在？

四、论述题

1. 试述影响肾小球滤过的因素。

2. 试述抗利尿激素对尿生成过程的调节作用及其机制。

3. 急性大量失血造成低血压休克(血压 50mmHg)的病人，其尿量如何变化？试述其机制。

参 考 答 案

一、选择题

A 型题

1. D　2. B　3. E　4. C　5. B　6. E　7. B　8. C　9. C　10. D　11. D　12. B　13. B
14. B　15. D　16. A　17. C　18. B　19. C　20. C　21. C　22. C　23. C　24. E　25. C
26. E　27. B　28. A　29. C　30. D　31. A　32. B　33. D　34. C　35. E　36. C　37. C
38. B　39. D　40. D　41. D　42. E　43. C　44. C　45. C　46. D　47. A　48. B　49. B

50. D 51. A 52. D 53. D 54. B 55. E 56. D 57. A 58. D 59. C 60. C 61. A
62. B 63. A 64. A 65. E 66. B 67. C 68. E 69. D 70. D 71. B 72. D 73. E
74. A 75. E 76. C 77. D 78. D 79. B 80. D 81. C 82. C 83. E 84. C

B 型题

1. A 2. E 3. C 4. D 5. A 6. A 7. A 8. C 9. B 10. D 11. C 12. E 13. A
14. C

X 型题

1. ABC 2. ADE 3. ACDE 4. ABCDE 5. AD 6. ABDE 7. ABCDE 8. BCD 9. CD
10. ACDE 11. ACD 12. BCD 13. ABCE 14. ABCE 15. AD 16. ABCD 17. BC
18. BDE 19. BD 20. BCDE 21. ABCE 22. BE 23. ABCDE 24. BD
25. ABDE 26. BE 27. DE 28. ABCD 29. BD 30. CE 31. ABCDE 32. ACD
33. ABCDE 34. DE 35. CE

二、名词解释

1. 肾小球滤过率:单位时间内(每分钟)两肾生成的超滤液量,称肾小球滤过率。

2. 滤过平衡:肾小球毛细血管中有效滤过压为零时滤过停止。

3. 肾糖阈:正常为 180mg/100ml。当血液中葡萄糖浓度增加到使尿中开始出现葡萄糖时,这时血中的葡萄糖度称为肾糖阈。

4. 渗透性利尿:由于小管液中溶质浓度升高,导致小管液渗透压升高,对抗水的重吸收,使尿量增加的现象称为渗透性利尿。

5. 球管平衡:近端小管对肾小球滤过液的定比重吸收。即滤过液的重吸收始终占肾小球滤过量的 65% ~ 70% 左右。其生理意义在于使尿量不至于因肾小球的滤过增减而出现大幅度的变动。

6. 水利尿:大量饮清水后尿量增多的情况。其机制是由于降低血浆晶体渗透压,使抗利尿激素释放减少,尿量增多。

三、简答题

1. 动脉血压在 80 ~ 180mmHg 范围内变动时,肾血流量仍然保持相对恒定,肾血流量在一定的血压变动范围内保持不变的现象。当肾动脉灌注压在一定范围内降低时,肾血流阻力会相应降低;反之,当肾动脉灌注压升高时,肾血流阻力会相应增加,因而肾血流量能保持相对恒定。其机制有两种学说,即肌源性机制和管-球反馈。

2. 葡萄糖全部被肾小管重吸收,而且仅限于近端小管,特别是近端小管前半段。近端小管上皮顶端膜上有 Na^+-葡萄糖同向转运体。小管液中葡萄糖和 Na^+ 分别与同向转运体结合后,转入细胞内。进入细胞内的葡萄糖由基底侧膜上的葡萄糖转运体转运到细胞间隙,进而进入血液。

3. ①生理作用:作用于远曲小管和集合管上皮细胞,可增加 K^+ 的排泄和增加 Na^+、水的重吸收;②分泌的调节:血容量↓ → 球旁细胞释放肾素↑ → 血管紧张素Ⅱ和血管紧张素Ⅲ↑ → 肾上腺皮质球状带 → 醛固酮↑;血 K^+↑或血 Na^+↓ → 肾上腺球状带 →醛固酮↑。

4. 尿量匀增加。呋塞米:抑制髓袢升支粗段对 NaCl 主动重吸收,破坏了髓质高渗梯度,影响远端小管和集合管对水重吸收。甘露醇:小管液中甘露醇浓度升高,导致小管液渗透压升高,对抗水的重吸收,引起渗透性利尿。

5. 饮大量清水,尿量增多。①血浆晶体渗透压↓ → 对下丘脑渗透压感受器刺激减弱,释放抗利尿激素减少;②循环血量增加,通过心房等处的压力感受器使得释放抗利尿激素减少;③血浆胶体渗透压降低,肾小球滤过增加,尿量增多。

6. 尿量增多。因为20%葡萄糖溶液50ml含糖10 000mg,若以正常人血浆量2500ml计算,使血浆葡萄糖含量增加了400mg/100ml,血浆葡萄糖浓度大大超过了肾糖阈,以致小管液中葡萄糖浓度升高,渗透压升高,对抗肾小管对水的重吸收,使尿量增加。

7. 大量出汗→ 血浆晶体渗透压↑ → 渗透压感受器→ ADH 释放↑ → 远曲小管与集合管对水重吸收↑ → 尿量减少。

四、论述题

1. ①滤过膜:滤过膜的通透性和滤过面积;当通透性改变或面积减少时,可使尿液的成分改变和尿量减少。②肾小球有效滤过压:肾小球有效滤过压=肾小球毛细血管压-(血浆胶体渗透压+囊内压);正常情况下,当血压在80~180mmHg 范围内变动时,通过肾血流量的自身调节作用,肾小球毛细血管血压不会有大的变化,只有在大失血等情况下,动脉血压降低至80mmHg 以下,毛细血管血压才会明显降低,导致有效滤过压降低,肾小球滤过率明显减少,出现少尿;血浆胶体渗透压和囊内压在生理情况下的变动不大,但当蛋白质摄取不足或因蛋白尿造成血浆蛋白大量减少时,血浆胶体渗透压下降,有效滤过压升高,滤过率增加,出现多尿。③肾血浆流量:肾血浆流量增大时,肾小球毛细血管中血浆胶体渗透压上升速度慢,滤过平衡点靠近出球端,肾小球滤过率增加;反之,肾小球滤过率降低;肾交感神经兴奋可使肾血流量、肾血浆流量显著减少,肾小球滤过率降低,尿量减少。

2. 主要作用于远曲小管和集合管,使上皮细胞内含水孔蛋白 AQP-2 的小泡镶嵌在上皮细胞的管腔膜上形成水通道,增加对水的通透性,从而增加水的重吸收,使尿液浓缩,尿量减少。此外,ADH 还能增加髓袢升支粗段对 NaCl 的主动重吸收和内髓部集合管对尿素的通透性,从而增加髓质组织间液的溶质浓度,提高渗透浓度,有利于尿液的浓缩。

3. 尿量减少。原因:①血压过低,导致肾小球毛细血管血液明显降低,有效滤过压降低甚至为零,肾小球滤过率下降甚至为零,尿量减少或无尿。②循环血量减少,对左心房容量感受器刺激减弱。反射性引起抗利尿激素释放增加,促进远曲小管和集合管对水的重吸收,尿量减少。③循环血量减少,启动肾素-血管紧张素-醛固酮系统,使醛固酮合成与分泌增加,保 Na^+、保水、排 K^+,使尿量减少。

(白洪波)

第九章 感觉器官的功能

学习要求

1. 掌握 感受器的一般生理特性;眼的折光系统及其调节;眼的感光换能系统;内耳(耳蜗)的功能。
2. 熟悉 感受器、感觉器官的定义和分类;与视觉有关的若干生理现象;外耳和中耳的功能;前庭器官的平衡感觉功能。
3. 了解 视网膜的信息处理;听神经动作电位;其他感受器的功能。

第一节 感受器的一般生理特性

一、感受器、感觉器官定义和分类

(一)感受器的定义

分布在体表或组织内部的一些专门感受机体内、外环境改变的结构或装置。

感觉器官:感受细胞与它们的非神经性附属结构构成。

(二)分类

按分布部位分为:内感受器、外感受器。

按接受刺激的性质分为:光、机械、温度、化学等感受器。

二、感受器一般生理特性

(一)感受器的适宜刺激

用某种能量形式的刺激作用于某种感受器时,只需要极小的强度就能引起相应的感觉,这一刺激形式或种类,称为该感受器的适宜刺激(adequate stimulus)。换而言之,感受器对某种特殊能量形式变化最敏感。

(二)感受器的换能作用

感受器能把作用于它们的各种形式的刺激能量转变为相应的传入神经的动作电位,称感受器的换能作用(transducer function)。

感受器电位(receptor potential)或发生器电位(generator potential):类似于终板电位,具有与刺激强度有关、总和、电紧张性扩布等特性。

(三)感受器的编码作用

感受器在把刺激转换成神经动作电位时,不仅发生了能量的转换,同时也把刺激所包含的环境变化的信息转移到动作电位的序列之中,即感受器的编码(coding)作用。

质:决定于刺激的性质、被刺激的感受器种类、大脑皮质的投射部位(专一线路)。

量:单一神经纤维冲动频率、参与信息传输神经纤维数目。

(四)感受器的适应现象

恒定强度的刺激作用于感受器时,刺激仍继续作用,但传入神经冲动频率会逐渐降低,这一现象称感受器的适应现象。

快适应:适于传递快速变化的信息,有利于感受器和中枢再接受新的刺激。

快适应感受器:皮肤触觉感受器。

慢适应:对某些功能状态进行长期持续的监测,随时调整机体的功能。

慢适应感受器:肌梭、颈动脉窦、关节囊。

第二节　眼的视觉功能

适宜刺激为 370～760nm 电磁波。人脑所获信息 70% 以上来自视觉。

一、眼折光系统及其调节

(一)眼的折光系统的光学特征

1. 光学原理　当光线遇到两个折射率不同的透明介质的界面时,将发生折射,其折射特性由界面的曲率半径和两种介质的折射率所决定。

2. 眼折光系统　角膜、房水、晶状体、玻璃体(曲率半径、折光指数不同)。

正常成人眼在安静而不调节时,它的折光系统后主焦点的位置恰好是视网膜所在的位置。

(二)眼内光的折射与简化眼

简化眼(reduced eye):与正常眼在折光效果上相同,但更为简单的等效光学系统或模型。

简化眼模型:前后径 20mm,曲率半径为 5mm 的单球面折光体,折光指数为 1.333,后主焦点相当于折光体后极。利用简化眼模型可以计算物像大小。

(三)眼的调节

1. 晶状体调节　视网膜上模糊物像→大脑皮质→中脑的正中核→动眼神经缩瞳核→睫状神经节→睫状神经→睫状肌环行肌收缩→悬韧带放松→晶状体依自身弹性向前后凸出(前凸明显)→眼折光能力增强→辐散光线提前聚焦→成像视网膜上。

近点:人眼能看清物体的最近距离。近点距眼的距离可作为判断眼的调节能力大小的指标,近点距眼的距离越近,说明晶状体的弹性越好,亦即眼的调节能力愈强。

老视:随着年龄的增长,晶状体的弹性逐渐减弱,导致眼的调节能力降低。

10 岁儿童的近点平均 8.3cm,20 岁左右的成人约为 11.8cm,60 岁时可增大到 80cm 或更远。

2. 瞳孔调节

瞳孔近反射:视近物时,可反射性地引起双侧瞳孔缩小。瞳孔缩小可减少进入眼的光量并减少折光系统的球面像差和色像差,使视网膜成像更为清晰。

瞳孔对光反射:瞳孔的大小由于入射光量的强弱而变化(直接和间接瞳孔对光反射)。

中枢:中脑。

意义:了解病变部位、病情严重程度、麻醉深度。

双眼会聚:当双眼注视一个由远移近的物体时,两眼视轴向鼻侧会聚的现象。

意义:两眼同时看一近物时,物像可落在两眼视网膜的对称点上,因此不会发生复视。

(四)眼的折光能力和调节能力异常

1. 近视　①原因:折光能力过强或眼球前后径过长;②纠正:凹透镜。
2. 远视　①原因:折光能力太弱或眼球前后径过短;②纠正:凸透镜。
3. 散光　①原因:眼的角膜表面不呈正球面;②纠正:柱面镜。

二、眼的感光换能系统

(一)视网膜结构特点

四层:

(1) 色素细胞层:含黑色素颗粒,能吸收光线,防止光线反射而影响视觉。

(2) 感光细胞层:有视杆细胞和视锥细胞两种,形态上分外段、内段、胞体、终足,其中外段是视色素集中的部位,在感光换能中起重要作用。

(3) 双极细胞层。

(4) 节细胞层。

(二)视网膜两种感光换能系统

1. 晚光觉(视杆)系统　光敏感度较高,视物无色觉,只有较粗略轮廓,精确性差。

2. 昼光觉(视锥)系统　在类似白昼强光下才能被刺激,可以辨别颜色,对物体表面细节和轮廓能看清,有高度分辨力。

3. 依据

(1) 视网膜上视杆、视锥空间分布不均匀:中央凹视锥细胞较多,周边部视杆细胞较多。

(2) 视杆、视锥与双极、节细胞的联系方式不同:视锥细胞细胞间联系会聚少,视杆细胞细胞间联系会聚多。

(3) 白昼活动动物如爬虫类、鸡等,仅有视锥细胞,夜间活动动物如地松鼠、猫头鹰等仅有视杆细胞。

(4) 从感光细胞的色素来看:视杆细胞只有视紫红质一种视色素,而视锥细胞含有三种吸收光谱特性不同的视色素。

(三)视杆细胞感光换能机制

1. 视紫红质的光化学反应

视紫红质:视蛋白+视黄醛

```
                        视紫红质
                ↑                    │
              暗                   光
              处                   照
                │                    ↓
        11-顺视黄醛+视蛋白  ←  全反型视黄醛+视蛋白
                        视黄醛异构酶
          醇                          醛
          脱                          还
          氢                          原
          酶                          酶
        11-顺视黄醇  ←  视黄醛异构酶  ←  全反型视黄醇
```

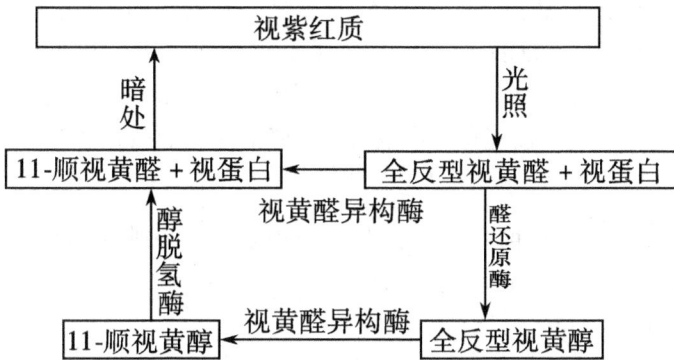

如果长期维生素 A 摄入不足,会影响人的暗视觉,引起夜盲症。

2. 视杆细胞感受器电位

外段:光电换能的关键部位。

外段膜:没有光照 RP:$-40\sim-30$mV 。

机制:在无光照时,视杆的外段膜上有一定数量 Na^+ 通道开放,Na^+ 内流所致。

光照:超级化型慢电位(感受器电位)。

光量子→视蛋白分子变构→激活视盘膜中传递蛋白 G_t→磷酸二酯酶激活→外段胞质中 cGMP 分解→细胞内 cGMP↓→Na^+ 通道关闭→暗电流减少或消失→超级化型感受器电位。

（四）视锥系统的换能和颜色视觉

Young、Helmholtz 视觉三原色学说:在视网膜中存在着分别对红、绿、蓝的光线特别敏感的三种视锥细胞,分别含有对红、绿、蓝三种光敏感的色素。当某一波长的光线作用于视网膜时,可以一定的比率使三种视锥细胞分别产生不同程度的兴奋,信息传至中枢,产生某一颜色的感受。

三、视网膜的信息处理

双极细胞:去极化电位、超极化电位。

神经节细胞:动作电位。

四、与视觉有关的若干生理现象

（一）视力

视力(visual acuity)又称视敏度,是指眼对物体细小结构的分辨能力。它反映了视网膜中央凹视锥细胞的功能。是以眼能够识别物体两点间的最小距离来衡量的。

（二）暗适应与明适应

当人从亮光处进入暗处时,最初看不清任何物体,经过一定时间,眼的视觉敏感度才逐渐增高,恢复了在暗处的视力,称为暗适应(dark adaptation)。这主要是因在暗处视紫红质的合成大于分解,视杆细胞内视紫红质含量逐渐增高,对光的敏感性逐渐增强所致。此外,在暗处瞳孔扩大也有利于提高光的敏感性。

从暗处进入亮光处时,最初看不清物体,只感到一片耀眼的光亮,稍等片刻之后,才能恢复视觉,称为明适应(light adaptation)。这主要是在亮处视紫红质的分解大于合成,视杆细胞内视紫红质含量迅速降低,对光较不敏感的视锥色素才能在亮处感光而恢复视觉。此外,在亮处因瞳孔对光反射而使瞳孔缩小也有利于降低对光的敏感性。

(三)视野

视野是指单眼固定地注视前方一点不动,这时该眼所能看到的范围。

视野(由大到小排列):白、黄、蓝、红、绿。

(四)视后像和融合现象

注视一个光源或较亮的物体,然后闭上眼睛,可以感觉到一个光斑,其形状和大小均与该光源或物体相似,这种主观的视觉后效应,称视后像。

融合:重复的闪光刺激可引起主观上的连续光感。

(五)双眼视觉和立体视觉

双眼视觉:两眼同时看某一物体时产生的视觉。

立体视觉:双眼视物时,主观上可以产生被视物体的厚度以及空间的深度或距离等感觉。

第三节 耳的听觉功能

耳适宜振动频率:20~20 000Hz;感受声波的压强范围:0.0002~1000dyn/cm² (1dyn/cm² = 1Pa)。

一、外耳和中耳的功能

(一)外耳的功能

集音、共鸣。

根据物理学原理,一端封闭的管道对于波长 4 倍于管长的声波产生最大共振作用。外耳道长 2.5cm,最佳共振频率 3800Hz。

(二)中耳的功能

1. 鼓膜 形状:椭圆形;面积:50~90mm²;厚约:0.1mm。

2. 听骨链 锤骨—砧骨—镫骨。

3. 中耳增压效应

(1)鼓膜振动的面积为 55mm²,卵圆窗膜面积为 3.2mm²,作用于卵圆窗膜上的压强增大 55/3.2 = 17.2 倍。

(2)杠杆长臂(锤骨柄):短臂(砧骨长突)= 1.3 :1 = 1.3 倍,17.2 × 1.3 = 22.4 倍,即在整个中耳传递过程中总的增压效应为 22.4 倍。

4. 咽鼓管 平衡鼓室内空气与大气之间压力。

(三)声波传入内耳的途径

1. 气传导 主要途径。声波→鼓膜→听骨链→卵圆窗→耳蜗。

2. 骨传导 声波→ 颅骨振动→耳蜗。

二、内耳的功能

（一）耳蜗结构要点

两个分界膜：前庭膜和基底膜。

三个腔：前庭阶、骨阶和蜗管。

声音感受器：螺旋器，由内外毛细胞及支持细胞组成。

（二）耳蜗的感音和换能作用

振动从基底膜底部开始，以行波方式向耳蜗顶部方向传播。声波频率的不同，行波传播的远近和最大振幅出现的部位也不同。

低频：最大振幅出现部位靠近蜗顶，耳蜗顶部病变时导致低频听力障碍。

高频：最大振幅出现部位靠近基底膜底部，耳蜗底部病变时主要导致高频听力障碍。

（三）耳蜗生物电现象

1. 耳蜗内电位 ①耳蜗内电位：+80mV；②毛细胞的静息电位：-80～-70mV；③顶部膜内外电位差：160mV；④耳蜗内正电位的产生：血管纹细胞含丰富的 Na^+-K^+ 依赖式 ATP 酶。

2. 微音器电位 当耳蜗受到声音刺激时，在耳蜗及其附近结构所记录到的一种与声波的频率和幅度完全一致的电位变化，称微音器电位。是由多个毛细胞产生的感受器电位的复合。

特点：无不应期；无阈值；潜伏期短；不易疲劳；对缺氧及深麻不敏感。

3. 听神经动作电位 最后的电变化；换能、编码的总结果；存在最佳频率，其高低取决于其在基底膜上的分布位置（最大振幅行波的位置）。

第四节 内耳的平衡感觉功能

一、前庭器官的感受装置和适宜刺激

前庭器官：半规管、椭圆囊、球囊。

前庭器官的感受细胞

1. 椭圆囊和球囊

感受细胞：毛细胞，位于囊斑上，顶部有纤毛，纤毛游离端伸入耳石膜，底部有感觉神经末梢分布。

适宜刺激：当人体向某一方向做直线加速或减速运动时耳石膜与毛细胞的相对位置发生改变，毛细胞感受刺激，传入神经纤维发放神经冲动增加，引起相应感觉，并产生反射性肌张力改变以保持身体平衡。

2. 半规管

感受细胞：毛细胞，位于壶腹嵴，其上的纤毛有动毛和静毛之分。

适宜刺激：感受旋转变速运动刺激。由于内淋巴的移动，对毛细胞产生刺激。凡静毛朝向动毛一侧弯曲时引起毛细胞兴奋，背离动毛弯曲时产生抑制。

二、前庭反应

(一) 前庭姿势调节反射

例如:汽车向前开时,由于惯性,身体会向后倾斜,由于椭圆囊的位砂因其惯性而使囊斑毛细胞的纤毛向后弯曲,引起躯干部的屈肌和下肢的伸肌的张力增加,从而使身体前倾以保持身体的平衡。

意义:维持机体一定的姿势和保持身体的平衡。

(二) 自主神经反应

前庭神经反应:当半规管感受器受到过强或长时间的刺激时,可通过前庭神经核与网状结构的联系而引起自主神经系统功能的失调,导致心率加快、血压下降、出汗、恶心、呕吐、眩晕、皮肤苍白等症状,称为前庭自主神经性反应。

晕车、晕船等即是由于前庭器官受刺激,导致自主神经系统功能失调所致。

(三) 眼震颤

前庭反应中最特殊的是躯体旋转运动时引起的眼球运动,称为眼震颤。

第五节　其他感受器的功能

一、嗅觉感受器和嗅觉的一般性质

嗅觉感受器:嗅上皮。

适宜刺激:空气中的化学物质。

二、味觉感受器和味觉的一般性质

味觉感受器:味蕾。

舌的不同部位对不同味刺激的敏感程度不同,舌尖对甜味比较敏感,舌两侧对酸味比较敏感,舌两侧的前部对咸味比较敏感,软腭和舌根对苦味比较敏感。

三、皮肤感觉感受器的功能

(一) 触、压觉

给皮肤施以触、压等机械刺激所引起的感觉,分别称触、压觉。

触压觉的感受器:游离的神经末梢、毛囊感受器或带有附属结构的环层小体、麦氏小体、鲁菲尼终末和梅克尔盘等。

感受器电位:产生机制可能与机械门控 Na^+ 通道的开放和 Na^+ 内流有关。

(二) 温度感觉

冷觉和热觉合称温度感觉,分别由冷、热两种感受器的兴奋所引起。

(三) 痛觉

痛觉主要由伤害性刺激引起,感受器是游离的神经末梢。

(李建华)

习　题

一、选择题

A 型题

1. 专门感受机体内外环境变化的结构和装置称为

    A. 感受器　　　B. 感觉器官　　　C. 效应器　　　D. 分析器　　　E. 特殊器官

2. 感受细胞与非神经性的附属结构一起构成

    A. 感觉器官　　B. 感受器　　　C. 效应器　　　D. 分析器　　　E. 特殊器官

3. 感受器的适宜刺激指

    A. 达到一定强度的刺激　　　　　　　B. 达到一定作用时间的刺激

    C. 达到一定频率的刺激　　　　　　　D. 达到一定强度和一定作用时间的刺激

    E. 就某种感受器而言,引起某种感觉的阈值最低的一种刺激类型

4. 下列对感受器电位的描述,错误的是

    A. 以电紧张方式扩布　　　　　　　　B. 为感受器细胞上的局部电位

    C. 为"全或无"式的动作电位　　　　D. 可以总和

    E. 是一种过渡性的电位变化

5. "全或无"现象见于

    A. 锋电位　　　　　B. 静息电位　　　　　C. 感受器电位

    D. 终板电位　　　　E. 突触后电位

6. 感受器能把刺激所包含的环境变化信息转移到动作电位的序列中去,这种特性称为感受器的

    A. 适宜刺激　　　B. 换能作用　　　　C. 编码作用

    D. 适应现象　　　E. 交互抑制

7. 对感受器的刺激强度和被兴奋的传入纤维数之间的关系是

    A. 呈反变　　　B. 呈正变　　　C. 呈反比　　　D. 呈正比　　　E. 无关系

8. 作用于感受器的刺激强度不变,刺激虽然在持续,但传入神经上神经冲动的频率会逐渐降低的现象,称为

    A. 疲劳　　　B. 抑制　　　C. 适应　　　D. 传导　　　E. 阻滞

9. 对于感受器的适应现象的叙述,错误的是

    A. 适应是感受器的功能特点之一　　　B. 适应不是疲劳

    C. 有快适应感受器和慢适应感受器　　D. 刺激强度未变,但传入冲动减少或消失

    E. 感受器适应与感觉适应无关

10. 属于快适应的感受器是

    A. 触觉感受器　　　　B. 痛觉感受器　　　　C. 主动脉弓压力感受器

    D. 肌梭长度感受器　　E. 颈动脉窦压力感受器

11. 下列关于特殊感官特性的描述,错误的是

    A. 对适宜刺激敏感　　　B. 多具有辅助结构　　　C. 均不易适应

    D. 均有换能作用　　　　E. 均有信息编码功能

12. 眼处于静息状态时能够看清的眼前物体最远的距离，称为

    A. 近点   B. 远点   C. 焦点   D. 盲点   E. 节点

13. 眼能看清物体的最近距离，称为

    A. 盲点   B. 节点   C. 焦点   D. 近点   E. 远点

14. 眼的调节力大小主要决定于

    A. 角膜的弹性   B. 晶状体的弹性   C. 玻璃体的弹性

    D. 瞳孔的直径   E. 房水的折光指数

15. 当悬韧带放松时。可使

    A. 晶状体曲度增大   B. 晶状体曲度减小   C. 角膜曲度增大

    D. 角膜曲度减小   E. 瞳孔缩小

16. 人眼看近物时

    A. 晶状体变扁平，折光力增加   B. 晶状体变凹，折光力增加

    C. 晶状体变凸，折光力下降   D. 晶状体变扁平，折光力下降

    E. 晶状体变凸，折光力增加

17. 支配睫状肌的副交感神经兴奋时，可使

    A. 瞳孔缩小   B. 晶状体曲度增大   C. 晶状体曲度减小

    D. 悬韧带紧张   E. 睫状肌舒张

18. 在折光系统中起主要作用的是

    A. 角膜   B. 虹膜   C. 房水   D. 晶状体   E. 玻璃体

19. 使近处物体发出的辐射光线能聚焦成像在视网膜上的功能称为

    A. 眼的调节   B. 眨眼反射   C. 瞳孔近反射

    D. 瞳孔对光反射   E. 辐辏反射

20. 眼的近点的远近主要决定于

    A. 瞳孔的直径   B. 晶状体的弹性   C. 房水的折光率

    D. 玻璃体的折光指数   E. 角膜的曲率半径

21. 瞳孔对光反射中枢位于

    A. 延髓   B. 脑桥   C. 中脑

    D. 丘脑外侧膝状体   E. 丘脑内侧膝状体

22. 当用光照射正常人的左眼时

    A. 左眼瞳孔缩小，右眼瞳孔不变   B. 右眼瞳孔缩小，左眼瞳孔不变

    C. 左眼瞳孔缩小，右眼瞳孔扩大   D. 两侧瞳孔都不变

    E. 两侧瞳孔均缩小

23. 关于近视眼的叙述，错误的是

    A. 眼球前后径过长   B. 近点比正常眼近

    C. 平行光线聚焦于视网膜之前   D. 可用凹透镜矫正

    E. 眼的折光力低于正常

24. 老视发生的原因主要是

    A. 晶状体透明度改变   B. 晶状体弹性减弱   C. 角膜曲率改变

D. 角膜透明度改变　　　　E. 房水循环障碍

25. 关于远视眼的叙述,不正确的是
　　A. 近点较正常人远　　　　　B. 入眼的平行光线聚焦在视网膜之后
　　C. 眼球的前后径过短　　　　D. 需用凸透镜矫正
　　E. 视近物时无需调节

26. 散光产生的原因多为
　　A. 眼球前后径过长　　　　B. 眼球前后径过短　　　　C. 晶状体曲率半径过小
　　D. 睫状体疲劳或萎缩　　　E. 角膜表面不呈正球面

27. 视网膜中央凹的视敏度最高,其原因是
　　A. 视杆细胞多,会聚现象少　　　B. 视杆细胞多,会聚现象多
　　C. 视锥细胞多,会聚现象少　　　D. 视锥细胞多,会聚现象多
　　E. 视锥细胞和视杆细胞均多,会聚现象少

28. 视网膜上无视杆细胞而全部是视锥细胞的区域是
　　A. 视神经盘　　　　　　B. 中央凹　　　　　　C. 中央凹周边部
　　D. 视神经盘周边部　　　E. 视网膜周边部

29. 视锥系统的特点是
　　A. 对光敏感度低,能辨颜色,细节分辨力高
　　B. 对光敏感度高,能辨颜色,细节分辨力高
　　C. 对光敏感度低,不能辨颜色,细节分辨力高
　　D. 对光敏感度高,不能辨颜色,细节分辨力高
　　E. 对光敏感度低,不能辨颜色,细节分辨力低

30. 关于视杆细胞的叙述,错误的是
　　A. 在中央凹处无分布　　　B. 光照时可产生超极化电位
　　C. 有完善的色觉功能　　　D. 外段的感光色素为视紫红质
　　E. 主司暗视觉

31. 关于视锥细胞的叙述,错误的是
　　A. 在中央凹处分布密集　　　B. 外段的形态与视杆细胞不同
　　C. 不能产生动作电位　　　　D. 光照时可产生超极化电位
　　E. 不同的视锥细胞中所含的视黄醛结构不同

32. 视网膜上的感光细胞为
　　A. 色素上皮细胞　　　　B. 视锥和视杆细胞　　　　C. 双极细胞
　　D. 神经节细胞　　　　　E. 水平细胞

33. 视锥细胞与视杆细胞相比,最重要的功能特点是
　　A. 能合成感光色素　　　B. 能产生感受器电位　　　C. 含有11-顺型视黄醛
　　D. 具有辨别颜色的能力　E. 对光刺激敏感

34. 关于对视锥细胞的叙述,不正确的是
　　A. 愈近视网膜中心部,视锥细胞愈多　　　B. 具有颜色辨别能力
　　C. 视网膜周边部,视锥细胞少　　　　　　D. 对光的敏感度较差

E. 在视神经盘周围分布最密集

35. 各种感光色素本质上的区别在于
    A. 视蛋白的数量　　　　　　B. 视蛋白的结构　　　　　　C. 视黄醛的数量
    D. 视黄醛的结构　　　　　　E. 视黄醛与视蛋白的结合方式

36. 夜盲症发生的原因是
    A. 视紫红质过多　　　　　　B. 视紫红质缺乏　　　　　　C. 11-顺型视黄醛过多
    D. 视蛋白合成障碍　　　　　E. 视杆细胞数量过少

37. 光照后视紫红质发生的光化学反应是
    A. 视蛋白与视黄醛分离　　　　　　　　B. 视蛋白与视黄醛合成视紫红质
    C. 全反型视黄醛转变成全反型视黄醇　　D. 全反型视黄醛转变成 11-顺型视黄醛
    E. 全反型视黄醇转变成 11-顺型视黄醛

38. 视黄醛可以由下列哪种物质转变而来
    A. 维生素 A　　B. 维生素 B_2　　C. 维生素 K　　D. 维生素 D　　E. 维生素 E

39. 感光细胞的感受器电位特点是
    A. 以 Na^+ 入胞为主形成的电位变化　　　B. 以 Na^+ 出胞为主形成的电位变化
    C. 为超极化慢电位　　　　　　　　　　　D. 为去极化慢电位
    E. 为超极化快电位

40. 临床上较为多见的色盲是
    A. 红色盲　　　　　　　　　　B. 红色盲和绿色盲　　　　　　C. 黄色盲
    D. 蓝色盲　　　　　　　　　　E. 黄色盲和蓝色盲

41. 根据视觉的三原色学说,视网膜上分布有三种视锥细胞,其所含视色素
    A. 对红、黄、蓝三色敏感　　　B. 对红、黑、白三色敏感　　　C. 对红、绿、蓝三色敏感
    D. 对红、黄、黑三色敏感　　　E. 对红、蓝、紫三色敏感

42. 关于明适应的叙述,错误的是
    A. 适应较快,约几秒钟即可完成
    B. 主要与视锥细胞的光敏感度较高有关
    C. 亮光下视物主要由视锥细胞承担
    D. 从暗处突然进入亮光处,可发生明适应现象
    E. 耀眼光感主要是由于视紫红质在亮光下迅速分解引起

43. 关于暗适应的叙述,正确的是
    A. 是人眼对光的敏感度在暗光下逐渐降低的过程
    B. 暗适应的第一阶段主要与视锥细胞的感光色素分解增加有关
    C. 暗适应的第一阶段主要与视杆细胞的感光色素合成增强有关
    D. 暗适应的第二阶段主要与视杆细胞的感光色素合成增强有关
    E. 暗适应的第二阶段主要与视锥细胞的感光色素分解增加有关

44. 视野范围最小的是
    A. 红色　　　　　　B. 绿色　　　　　　C. 蓝色　　　　　　D. 黄色　　　　　　E. 白色

45. 视野范围最大的是
　　A. 红色　　　　　B. 绿色　　　　　C. 蓝色　　　　　D. 白色　　　　　E. 黄色

46. 当声音的强度增强到某一限度时,除引起听觉外还引起鼓膜疼痛,这一限度称为
　　A. 听域　　　B. 听阈　　　C. 辨别阈　　　D. 声音强度阈　　　E. 最大可听阈

47. 听阈是指刚能引起听觉的
　　A. 某一频率声波的最大振动强度　　　B. 任何频率声波的最大振动强度
　　C. 某一频率声波的最小振动强度　　　D. 某一频率声波的中等振动强度
　　E. 任何频率声波的最小振动强度

48. 正常人耳能感受的振动频率范围是
　　A. 5~16Hz　　　　　B. 20~20 000Hz　　　　　C. 20 000~25 000Hz
　　D. 25 000~30 000Hz　　　E. 30~10 000Hz

49. 在音频范围内,人耳最敏感的振动频率是
　　A. 16~20 000Hz　　　　　B. 100~1000Hz　　　　　C. 1000~3000Hz
　　D. 4000~6000Hz　　　E. 6000~8000Hz

50. 声波由鼓膜经听骨链向卵圆窗传播时
　　A. 幅度不变,压强增大　　　B. 幅度减小,压强不变　　　C. 幅度增大,压强减小
　　D. 幅度减小,压强增大　　　E. 幅度增大,压强增大

51. 声音传入内耳的主要途径是
　　A. 骨传导　　　　　　　　　B. 外耳→鼓膜→听骨链→卵圆窗→耳蜗
　　C. 外耳→鼓膜→鼓室空气→圆窗→耳蜗　　　D. 外耳→鼓膜→听骨链→圆窗→耳蜗
　　E. 颅骨→耳蜗

52. 飞机上升和下降时,嘱乘客做吞咽动作其生理意义在于
　　A. 调节基底膜两侧的压力平衡　　　　　B. 调节前庭膜两侧的压力平衡
　　C. 调节圆窗膜内外压力平衡　　　　　D. 调节鼓室与大气之间的压力平衡
　　E. 调节中耳与内耳间的压力平衡

53. 为中耳鼓室和外界环境提供压力平衡的结构是
　　A. 蜗管　　　　　B. 蜗孔　　　　　C. 圆窗　　　　　D. 咽鼓管　　　　　E. 卵圆窗

54. 柯蒂器位于下列哪一结构上
　　A. 前庭膜　　　　　B. 盖膜　　　　　C. 基底膜　　　　　D. 耳石膜　　　　　E. 圆窗膜

55. 耳蜗的主要功能是
　　A. 集音　　　B. 感音换能　　　C. 声压增益　　　D. 判断音源　　　E. 传导动作电位

56. 耳蜗底部受损时,主要影响
　　A. 高频听力　　　　　B. 低频听力　　　　　C. 中频听力
　　D. 中、低频听力　　　E. 高、中频听力

57. 耳蜗顶部毛细胞受损主要影响
　　A. 高频听力　　　　　B. 低频听力　　　　　C. 中频听力
　　D. 高低频听力均有影响　　　E. 对高、低频听力均无影响

58. 声波频率越高,基底膜振动幅度的最大部位越靠近
    A. 基底膜底部　　　　B. 基底膜顶部　　　　　　C. 基底膜中间部
    D. 基底膜的最宽部位　　E. 耳蜗顶部

59. 有关前庭器官的叙述,错误的是
    A. 前庭器官包括耳蜗、椭圆囊、球囊和三个半规管
    B. 能感受机体在空间的位置
    C. 可感受机体的变速运动
    D. 可引起姿势调节反射,保持身体平衡
    E. 与自主神经反应和眼震颤有关

60. 下述人类能分辨的味道中,不属于基本味觉的是
    A. 酸　　　　　B. 甜　　　　　C. 苦　　　　　D. 辣　　　　　E. 咸

61. 关于嗅觉感受器的叙述,不正确的是
    A. 嗅觉感受器主要位于上鼻道及鼻中隔后上部的嗅上皮中
    B. 嗅觉的感受器是嗅细胞
    C. 嗅觉感受器的适宜刺激是空气中的化学物质
    D. 嗅觉感受器适应慢
    E. 嗅觉细胞的纤毛表面具有对某种分子结构有特殊结合能力的受体

B 型题

    A. 疲劳　　　　　B. 适应　　　　　C. 换能　　　　　D. 编码　　　　　E. 调制

1. 感受器把各种形式的刺激能量转变为神经纤维上的动作电位,称为
2. 感受器把内外环境变化的信息转变为神经纤维上动作电位的序列过程,称为
3. 感受器对刺激的敏感性逐渐降低的过程,称为

    A. 近视　　　　　B. 远视　　　　　C. 散光　　　　　D. 老视　　　　　E. 正视

4. 由于眼球前后径过长而导致视力的异常称为
5. 由于眼球前后径过短而导致视力的异常称为
6. 由于晶状体弹性减弱,视近物时调节能力下降,称为
7. 由于角膜表面在不同方向的曲率半径不等导致眼的折光能力异常,称为

    A. 感音性耳聋　　　　B. 传音性耳聋　　　　　C. 中枢性耳聋
    D. 高频听力受损　　　E. 低频听力受损

8. 听骨链破坏可导致
9. 鼓膜穿孔可导致
10. 全耳蜗病变可导致
11. 耳蜗底部病变可导致
12. 耳蜗顶部病变可导致

X 型题

1. 关于感受器电位的叙述,正确的是
    A. 为过渡性慢电位　　　　　　　　　B. 为外界刺激能量转换成跨膜电变化的结果
    C. 其幅度与外界刺激强度有关　　　　D. 以电紧张方式扩布

E. 有总和现象

2. 在同一感觉系统或感觉类型内,刺激强度的编码是通过

    A. 刺激能量的形式　　　　　　　　B. 被刺激的感受器性质

    C. 信号传输的特定途径　　　　　　D. 参加传输的神经纤维数目多少

    E. 单一神经纤维上神经冲动频率的高低

3. 视近物时反射性引起瞳孔缩小,其作用是

    A. 减小球面像差　　　　　B. 减少进入眼内的光量　　　　C. 减少色像差

    D. 降低眼的折光能力　　　E. 增加视觉的清晰度

4. 关于远视眼的叙述,正确的是

    A. 近点比正视眼远　　　　　　　　B. 易发生视物疲劳,尤其视近物时易疲劳

    C. 多由眼球前后径过长引起　　　　D. 眼的折光力减弱

    E. 可用凹透镜矫正

5. 区分不同类型视锥细胞的主要依据有

    A. 外段结构的差异　　　　B. 视黄醛结构的差异　　　　C. 视蛋白结构的不同

    D. 光谱吸收特性的不同　　E. 分布部位的不同

6. 关于视杆细胞的叙述,正确的是

    A. 主要分布在视网膜中央凹以外的周边部

    B. 对光波刺激较视锥细胞敏感

    C. 有较强细节分辨能力

    D. 能辨别颜色

    E. 感光色素为视紫红质

7. 关于视紫红质的叙述,正确的是

    A. 是视杆细胞的感光色素　　　B. 属于固醇类物质　　　　C. 在光亮处迅速分解

    D. 在暗处以合成为主　　　　　E. 分解和合成为可逆反应

8. 关于视野的叙述,正确的是

    A. 鼻侧与上侧较大　　　　B. 颞侧与下侧较大　　　　C. 红色视野最小

    D. 白色视野最大　　　　　E. 黄色视野大于绿色视野

9. 外耳的作用有

    A. 为声波传向中耳的通道　　　B. 有采音作用　　　　C. 通过共振提高声音强度

    D. 有助于声源方位的判断　　　E. 对鼓膜有一定保护作用

10. 鼓膜-听骨链装置的功能是

    A. 起传音作用　　　　　　　　B. 起增压作用

    C. 可以减小振动的幅度　　　　D. 可防止突发性过强声压对内耳的损伤

    E. 补偿由于声阻抗不同所致的能量耗损

二、名词解释

  1. 感受器(receptor)　　　　　　　　2. 感觉器官(sense organ)

  3. 感受器的编码作用(coding of receptor)　　4. 感受器的换能作用 (transducer

function of receptor)

5. 感受器的适宜刺激(adequate stimulus of receptor)

6. 感受器的适应现象(adaptation of receptor)

7. 近点(near point)

8. 近视(myopia)

9. 远视(hyperopia)

10. 视敏度(视力)(visual acuity)

11. 暗适应(dark adaptation)

12. 明适应(light adaptation)

13. 视野(visual field)

14. 听阈(hearing threshold)

三、简答题

1. 眼的折光异常有哪几种? 如何矫正?

2. 试述正常人看近物时眼的调节过程及生理意义。

3. 老视眼是如何形成的? 其视物有何特点?

4. 为什么缺乏维生素 A 会发生夜盲症?

5. 试述基底膜振动的行波学说。

参 考 答 案

一、选择题

A 型题

1. A 2. A 3. E 4. C 5. A 6. C 7. B 8. C 9. E 10. A 11. C 12. B 13. D 14. B 15. A 16. E 17. B 18. D 19. A 20. B 21. C 22. E 23. E 24. B 25. E 26. E 27. C 28. B 29. A 30. C 31. E 32. B 33. D 34. E 35. B 36. B 37. A 38. A 39. C 40. B 41. C 42. B 43. D 44. B 45. E 46. E 47. C 48. B 49. C 50. D 51. B 52. D 53. D 54. C 55. B 56. A 57. B 58. A 59. A 60. D 61. D

B 型题

1. C 2. D 3. B 4. A 5. B 6. D 7. C 8. B 9. B 10. A 11. D 12. E

X 型题

1. ABCDE 2. DE 3. ABCE 4. ABD 5. CD 6. ABE 7. ACDE 8. BDE 9. ABCDE 10. ABCE

二、名词解释

1. 感受器:分布于体表或组织内部的一些专门感受机体内外环境变化的结构或装置。

2. 感觉器官:由感受细胞连同它们的附属结构组成的复杂器官。

3. 感受器的编码作用:感受器在把外界刺激转换为动作电位时,把刺激所包含的环境变化的信息转移到动作电位的序列之中,称为感受器的编码作用。

4. 感受器的换能作用:感受器能把作用于它们的各种形式的刺激能量转变成传入神经纤维上的动作电位,这种作用称为换能作用。

5. 感受器的适宜刺激:一种感受器通常只对某种特定形式的能量变化最敏感,这种形式的刺激就称为该感受器的适宜刺激。

6. 感受器的适应现象:当某一恒定强度的刺激持续作用于一个感受器时,感觉神经纤维上动作电位的频率会逐渐降低,这一现象称为感受器的适应。

7. 近点:眼所能看清物体的最近距离,称为近点。

8. 近视:多数由于眼球前后径过长(轴性近视)或折光系统的折光能力过强(屈光性近视),致使远处平行光线聚焦在视网膜的前方,以致视网膜上物像模糊,视远物不清,其近点比正常人近。

9. 远视:由于眼球前后径过短(轴性远视)或折光系统的折光能力太弱(屈光性远视),致使远处平行光线聚焦在视网膜的后方,以致视网膜上物像模糊。患者看远物时就需使用自己的调节能力,其近点比正常人远,视近物能力下降,称为远视。

10. 视敏度(视力):指眼对物体细小结构的分辨能力,一般以能够识别两个点之间的最小距离为衡量标准。

11. 暗适应:人长时间处于光亮环境中而突然进入暗处时,最初看不见任何物体,经过一段时间后,逐渐恢复了暗处的视力,这种现象称为暗适应。

12. 明适应:人长时间处于暗处而突然进入明亮处时,最初感到一片耀眼的光亮,也不能看清物体,稍待片刻后才能恢复视觉,这种现象称为明适应。

13. 视野:单眼固定地注视正前方某一点,此时该眼能看到的空间范围,称为视野。

14. 听阈:人耳能感受的振动频率中每一种频率都有一个刚好能引起听觉的最小振动强度,称为该声音的听阈。

三、简答题

1. 眼的折光异常:①近视,需用凹透镜矫正;②远视,需用凸透镜矫正;③散光,需用柱面镜矫正。

2. ①晶状体前凸:增强折光力,使辐散光线聚焦在视网膜上;②瞳孔缩小,减少入眼光量,减少球面像差和色像差;③双眼球向鼻侧会聚,产生单一视觉。

3. 老视眼是由于人到 40 岁以后,晶状体弹性逐渐降低,睫状肌的收缩能力减退所致。其特点是:看远物的能力正常,但看近物时调节能力变差。

4. 人在暗处(或夜晚)的视觉由视杆细胞承担,其感光物质为视紫红质,它是由视蛋白和视黄醛合成的。在视紫红质的合成和分解过程中,有一部分视黄醛被消耗,依赖于从食物中吸收的维生素 A 来补充。因为维生素 A 可以转变为 11-顺视黄醛,再与视蛋白结合,形成视紫红质。故如果长期维生素 A 摄入不足,会影响人的暗视觉,引起夜盲症。

5. 当声波振动通过听骨链到达卵圆窗时,压力变化立即传给耳蜗内的液体和膜性结构,使之产生移动,最后通过鼓阶的外淋巴传导到圆窗膜。整个耳蜗内的液体和膜性结构往复移动,形成了振动。振动从基底膜的底部开始,即从卵圆窗膜处开始,按照物理学中的行波原理向耳蜗的顶部传播。不同频率的声波引起的行波都是从基底膜的底部开始,但是声波频率不同,行波传播的远近和最大振幅出现的部位也不同。声波频率越高,行波传播愈近,最大振幅出现的部位愈靠近卵圆窗处。声波频率越低,行波传播愈远,最大振幅出现的部位愈靠近蜗顶。耳蜗对不同频率声音的分析取决于最大振幅出现的位置,该位置上的毛细胞兴奋所引起的神经冲动将会传入听觉中枢不同部位,产生不同的音调感觉。

(卢佳怡)

第十章 神经系统的功能

学习要求

1. 掌握 神经元的信息传递;躯体感觉的传入通路;脊髓对姿势的调节;自主神经系统的功能;下丘脑对内脏活动的调节。

2. 熟悉 神经元;躯体感觉的大脑皮质代表区;躯体感觉;内脏感觉的中枢分析;运动传出的最后公路;脑干对肌紧张和姿势的调节;躯体运动的中枢调节;低位脑干对内脏活动的调节;本能行为和情绪的神经调节;觉醒、睡眠与脑电活动;脑的高级功能。

3. 了解 神经胶质细胞;特殊感觉的中枢分析;脊髓对内脏活动的调节;大脑皮质对内脏活动的调节;神经、内分泌和免疫系统的相互关系。

第一节 神经元与神经胶质细胞的一般功能

一、神 经 元

(一)神经元的一般结构与功能

1. 神经元(neuron)的基本结构 胞体与突起:突起有树突与轴突;胞体发出轴突的部分为轴丘。轴突起始部位为始段,末梢膨大部为突触小体。轴突与感觉神经元的长树突二者统称为轴索,轴索外面包有髓鞘或神经膜成为神经纤维。

2. 神经元的基本功能 神经元的主要功能是接受刺激,传递信息。

(二)神经纤维的功能与分类

神经纤维的主要功能是传导兴奋。在神经纤维上传导的兴奋或动作电位称为神经冲动(nerve impulse)。

神经纤维直径与传导速度之间的关系大致为:传导速度(m/s)≈6×直径(μm)。

神经纤维的传导速度还与下列因素有关:有髓快,无髓慢;温度高快,低则慢。

神经纤维传导兴奋的特征:

(1) 完整性:神经冲动沿神经纤维的正常传导,要求神经纤维在结构和生理功能上的完整性。

(2) 绝缘性:一条神经干包含许多条神经纤维,但各条神经纤维的兴奋只沿本纤维各自传导,互不干扰。

(3) 双向性:神经纤维的任何一点产生的动作电位都可沿神经纤维同时向两端传导。

(4) 相对不疲劳性:神经冲动传导时耗能远小于突触传递,因此神经纤维的兴奋传导不易发生疲劳。

根据神经纤维兴奋传导速度的差异将哺乳动物的周围神经纤维分为 A、B、C 三类。

根据纤维直径和来源又分为Ⅰ、Ⅱ、Ⅲ、Ⅳ四类。

（三）神经纤维的轴浆运输

1. 轴浆在胞体与轴突末梢之间流动完成物质运输的现象称为轴浆运输（axoplasmic transport）。

2. 通过轴浆流动和轴浆运输到达轴突终末端分泌为顺向运输。反之为逆向运输。

（四）神经的营养性作用和神经营养因子

1. 神经的营养性效应　如切断神经后所支配的肌肉萎缩。

2. 神经营养因子　如神经生长因子等。

二、神经胶质细胞

（一）神经胶质细胞的特征

在中枢神经系统主要为星形胶质细胞、少突胶质细胞和小胶质细胞三种，其数量是神经元的10~50倍。

（二）神经胶质细胞的功能

1. 支持作用（星形胶质细胞）　主要指对神经元和血管的固定作用。

2. 修复和再生作用（小胶质细胞和星形胶质细胞）　神经元损伤后先由小胶质细胞把坏死的细胞或碎片吞噬掉，再由星形胶质细胞再生进行填补。

3. 免疫应答作用（星形胶质细胞）　星形胶质细胞对进入机体乃至神经系统内的有害物质起识别和控制作用，再由机体内免疫系统杀伤或清除。

4. 物质代谢和营养性作用（星形胶质细胞）　和神经元的作用相同。

5. 绝缘和屏障作用（少突胶质细胞）　构成髓鞘。

6. 稳定细胞外的钾浓度（星形胶质细胞）。

7. 参与某些递质及生物活性物质的代谢（星形胶质细胞）。

第二节　神经元的信息传递

一、突触传递

（一）经典的突触传递

1. 突触的概念与分类

概念：神经元之间相接触的部位（经典突触）。

分类：①轴突-树突式突触，轴-树突触；②轴突-胞体式突触，轴-胞突触；③轴突-轴突式突触，轴-轴突触。

2. 突触的基本结构（经典突触）　突触前膜、突触间隙和突触后膜。

3. 突触传递过程　动作电位使突触前膜去极化→电压门控式钙通道开放→促进突触小泡与前膜接触→递质释放→递质与突触后膜受体结合→突触后电位产生

4. 突触后电位

（1）兴奋性突触后电位（excitatory postsynaptic potential, EPSP）：后膜的膜电位在递质作用下发生去极化改变，使该突触后神经元对其他刺激的兴奋性提高，这种电位变化称为兴奋性突触后电位。形成机制为 Na^+ 内流大于 K^+ 外流。

（2）抑制性突触后电位（inhibitory postsynaptic potential, IPSP）：后膜的膜电位在递质的作用下产生超极化改变，使该突触后神经元的兴奋性下降，这种电位变化称为抑制性突触后电位。形成机制为 Cl^- 内流增加引起细胞内负离子增多，出现超极化电位。

5. 突触后神经元的兴奋与抑制　因为突触后电位有兴奋和抑制两种，也可以同时产生，其电位的改变取决于两者的代数和总趋势，当总趋势为超极化时，其表现为抑制，当总趋势为去极化时，其表现为兴奋。

6. 突触传递的调节　①对突触前末梢递质释放的调节（主要是对钙的调节）；②对突触后膜受体的调节（主要是对受体的调节）。

二、神经递质和受体

（一）神经递质

1. 递质的鉴定　神经递质是指由突触前神经元合成并在末梢处释放，能特异作用于突触后神经元或效应器细胞上的受体，并使突触后神经元或效应器细胞产生一定效应的信息传递物质。

基本条件：①突触前神经元应具有合成递质的前体和酶系统，并能合成该递质；②递质储存于突触小泡内，当兴奋冲动抵达末梢时，小泡内递质被释放入突触间隙；③递质释出后，在突触间隙扩散，作用于突触后膜上的特异受体而发挥生理作用；④存在使该递质失活的酶或其他失活方式；⑤有特异的受体激动剂和拮抗剂，能分别模拟或阻断该递质的突触传递效应。

即：①合成能力（突触前神经元内）；②储存能力（突触前神经元内突触小泡内）；③释放能力（突触前膜胞吐作用和倾囊而出）；④扩散能力（在突触间隙扩散）；⑤结合能力（能与突触后膜受体结合）；⑥效应能力（产生效应）。

2. 调质的概念　除递质外，神经元还能合成和释放一些化学物质，它们并不在神经元之间直接起信息传递作用，而是增强或削弱递质的信息传递效应，这类对递质信息传递起调节作用的物质为神经调质。其发挥的作用为调制作用。

（二）受体

受体（receptor）的概念：受体是指细胞膜或细胞内能与某些化学物质发生特异性结合并诱发生物效应的特殊生物分子。

能与受体发生特异性结合并产生生物效应的化学物质称为受体的激动剂。

能与受体发生特异性结合但不产生生物效应的化学物质则称为受体的拮抗剂。

二者统称为配体。

（三）主要的递质和受体系统

1. 乙酰胆碱及其受体

胆碱能神经元：以 ACh 为递质的神经元称为胆碱能神经元。包括：脊髓前角运动神经元、丘脑后部腹侧的特异性感觉投射神经元等,还分布于脑干网状结构上行激动系统的各个环节、纹状体等处。

胆碱能纤维:以 ACh 为递质的神经纤维称为胆碱能纤维(cholinergic fiber)。包括:支配骨骼肌的运动神经纤维;所有自主神经节前纤维;大多数副交感节后纤维(除少数肽能纤维外);少数交感节后纤维,即支配小汗腺引起温热性发汗和支配骨骼肌血管引起防御反应性舒血管效应的纤维。

胆碱能受体:指能与 ACh 特异性结合的受体。

分为毒蕈碱受体(M 受体)和烟碱受体(N 受体)。主要分布为大多数副交感节后纤维、所有自主神经元的突触后膜和少数交感节后纤维支配的效应器细胞膜上以及神经-肌接头的终板膜上。

主要作用为胆碱纤维兴奋的效应、自主神经节后神经元兴奋和骨骼肌收缩。

亚型为 M_1、M_2、M_3、M_4、M_5。

肌肉型(N_2)和神经元型(N_1)。

阻断剂:M 受体——阿托品;N 受体——筒箭毒碱;N_1 受体——六烃季铵;N_2 受体——十烃季铵。

2. 去甲肾上腺素和肾上腺素及其受体　去甲肾上腺素(norepinephrine,NE)和肾上腺素(epinephrine,E)都属于儿茶酚胺。

去甲肾上腺素能神经元:指在中枢以 NE 作为递质的神经元。胞体主要位于低位脑干(网状结构、蓝斑)。在外周见于交感神经节内。

肾上腺素能神经元:以肾上腺素为递质的神经元。其胞体主要分布于延髓,在外周,尚未发现以释放肾上腺素为递质的神经纤维。

肾上腺素能纤维:以 NE 作为递质的神经纤维。多数交感神经的节后纤维为肾上腺素能纤维。

肾上腺素能受体:能与 NE 结合的受体。

分类:α 受体(亚型:α_1、α_2)、β 受体(亚型:β_1、β_2、β_3)。

分布:多数交感节后纤维支配的效应器细胞膜上(α、β 受体可同时或单独存在)。

作用:

α 受体:兴奋性效应(小肠平滑肌除外);β_1 受体:兴奋性效应;β_2 受体:抑制性效应(糖酵解增强)。

阻断剂:α_1 受体——酚妥拉明;β 受体——普萘洛尔;α_2 受体——育亨宾;β_1 受体——阿替洛尔;β_2 受体——丁氧胺。

肾上腺素能受体兴奋后的效应与以下因素有关:①受体的特性。②配体的特性:NA 对 α 受体的作用较强;肾上腺素对 α 和 β 受体的作用都强;异丙肾上腺素主要对 β 受体有强烈作用。③器官上两种受体的分布情况。

3. 多巴胺及其受体　主要存在中枢,可分为 D_1、D_2、D_3、D_4、D_5 等五种,其中 D_1 和 D_5 为兴奋性;D_2、D_3、D_4受体为抑制性受体。

4. 5-羟色胺及其受体　主要存在于中枢,可分为 5-HT_1、5-HT_2、5-HT_3、5-HT_4、5-HT_5、5-HT_6和5-HT_7七种,其中,5-HT_1又分出 5 个亚型,5-HT_2分出 3 个亚型,5-HT_5分出两个亚型。

5. 组胺及其受体　广泛存在于中枢和周围神经系统中,主要分为 3 种类型,即 H_1、H_2 和 H_3 受体。

6. 氨基酸类递质及其受体　广泛存在于中枢和周围神经系统内,有兴奋性氨基酸(如谷氨酸)和抑制性氨基酸(如 γ-氨基丁酸)。

7. 神经肽及其受体,主要递质　①速激肽(P 物质、神经肽 A 和神经肽 K 等);②阿片肽(β-内啡肽、脑啡肽和强啡肽);③下丘脑调节肽和神经垂体肽;④脑-肠肽;⑤其他:如血管紧张素 II、心房钠尿肽、降钙素基因相关肽等。

8. 嘌呤类递质及其受体(腺苷和 ATP)。

9. 其他可能的递质(CO 和 NO 等)。

三、反射弧中枢部分的活动规律

(一) 反射与反射弧

感受器、传入神经、中枢、传出神经、效应器。

(二) 中枢神经元的联系方式

1. 单线式联系　一个神经的轴突仅与另一个神经元形成突触联系的称为单线式联系。

2. 辐散和聚合式联系　一个神经元的轴突可通过其末梢与许多神经元建立突触联系为辐散;许多神经元的轴突末梢共同与一个神经元的细胞体或树突建立突触联系为聚合。

3. 链锁式和环式联系　是更加复杂的神经元间联系方式,呈链锁状的为连锁式联系,有的还呈环状。

(三) 中枢兴奋传播的特征

1. 单向传导　神经纤维的传导方向固定。即在反射活动中,兴奋经化学性突触传递,只能向一个方向传播,即从突触前末梢传向突触后神经元。

2. 中枢延搁　兴奋通过反射中枢时往往较慢,这一现象称为中枢延搁或突触延搁。原因是神经元间联系为突触联系,需要化学物质作为神经递质传递兴奋而出现的时间耽搁。

3. 总和　有时间总和和空间总和。就是在反射活动中,单根神经纤维的传入冲动一般不能使中枢发出传出效应;而若干神经纤维的传入冲动同时到达同一中枢,才可能产生传出效应。

4. 兴奋节律的改变　受各种因素的影响,特别在多突触反射中,传出神经和传入神经的冲动频率往往不同。这是因为突触后神经元常同时接受多个突触前神经元的信号传递,突触后神经元自身的功能状态也可能不同,并且,反射中枢常经过多个中间神经元接替,因此最后传出冲动的节律取决于各种影响因素的综合效应。

5. 后发放　在一反射过程中,刺激停止后,传出神经仍可在一定时间内继续发放冲动,此现象称为后发放。

6. 对内环境变化的敏感性和易疲劳性　缺氧、二氧化碳过多和酸性代谢产物等均可影响递质的合成与释放,改变突触的传递能力。同时神经递质耗竭也会影响突触传递。

(四) 中枢抑制

1. 突触后抑制　是由抑制性中间神经元的活动引起的,主要包括:

(1) 传入侧支性抑制:传入纤维进入中枢后,一方面通过突触联系兴奋某一中枢神经元;另一方面通过侧支兴奋—抑制性中间神经元,再通过后者的活动抑制另一中枢神经元。

(2)回返性抑制:中枢神经元兴奋时,传出冲动沿轴突外传,同时又经轴突侧支兴奋一个抑制性中间神经元,后者释放抑制性递质,反过来抑制原先发生兴奋的神经元及同一中枢的其他神经元。

2. 突触前抑制　突触前抑制在中枢内广泛存在,尤其多见于感觉传入通路中,对调节感觉传入活动具有重要意义。如轴突末梢 A 与运动神经元构成轴-胞式突触;轴突末梢 B 与轴突末梢 A 构成轴-轴式突触,但与运动神经元不直接构成突触联系。若仅 A 兴奋引起运动神经元产生一定大小的 EPSP;若仅 B 兴奋,则运动神经元不起反应。若 B 先兴奋,一定时间后 A 兴奋,则运动神经元的 EPSP 将明显减少。

突触前抑制现象:①轴突末梢 A 兴奋→运动神经元产生 EPSP;②轴突末梢 B 与末梢 A 构成轴-轴突触,与运动神经元无直接联系,末梢 B 单独兴奋不引起运动神经元产生反应;③如果末梢 B 先兴奋,间隔一定时间后兴奋末梢 A,则运动神经元产生的 EPSP 较没有末梢 B 参与时的 EPSP 明显减小,产生抑制作用。

机制:末梢 B 兴奋时,释放 GABA 作用于末梢 A 上的 $GABA_A$ 受体,引起末梢 A 的 Cl^- 电导增加,膜发生去极化,使传到末梢 A 的动作电位变小,时程缩短,结果使进入末梢 A 的 Ca^{2+} 减少,由此而引起末梢 A 递质释放量减少,最终导致运动神经元的 EPSP 幅度减小。在某些轴突末梢上还存在 $GABA_B$ 受体,该受体激活时,通过增加第二信使 IP_3 和 DG,使膜上 K^+ 通道开放,K^+ 外流,使末梢 A 的 Ca^{2+} 的内流量减少,递质释放量减少从而产生抑制效应。

第三节　神经系统的感觉分析功能

一、躯体感觉的中枢分析

躯体感觉包括浅感觉和深感觉两大类。浅感觉又包括触-压觉、温度觉和痛觉;深感觉即为本体感觉,主要包括位置觉和运动觉。

(一)传入通路

1. 丘脑前的传入系统

深感觉传导路径:后索(脊髓部分)-内侧丘系(脑干部分)传入系统——传导本体感觉和精细触压觉。

浅感觉传导路径:前外侧传入系统。包括:脊髓丘脑侧束——传导痛温觉。脊髓丘脑前束——传导粗略触-压觉。

2. 丘脑的核团　丘脑是除嗅觉以外的各种感觉传入通路的重要中继站,并能对感觉传入进行初步的分析综合。丘脑的核团分为三大类。

第一类细胞群:接受第二级感觉投射纤维,换元后投射到大脑皮质感觉区,称特异感觉接替核。包括:

后腹核:是躯体感觉的中继站,来自躯体不同部位的投射纤维空间分布有一定的规律,躯干四肢的传入纤维在后外侧腹核,下肢的在最外侧部,头面部的在后内侧腹核。

内侧膝状体:是听觉传导通路的换元站。

外侧膝状体:是视觉传导通路的换元站。

第二类细胞群:接受来自特异感觉接替核和其他皮质下中枢的纤维,换元后投射到大脑皮质的特定区域,在功能上与各种感觉在丘脑和大脑皮质水平的联系协调有关,也称联络核。

第三类细胞群:靠近中线髓板内各种结构,主要是髓板内核群,包括中央中核、束旁核、中央外侧核等。这些细胞经过多突触换元接替,弥散地投射到整个大脑皮质。又称非特异投射核。

3. 感觉投射系统

特异投射系统(specific projection system)

概念:丘脑特异感觉接替核和联络核及其投射至大脑皮质的神经通路称为特异投射系统。

特点:呈点对点的投射,投射纤维主要终止于皮质的第四层。

功能:引起特定感觉,并激发大脑皮质发出传出冲动。

非特异投射系统(non-specific projection system)

概念:丘脑非特异投射核及其投射至大脑皮质的神经通路称为非特异投射系统。

特点:多次换元,弥散性投射,与大脑皮质无点对点的关系。

功能:维持和改变大脑皮质的兴奋状态。

(二) 大脑皮质代表区

1. 体表感觉代表区

第一感觉区(somatic sensory area Ⅰ):位于中央后回。投射规律:①交叉投射(头面部为双侧);②呈倒置安排(头面部是正立的);③投射区域大小与感觉分辨精细程度有关。

第二感觉区:在中央前回与脑岛之间。投射特点:双侧、正立、定位性差。切除人脑第二感觉区并不产生显著的感觉障碍。

2. 本体感觉代表区 位于中央前回(运动区)。

(三) 躯体感觉

感觉的强度取决于:感觉神经纤维上动作电位的频率;参与反应的感受器数目。皮肤感觉与感受器的点状分布密切相关。

1. 触-压觉 感受器呈点状分布,四肢尤其是手指尖较敏感,经内侧丘系和前外侧系两条通路传导,前者为精细感觉,后者为粗略定位。

2. 本体感觉 本体感觉包括位置觉和运动觉。

3. 温度觉

冷感受器:主要感受低于体温(10~38℃)的温度刺激,传入纤维为 Aδ 和 C 类纤维,适宜刺激是温度差。

热感受器:主要感受高于体温(30~45℃)的温度刺激,其传入纤维属于 C 类纤维。

温度感受器也呈点状分布,冷点多于热点,躯干对冷的敏感性高于四肢。感受器对20~40℃的温度可产生适应,高于45℃时,热感觉消失,而出现痛觉。

4. 痛觉

体表痛:指发生在体表某处的痛感。当伤害性刺激作用于皮肤时,可先后出现两种性质不同的痛觉,即快痛(fast pain)和慢痛(slow pain)(表 10-1)。

表 10-1 快痛和慢痛的比较

快 痛	慢 痛
受刺激时迅速发生	发生较慢 0.5~1s
撤除刺激后立即消失	持续几秒钟
尖锐而定位清楚的"刺痛"	定位不明确的"烧灼痛"
Aδ 类纤维	C 类纤维
第一、二感觉区	扣带回

深部痛:指发生在躯体深部,如骨关节、骨膜、肌腱、韧带和肌肉等处的痛感。一般表现为慢痛。

特点:定位不明确,可伴有恶心、出汗和血压的改变等自主神经反应。

二、内脏感觉的中枢分析

(一)传入通路与皮质代表区

1. 传入通路 内脏感觉的传入纤维走行于自主神经干内,包括交感神经和副交感神经,沿脊髓丘脑束和感觉投射系统到达大脑皮质。

2. 皮质代表区 混杂于体表感觉代表区、运动辅助区及边缘系统皮质等。

(二)内脏感觉

1. 内脏痛的特点 定位不明确,是内脏痛的主要特点,因为痛觉感受器在内脏的分布要比在躯体稀疏的多。

发生缓慢,持续时间长。

对扩张刺激或牵拉刺激敏感,而对切割、烧灼刺激不敏感。

特别能引起不愉快的情绪活动,并伴有恶心、呕吐和心血管及呼吸活动改变。

2. 体腔壁痛 由于体腔壁浆膜受到刺激而产生的疼痛。与躯体痛相类似,也经躯体神经传入。

3. 牵涉痛 某些内脏疾病往往引起远隔的体表部位感觉疼痛或痛觉过敏,这种现象称为牵涉痛(referred pain)。牵涉痛的机制:

(1)会聚学说:来自牵涉痛的躯体组织与患病内脏的传入纤维会聚到脊髓同一水平的同一后角神经元,即两者通过共同的通路上传,由于平时疼痛刺激多来源于体表部位,因而大脑皮质将内脏传入误认为体表传入,于是发生牵涉痛。

(2)易化学说:可能患病内脏的传入冲动提高了邻近的躯体感觉神经元的兴奋性,从而对体表传入冲动产生易化作用,使平常不至于引起疼痛的刺激信号变为致痛信号,从而产生痛觉过敏。

三、特殊感觉的中枢分析

(一)视觉

来自双眼鼻侧视网膜的视神经纤维交叉而形成视交叉,颞侧的传入纤维不交叉。皮质代表区在枕叶皮质的距状裂上、下缘。

（二）听觉

听神经传入纤维→同侧脑干的耳蜗神经核换元→对侧上橄榄核（小部分不交叉）→外侧丘系→内侧膝状体→听放射→颞横回和颞上回。

（三）平衡感觉

人体的平衡感觉主要与头部的空间方位有关。这取决于四种传入信息：① 前庭感受器的传入信息；② 视觉的提示；③ 关节囊本体感受器的传入冲动；④ 皮肤的外感受器的传入冲动。

（四）嗅觉和味觉

嗅觉皮质在边缘叶的前底部。味觉皮质在中央后回底部。

第四节 神经系统对姿势和运动的调节

一、运动传出的最后公路

（一）脊髓和脑干的运动神经元

脊髓前角存在 α、γ 和 β 运动神经元，脑干的脑神经核（Ⅰ、Ⅱ、Ⅷ对脑神经核除外）内存在脑运动神经元。

1. α 运动神经元和脑运动神经元　接受来自四肢、头面部皮肤、肌肉和关节等处的外周传入信息，也接受从脑干到大脑皮质各级高位中枢的下传信息，产生一定的反射传出冲动，直达所支配的骨骼肌，因此它们是躯体运动反射的最后公路。

会聚到运动神经元的各种冲动的作用：①引发随意运动；②调节姿势，为运动提供合适而又稳定的基础；③协调肌群间的活动，使运动得以平稳和精确地进行。

2. γ 运动神经元　支配梭内肌，调节肌梭对牵张刺激的敏感性。其兴奋性较高，常持续高频放电。

3. β 运动神经元　对梭内肌、梭外肌都有支配。

脊髓运动神经元释放的神经递质都是乙酰胆碱。

（二）运动单位

一个脊髓 α 运动神经元或脑干运动神经元及其所支配的全部肌纤维所构成的一个功能单位，称为运动单位。运动单位的大小有很大差别。

小运动单位：利于做精细运动，如眼外肌运动神经元，只支配 6～12 根肌纤维。

大运动单位：利于产生巨大的肌张力，如四肢肌肉的运动神经元，支配数目可达 2000 根肌纤维。

不同运动单位的肌纤维是交叉分布的，有利于产生均匀的肌张力。

二、姿势的中枢调节

（一）脊髓的调节功能

1. 脊休克

概念：指人和动物在脊髓与高位中枢之间离断后反射活动能力暂时丧失而进入无反应

状态的现象称为脊休克(spinal shock)。

主要表现:横断面以下脊髓所支配的躯体和内脏的反射活动均减退以至消失,如骨骼肌的紧张性降低甚至消失,外周血管扩张,血压下降,发汗反射消失,粪、尿潴留。

特点:以脊髓为基本中枢的反射活动暂时丧失,知觉和随意运动永久丧失。

产生原因:脊休克的产生是由于离断的脊髓突然失去了高位中枢的调节,主要是失去从大脑皮质到低位脑干的下行纤维对脊髓的控制作用。不是由于损伤刺激引起的。

恢复:简单、原始的反射先恢复,如屈肌反射和腱反射等;复杂的反射后恢复,如对侧伸肌反射和搔爬反射等。内脏反射活动部分恢复。

脊休克的产生和恢复,说明脊髓可以完成某些简单的反射活动,但正常时它们是在高位中枢的控制下进行活动的。高位中枢对脊髓反射既有易化作用的一方面,也有抑制作用的一方面。

2. 脊髓对姿势的调节　中枢神经系统通过调节骨骼肌的紧张度或产生相应的运动,以保持或改正身体在空间的姿势,这种反射活动称为姿势反射(postural reflex)。在脊髓水平完成的姿势反射有对侧伸肌反射、牵张反射、节间反射等。

(1)对侧伸肌反射:脊动物肢体的皮肤受到伤害性刺激时,受刺激一侧的肢体伸肌弛缓而屈肌收缩,肢体曲屈,称为屈肌反射(flexor reflex)。屈肌反射具有保护性意义,但不属于姿势反射。当肢体皮肤受到较强的伤害性刺激时,在同侧肢体屈曲的同时,对侧肢体出现伸直的反射活动,称为对侧伸肌反射。其意义在于支持体重,保持身体平衡。

(2)牵张反射(stretch reflex)

概念:是指骨骼肌受到外力牵拉时引起受牵拉的同一肌肉收缩的反射活动。

牵张反射的类型:腱反射(tendon reflex):是快速牵拉肌腱时发生的牵张反射,突触接替单突触反射,同步收缩,有明显动作,反应迅速。肌紧张(muscle tonus):是指缓慢持续牵拉肌腱时发生的牵张反射,多突触反射,交替收缩,无明显动作,反应持久缓慢。

反射弧:

感受器:肌梭是感受肌肉长度变化或牵拉刺激的本体感受器。肌梭与梭外肌呈并联关系,与梭内肌呈串联关系。梭外肌收缩时肌梭受牵拉刺激减少,梭内肌收缩成分收缩时,肌梭受牵拉刺激,敏感性增加。梭内肌纤维分两类:核袋纤维和核链纤维。传入神经:Ⅰa类、Ⅱ类纤维。中枢与传出神经:脊髓前角 α 运动神经元,发出 α 传出纤维支配梭外肌;γ 运动神经元发出的 γ 传出纤维支配梭内肌。效应器:受牵拉肌肉的梭外肌。

反射过程:牵拉肌肉→肌梭内螺旋形末梢变形→Ⅰa类纤维传入冲动增加→支配同一肌肉的 α 运动神经元兴奋→α 纤维传出→梭外肌收缩。γ 运动神经元兴奋不能引起整块肌肉缩短,但可使梭内肌收缩以增加肌梭的敏感性,并引起Ⅰa类传入纤维放电,导致肌肉收缩。

牵张反射是最简单的姿势反射,肌紧张是维持站立姿势最基本的反射,是姿势反射的基础。

腱器官引起的反射:腱器官分布于肌腱胶原纤维之间,可感受肌肉张力的变化。其传入冲动经Ⅰb类纤维传入,对 α 运动神经元起抑制作用。

(3)节间反射:是指脊髓一个阶段神经元发出的轴突与邻近阶段的神经元发生联系,

通过上下节段之间神经元的协同活动所进行的一种反射活动,如搔爬反射。

(二)脑干对肌紧张和姿势的调节

1. 脑干对肌紧张的调节

抑制区:抑制肌紧张和肌运动的区域。位于延髓网状结构腹内侧部分。

易化区:加强肌紧张和肌运动的区域。位于延髓网状结构背外侧部分、脑桥被盖、中脑中央灰质及被盖,还有下丘脑和丘脑中线核群等部位。

抑制区和易化区是通过调节脊髓 α、γ 运动神经元的活动,实现对肌紧张的调节。在肌紧张平衡调节中,易化区略占优势。

脑干外调节肌紧张的区域:抑制区包括大脑皮质运动区、纹状体和小脑前叶蚓部等。易化区包括小脑前叶两侧部和前庭核等。这些区域的功能可能是通过脑干网状结构内的抑制区和易化区来完成的。

去大脑僵直:在中脑上、下丘之间切断脑干后,动物出现抗重力肌(伸肌)的肌紧张亢进,表现为四肢伸直,坚硬如柱,头尾昂起,脊柱挺硬,这一现象称为去大脑僵直(decerebrate rigidity)。去大脑僵直是一种增强的牵张反射。

产生机制:在中脑上、下丘之间切断脑干后,由于切断了大脑皮质和纹状体等部位与网状结构的功能联系,造成易化区活动明显占优势,而出现去大脑僵直现象。

类型:α 僵直:是由于高位中枢的下行性作用直接或间接通过脊髓中间神经元提高 α 运动神经元的活动而出现的僵直;γ 僵直:是高位中枢的下行性作用首先提高 γ 运动神经元的活动,使肌梭的传入冲动增多,转而增强 α 运动神经元的活动而出现的僵直。

去皮质僵直:人类皮质与皮质下失去联系时,可出现明显的下肢伸肌僵直及上肢的半屈曲状态。出现去大脑僵直往往提示病变已严重侵犯脑干,是预后不良的信号。

2. 脑干对姿势的调节

由脑干整合而完成的姿势反射有状态反射、翻正反射、直线和旋转加速度反射等。

状态反射:头部在空间的位置发生改变以及头部与躯干的相对位置改变时,都可反射性地改变躯体肌肉的紧张性,这一反射称状态反射(attitudinal reflex)。包括:

迷路紧张反射:内耳迷路的椭圆囊和球囊的传入冲动对躯体伸肌紧张性的调节反射。反射中枢是前庭核。

颈紧张反射:颈部扭曲时颈部脊椎关节韧带和肌肉本体感受器的传入冲动引起的四肢肌肉紧张性反射。反射中枢在颈部脊髓。当头向一侧扭转时,下颏所指一侧的伸肌紧张性加强;头后仰时,则前肢伸肌紧张性加强,后肢伸肌紧张性降低;头前俯时,结果相反。

翻正反射:动物被推倒后可翻正过来,恢复正常姿势的反射。

三、躯体运动的中枢调节

(一)大脑皮质的运动调节功能

1. 大脑皮质运动区

主要运动区:中央前回和运动前区。功能特征:交叉支配及一侧皮质支配对侧躯体的肌肉。功能定位精细,功能代表区大小与运动精细复杂程度有关;呈倒置安排,但头面部正立。

其他运动区:包括运动辅助区,第一、第二感觉区等。

2. 运动传导系统及其功能

皮质脊髓束:是由皮质发出,经内囊、脑干下行到脊髓前角运动神经元的传导束。

皮质脑干束:由皮质发出,经内囊到达脑干内各脑神经运动神经元的传导束。

其他下行通路:包括顶盖脊髓束、网状脊髓束和前庭脊髓束等。

(二)基底神经核的运动调节功能

基底神经节是皮质下一些核团的总称。包括纹状体、丘脑底核和黑质。纹状体又包括尾核、壳核和苍白球。尾核、壳核称为新纹状体,苍白球称为旧纹状体。黑质可分为致密部和网状部两部分。

1. 与基底神经核损害有关的疾病　基底神经核的损害主要表现为肌紧张异常和动作过分增减,临床上主要有两类疾病。

肌紧张过强而运动过少性疾病:典型代表是帕金森病,又称震颤麻痹(paralysis agitans)。

主要表现:肌紧张增高,肌肉僵直,随意运动减少,常伴有静止性震颤。

发病原因:双侧中脑黑质病变,多巴胺能神经元变性受损,引起直接通路活动减弱而间接通路活动增强,于是运动皮质活动减少。

肌紧张过强而运动过少性疾病:代表病是亨廷顿病(舞蹈病)和手足徐动症。

主要表现:不自主的上肢和头部的舞蹈样动作,伴肌紧张低下。

发病原因:双侧新纹状体病变,新纹状体内 GABA 能神经元变性或遗传性缺损,引起间接通路活动减弱而直接通路活动增强,于是运动皮质活动增强,导致运动过多症状的出现。

2. 基底神经核的功能　可能参与运动的设计和程序编制,将抽象的设计转换为随意运动。

(三)小脑的运动调节功能

根据小脑的传入、传出纤维联系,可将小脑分为前庭小脑、脊髓小脑和皮质小脑三个功能部分。

1. 前庭小脑(vestibulocerebellum)　主要由绒球小结叶构成。

功能:控制躯体的平衡和眼球的运动。切除猫的绒球小结叶后,可出现位置性眼震颤。

反射途径:前庭器官(直接或经前庭核)→绒球小结叶→前庭核→脊髓前角运动神经元→肌肉。

2. 脊髓小脑(spinocerebellum)　由小脑蚓部和半球中间部组成。

功能:调节正在进行过程中的运动,协助大脑皮质对随意运动进行适时的控制。脊髓小脑受损时,出现意向性震颤和小脑性共济失调。

3. 皮质小脑(corticocerebellum)　是指半球外侧部,不直接接受外周感觉的传入,主要与大脑皮质感觉区、运动区和联络区构成回路。

功能:在精巧运动学习中,参与随意运动的设计和程序的编制。

第五节 神经系统对内脏活动、本能行为和情绪的调节

一、自主神经系统的功能

自主神经系统也称内脏神经系统,其功能主要在于调节心肌、平滑肌和腺体等内脏活动。分交感神经(sympathetic nerve)和副交感神经(parasympathetic nerve)两部分。

(一)自主神经的结构特征

自主神经的结构特征从略。

(二)功能特征

1. 紧张性支配 自主神经对效应器的支配一般表现为紧张性作用。如切断心迷走神经后,心率加快;切断心交感神经后,心率减慢。

2. 双重支配,相互拮抗 许多组织器官都受交感和副交感神经的双重支配,两者的作用往往相互拮抗(唾液分泌例外)。如迷走神经促进小肠运动和分泌,而交感神经则起抑制作用。

3. 作用与效应器的功能状态有关 如刺激交感神经可引起孕动物的子宫运动抑制,而对有孕子宫却可加强其运动。

4. 有不同的活动范围和生理意义

交感神经系统:活动具广泛性,但对不同的刺激表现为不同的整合形式,在紧急情况下占优势。生理意义在于动员机体潜能以适应环境的急变。

副交感神经系统:活动较局限,安静时活动占优势。生理意义在于保护机体、休整恢复、积蓄能量以及加强排泄和生殖功能,使机体保持安静时的生命活动。

二、内脏活动的中枢调节

(一)脊髓对内脏活动的调节

脊髓是内脏反射活动的初级中枢,其调节功能不完善。

(二)低位脑干对内脏活动的调节

延髓可初步完成许多生命现象的反射调节,故称延髓为生命中枢。

(三)下丘脑对内脏活动的调节

下丘脑被认为是较高级的内脏活动调节中枢,具有调节体温、摄食行为、水平衡、内分泌、情绪反应和生物节律等生理活动的功能。

1. 体温调节 视前区-下丘脑前部存在温度敏感神经元,既能感受温度变化,也能整合传入的温度信息,使体温保持相对稳定。

2. 水平衡调节 下丘脑通过调节水的摄入与排出,来维持机体水的平衡。①下丘脑能调节饮水行为;②视上核、室旁核合成和释放血管升压素,实现对肾排水量的调节;③下丘脑前部存在渗透压感受器,能按血液的渗透压调节血管升压素的分泌。

3. 对腺垂体和神经垂体激素分泌的调节 ①下丘脑神经分泌小细胞能合成下丘脑调

节肽,调节腺垂体激素的分泌;②下丘脑的监察细胞能感受血中一些激素浓度的变化,反馈调节下丘脑调节肽的分泌;③视上核、室旁核神经分泌大细胞能合成血管升压素和催产素。

4. 生物节律控制　①生物节律:机体的许多活动能按一定的时间顺序发生周期性的变化,称为生物节律(biorhythm);②生物节律的控制中心:下丘脑视交叉上核。

5. 其他功能　下丘脑能产生某些行为的欲望,能调节相应的本能行为。还参与睡眠、情绪及情绪生理反应等。

(四)大脑皮质对内脏活动的调节

1. 边缘叶和边缘系统对内脏活动的调节作用复杂而多变。

2. 电刺激动物新皮质除能引起躯体运动外,也能引致内脏活动的改变。

三、本能行为和情绪的神经调节

本能行为(instinctual behavior):是指动物在进化过程中形成并遗传固定下来的,对个体和种族生存具有重要意义的行为。如摄食、饮水和性行为等。

情绪:是指人类和动物对客观环境刺激所表达的一种特殊的心理体验和某种固定形式的躯体行为表现。

本能行为和情绪主要受下丘脑和边缘系统的调节。

(一)本能行为的调节

1. 摄食行为　摄食行为是动物维持个体生存的基本活动。下丘脑外侧区存在摄食中枢,腹内侧核存在饱中枢,二者的神经元活动具有相互制约关系。边缘前脑中的杏仁核、隔区可易化饱中枢并抑制摄食中枢的活动。

2. 饮水行为　饮水行为是通过渴觉而引起的。引起渴觉的主要因素是血浆晶体渗透压升高和细胞外液量明显减少。前者经下丘脑前部的脑渗透压感受器而起作用;后者通过肾素-血管紧张素系统介导,血管紧张素Ⅱ可刺激间脑的室周器引起渴觉。

3. 性行为　性行为是动物维持种系生存的基本活动。神经系统中的许多部位参与对性行为的调节。

(二)情绪的调节

1. 恐惧和发怒　恐惧和发怒是本能的防御反应(defense reaction),该反应也称为格斗-逃跑反应(fight-flight response)。防御反应区主要位于下丘脑腹内侧区。动物在间脑水平以上切除大脑可出现假怒。刺激下丘脑外侧区→攻击行为;背侧区→逃避行为。

2. 愉快和痛苦　愉快是一种积极的情绪,通常由那些能够满足机体需要的刺激所引起;痛苦是一种消极的情绪,一般是由伤害机体和精神的刺激或因需求得不到满足而产生的。

奖赏系统:能够引起自我满足和愉快的脑区。腹侧被盖区-隔核多巴胺能通路与之有关。

惩罚系统:能使动物感到嫌恶和痛苦的脑区。主要在下丘脑后部的外侧部分、中脑背侧、内嗅皮质等部位。

(三)情绪生理反应

情绪生理反应(emotional reaction)在情绪活动中伴随发生的一系列生理变化。它主要由自主神经系统和内分泌系统活动的改变而引起。

1. 自主神经的情绪生理反应多表现为交感神经系统活动的相对亢进。

2. 内分泌系统的情绪生理反应涉及的激素种类很多。如促肾上腺皮质激素、糖皮质激素、肾上腺素、去甲肾上腺素、甲状腺激素、生长素、催乳素以及性激素等。

第六节　觉醒、睡眠与脑电活动

一、脑电活动

大脑皮质的电活动有自发脑电活动和皮质诱发电位两种形式。

(一)脑电图

在无明显刺激的情况下,大脑皮质经常性自发地产生的节律性电位变化,称为自发脑电活动。在头皮表面记录到的自发脑电活动称为脑电图(electroencephalogram,EEG)。直接在皮质表面引导的电位变化,称为皮质电图(electrocorticogram,ECoG)。

1. 脑电图的波形　按频率快慢将脑电图分为四种波形:β波、α波、θ波、δ波。这四种波形分别对应四种精神状态:β波表示新皮质紧张活动状态;α波表示清醒、安静、闭眼;θ波表示困倦;δ波表示睡眠、极度疲劳或麻醉状态。

α波阻断:α波在清醒、安静并闭眼时出现,睁开眼睛或接受其他刺激时,α波立即消失而呈现快波,这一现象称为α波阻断。当再次安静闭目时,则α波又重现。

2. 脑电图形成的机制　皮质表面的电位变化是由大量神经元同步活动发生的突触后电位经总和后形成的。此外,皮质与丘脑非特异投射系统之间的交互作用,一定同步节律的丘脑非特异投射系统的活动,促进了皮质电活动的同步化。

(二)皮质诱发电位

1. 概念　感觉传入系统或脑的某一部位受刺激时,在皮质上某一局限区域引出的形式较为固定的电位变化,称为皮质诱发电位(evoked cortical potential)。

2. 波形　①主反应:出现在一定潜伏期后先正后负的电位变化,在大脑皮质有特定的投射区域,与刺激有锁时关系;②次反应:主反应之后的扩散性续发反应,在大脑皮质无中心区,与刺激无锁时关系;③后发放:在主反应和次反应之后的一系列正相周期性电位波动。

二、觉醒与睡眠

(一)觉醒状态的维持

觉醒状态的维持与脑干网状结构上行激动系统的作用有关,上行激动系统主要通过非特异感觉投射系统而到达大脑皮质。

1. 行为觉醒　表现为对新异刺激有探究行为。

2. 脑电觉醒　不一定有探究行为,但脑电呈去同步化快波。

(二)睡眠的时相

睡眠可分慢波睡眠和异相睡眠两个时相。睡眠过程中两个时相互相交替,从两个时相中均可醒来,但在觉醒状态下只能进入慢波睡眠。

1. 慢波睡眠根据脑电波的特点,可将人的慢波睡眠分为四期:①入睡期(Ⅰ期):其特征是α波逐渐减少,呈现若干θ波,脑电波趋于平坦;②浅睡期(Ⅱ期):在θ波的背景上呈现睡眠梭形波和若干κ-复合波;③中度睡眠期(Ⅲ期):高幅δ波占20%~50%;④深度睡眠期(Ⅳ期):呈现连续的高幅δ波,数量超过50%。

慢波睡眠为正常人所必需。一般成年人持续觉醒15~16小时,便可称为睡眠剥夺,此时极易转为睡眠状态。在慢波睡眠中,机体的耗氧量下降,但脑的耗氧量不变;同时,腺垂体分泌生长激素明显增多。因此,慢波睡眠有利于促进生长和体力恢复。

2. 异相睡眠　脑电波呈不规则β波。异相睡眠也为正常人所必需,如果异相睡眠减少,则容易激动,也出现补偿睡眠增加。异相睡眠中,脑耗氧量增加,脑血流增多,脑内蛋白合成加快,但生长激素分泌减少。异相睡眠可促进学习记忆和精力恢复。

第七节　脑的高级功能

一、学习与记忆

学习:人和动物依赖于经验来改变自身行为以适应环境的神经活动过程。

记忆:将学习到的信息储存和"读出"的神经活动过程。

(一)学习的形式

1. 非联合型学习(nonassociative learning)　不需要在刺激和反应之间形成某种明确的联系。包括习惯化和敏感化。

2. 联合型学习(associative learning)　是在时间上很接近的两个事件重复地发生,最后在脑内逐渐形成联系,如条件反射的建立和消退。经典条件反射和操作式条件反射即属于这种类型的学习。

非条件反射和条件反射:非条件反射是生来就有、数量有限、比较固定和形式低级的反射活动。是人和高等动物在长期的种系发展中形成的,对个体和种系的生存具有重要意义。条件反射是通过后天学习和训练而形成的高级的反射活动。是在个体生活过程中,按照所处的生活条件,在非条件反射的基础上不断建立起来的,其数量无限,可以建立,也可消退。

条件反射的建立和消退:条件反射是由无关刺激与非条件刺激在时间上的结合而建立起来的,该过程称为强化(reinforcement)。条件反射建立后,如反复应用条件刺激而不给予非条件刺激强化,条件反射就会减弱,最后完全不出现,这称为条件反射的消退。

(二)人的条件反射和两种信号系统学说

1. 第一信号系统(first signal system)　现实具体的信号称为第一信号。对第一信号发生反应的大脑皮质功能系统即为第一信号系统。是人和动物所共有的。

2. 第二信号系统(second signal system)　相应的语词称为第二信号。对第二信号发生反应的大脑皮质功能系统称为第二信号系统。为人类所特有,是人类区别于动物的主要特征。

(三)记忆的形式

1. 根据记忆的储存和回忆方式分类　可分为陈述性记忆和非陈述性记忆两类。

2. 以记忆保留时间的长短分类　可分为短时程记忆、中时程记忆和长时程记忆三类。

(四) 人类的记忆过程

人类的记忆过程可以细分为四个阶段:

1. 感觉性记忆　由感觉系统获得信息后,首先在脑的感觉区内储存的阶段。历时短暂,不超过 1s。

2. 第一级记忆　由感觉性记忆信息经加工处理(口头表达和非口头表达)转移而来。保留时间平均几秒钟。

3. 第二级记忆　通过反复学习运用,信息在第一级记忆中循环而转入。第二级记忆是大而持久的储存系统,可持续数分钟至数年不等。由于先前或后来的信息干扰导致遗忘。

4. 第三级记忆　长年累月运用的信息则不易遗忘,转入第三级记忆。

前两个阶段相当于短时程记忆,后两个阶段相当于长时程记忆。

(五) 遗忘

遗忘(loss of memory)是指部分或完全失去回忆和再认的能力。遗忘是一种正常的生理现象。

1. 原因　①条件刺激久不予强化引起消退抑制;②后来信息的干扰。

2. 记忆缺失　疾病情况下发生的遗忘,也称为遗忘症(amnesia)。分两类:

顺行性遗忘:表现为不能保留新近获得的信息。机制:信息不能从第一级记忆转入第二级记忆。多见于慢性酒精中毒。

逆行性遗忘:表现为不能回忆脑功能障碍发生之前一段时间内的经历,多见于脑震荡。机制:第二级记忆发生紊乱,而第三级记忆未受影响。

(六) 学习和记忆的机制

1. 学习和记忆在脑的功能定位　与记忆功能密切相关的脑内结构有:大脑皮质联络区、海马及其临近结构、丘脑和脑干网状结构等。

海马回路:与近期记忆有关。海马→穹隆→下丘脑乳头体→丘脑前核→扣带回→海马。

2. 神经生理学机制

感觉记忆:与神经元活动的后作用有关,即刺激停止后,活动仍能继续一段时间。

第一级记忆:神经元间的环路联系的连续活动所致。

习惯化、敏感化以及长时程增强:是突触传递功能发生可塑性改变的结果。

3. 神经生化机制　脑内蛋白质合成可能是第二级记忆的机制。

中枢神经递质也与学习记忆活动有关。ACh、儿茶酚胺、GABA、血管升压素可增强记忆。催产素、脑啡肽等可使记忆减退。

4. 神经解剖学机制第三级记忆可能与新的突触联系建立。

(胡景鑫)

习　题

一、选择题

A 型题

1. 神经干中各条纤维上传导的兴奋基本上互不干扰,这称为

 A. 生理完整性　　　　　　B. 传导的双向性　　　　　　C. 相对不疲劳性

　　D. 传导的绝缘性　　　　　E. 传导的不衰减性

2. 有髓纤维的传导速度
　　A. 与髓鞘的厚度无关　　　B. 不受温度的影响　　　C. 与直径的平方成正比
　　D. 与直径成正比　　　　　E. 与刺激强度成正比

3. 关于神经纤维传导兴奋的叙述,错误的是
　　A. 结构的完整性　　　　　B. 功能的完整性　　　　C. 单向传导
　　D. 相对不疲劳性　　　　　E. 绝缘性

4. 顺向快速轴浆运输主要运输
　　A. 具有膜结构的细胞器　　B. 递质合成酶　　　　　C. 微丝和微管
　　D. 神经营养因子　　　　　E. 细胞代谢产物

5. 关于神经纤维轴浆运输的叙述,错误的是
　　A. 具有快速的顺向运输方式　　　B. 具有慢速的顺向运输方式
　　C. 具有逆向运输方式　　　　　　D. 慢速运输主要运输线粒体和递质囊泡
　　E. 狂犬病病毒可以轴浆运输方式从末梢转运至胞体

6. 神经的营养性作用
　　A. 指神经对受支配组织功能活动的影响　　B. 通过神经末梢释放递质或调质而实现
　　C. 依靠经常性释放神经营养因子而实现　　D. 能被持续应用局部麻醉药所阻断
　　E. 不易觉察,切断神经后能明显表现出来

7. 神经冲动抵达末梢时,引起递质释放主要有赖于
　　A. Na^+　　　　B. Cl^-　　　　C. Mg^{2+}　　　　D. Ca^{2+}　　　　E. K^+

8. 突触传递中,影响神经末梢递质释放量的关键因素是
　　A. 传到末梢的动作电位幅度　　　B. 末梢膜电位的水平
　　C. 末梢膜内线粒体的数量　　　　D. 末梢膜内囊泡的数量
　　E. 进入末梢内的 Ca^{2+} 量

9. 关于突触传递的叙述,正确的是
　　A. 双向传递　　　　　　　B. 不易疲劳　　　　　　C. 突触延搁
　　D. 不能总和　　　　　　　E. 刺激停止后,传出冲动也立即停止

10. 关于突触后电位的特征,错误的是
　　A. 电位大小随刺激的强度改变　　　B. 有时间总和　　　C. 有空间总和
　　D. 是"全或无"的　　　　　　　　E. 以电紧张方式扩布

11. 兴奋性突触后电位的产生,是由于提高了下列哪种离子的通透性
　　A. Ca^{2+}　　　　　　　　B. Cl^-　　　　　　　C. K^+
　　D. Na^+和K^+,尤其是Na^+　　　E. Cl^-和K^+,尤其是Cl^-

12. 兴奋性突触后电位突触后膜上发生的电位变化为
　　A. 极化　　　B. 超极化　　　C. 后电位　　　D. 复极化　　　E. 去极化

13. 引起抑制性突触后电位是由于突触后膜对哪些离子的通透性增加
　　A. Cl^-、K^+,尤其是对 Cl^-　　　　　B. Na^+、K^+,尤其是对 Na^+
　　C. Na^+、K^+、Ca^{2+},尤其是对 Ca^{2+}　　D. Na^+、Cl^-、K^+,尤其是对 K^+

E. Cl^-、K^+、Ca^{2+}，尤其是对 Ca^{2+}

14. 关于抑制性突触后电位的产生,正确的叙述是
    A. 突触前轴突末梢超极化
    B. 对 Ca^{2+}、K^+ 通透性增大
    C. 突触后膜出现超极化
    D. 突触后膜去极化
    E. 突触后膜出现复极化

15. 兴奋性突触后电位与抑制性突触后电位的共同特征是
    A. 突触前膜均去极化
    B. 突触后膜均去极化
    C. 突触前膜释放的递质性质一样
    D. 突触后膜对离子通透性一样
    E. 产生的突触后电位的最终效应一样

16. 化学性突触传递的特征中,错误的是
    A. 双向性传递
    B. 兴奋节律的改变
    C. 对内环境变化敏感
    D. 总和
    E. 后放

17. 关于电突触的叙述,错误的是
    A. 突触间隙较狭窄
    B. 突触前后膜阻抗较低
    C. 结构为缝隙连接
    D. 传递速度较快
    E. 单向传递

18. 关于神经递质的叙述,不正确的是
    A. 是化学传递的物质基础
    B. 由突触前神经元合成
    C. 在突触小泡内储存
    D. 其释放与 Ca^{2+} 的转移有关
    E. 发挥完效应后都经酶解失活

19. 属于胆碱能受体的是
    A. M、α
    B. M、β
    C. M、α_1、β_1
    D. M、α_2、β_2
    E. M、N_1 和 N_2

20. N_1 和 N_2 受体的同一阻断剂是
    A. 酚苄明
    B. 阿托品
    C. 十烃季铵
    D. 六烃季铵
    E. 筒箭毒

21. 儿茶酚胺与 β 受体结合不能产生的效应是
    A. 心脏活动减弱
    B. 血管舒张
    C. 小肠平滑肌舒张
    D. 子宫舒张
    E. 支气管舒张

22. 儿茶酚胺类递质包括
    A. 肾上腺素和去甲肾上腺素
    B. 肾上腺素、去甲肾上腺素和5-羟色胺
    C. 肾上腺素、去甲肾上腺素和多巴胺
    D. 肾上腺素和多巴胺
    E. 多巴胺和5-羟色胺

23. 交感神经节后纤维的递质是
    A. 乙酰胆碱
    B. 去甲肾上腺素
    C. 5-羟色胺
    D. 多巴胺
    E. 去甲肾上腺素或乙酰胆碱

24. 注射阿托品后,不会出现
    A. 心率减慢
    B. 胃酸分泌减少
    C. 汗腺分泌减少
    D. 支气管平滑肌舒张
    E. 胆囊舒张

25. 支配骨骼肌的躯体运动神经释放的递质为
    A. 肾上腺素
    B. 去甲肾上腺素
    C. 儿茶酚胺

　　　　D. 多巴胺　　　　　　　　　　　　E. 乙酰胆碱

26. 交感和副交感神经节前纤维释放的递质是
　　A. 肾上腺素　　　　　　　　B. 去甲肾上腺素　　　　　C. 乙酰胆碱
　　D. 肾上腺素和去甲肾上腺素　E. 乙酰胆碱和去甲肾上腺素

27. 可被阿托品阻断的受体是
　　A. α 受体　　　B. β 受体　　　C. N 受体　　　D. M 受体　　　E. N 和 M 受体

28. N 型胆碱受体的阻断剂是
　　A. 筒箭毒碱　　B. 阿托品　　C. 普萘洛尔　　D. 酚妥拉明　　E. 西咪替丁

29. 主要与胆碱 M 样作用有关的效应是
　　A. 支气管平滑肌舒张　　　　B. 心脏活动抑制　　　　　C. 胃肠活动减弱
　　D. 终板电位增大　　　　　　E. 瞳孔扩大

30. 有机磷农药中毒时出现的呼吸困难、瞳孔缩小、流涎、腹痛、大小便失禁、大汗淋漓等症
　　状,其根本原因是
　　A. 交感神经过度兴奋　　　B. 副交感神经功能低下　　C. 胆碱酯酶活性丧失
　　D. 肾上腺素释放过多　　　E. 单胺氧化酶活性丧失

31. 下列关于 M 受体叙述,错误的是
　　A. 属于胆碱能受体　　　　　B. 可以与乙酰胆碱结合
　　C. 可以与毒蕈碱结合　　　　D. 存在于神经肌肉接头的终板膜上
　　E. 阿托品是 M 受体的阻断剂

32. 下列关于 N 受体叙述,错误的是
　　A. 属于胆碱能受体　　　　B. 可以与乙酰胆碱相结合　　　C. 可以与毒蕈碱相结合
　　D. 箭毒是受体的阻断剂　　E. 存在于自主神经的突触后膜上

33. 关于有机磷中毒时出现的症状、产生机制和治疗原则的论述,不正确的是
　　A. 会出现广泛的副交感神经系统兴奋的症状
　　B. 出现支气管痉挛,瞳孔缩小
　　C. 出汗明显减少
　　D. 发生的原因是胆碱酯酶失去活性
　　E. 可使用阿托品和解磷定以缓解症状和恢复胆碱酯酶的活性

34. 关于 N 受体不正确的论述是
　　A. 存在于交感神经节神经元的突触后膜上
　　B. 存在于副交感神经节神经元的突触后膜上
　　C. 存在于神经肌肉接头的终板膜上
　　D. 也称为毒蕈碱受体
　　E. 筒箭毒能阻断烟碱受体的功能

35. M 受体的阻断剂是
　　A. 筒箭毒　　B. 六烃季胺　　C. 酚妥拉明　　D. 十烃季胺　　E. 阿托品

36. 下列肾上腺素能受体中,属于突触前受体的是
　　A. α_1 受体　　B. α_2 受体　　C. β_1 受体　　D. β_2 受体　　E. β_3 受体

37. 当去甲肾上腺素与 α 受体结合时,舒张的肌肉是
    A. 血管平滑肌　　　　　　B. 子宫平滑肌　　　　　　C. 虹膜辐射状肌
    D. 胃肠括约肌　　　　　　E. 小肠平滑肌

38. α 肾上腺素能受体的阻断剂是
    A. 阿托品　　B. 筒箭毒碱　　C. 酚妥拉明　　D. 普萘洛尔　　E. 普拉洛尔

39. 由 β 肾上腺素能受体介导的生理活动改变是
    A. 骨骼肌血管收缩　　　　　　B. 胃肠括约肌收缩　　　　　　C. 膀胱逼尿肌收缩
    D. 竖毛肌收缩　　　　　　　　E. 糖酵解加强

40. 当去甲肾上腺素与其 β 受体结合时,收缩或收缩加强的肌肉是
    A. 心房心室肌　　　　　　B. 子宫平滑肌　　　　　　C. 小肠平滑肌
    D. 血管平滑肌　　　　　　E. 支气管平滑肌

41. β 肾上腺素能受体的阻断剂是
    A. 阿托品　　B. 筒箭毒碱　　C. 酚妥拉明　　D. 普萘洛尔　　E. 六烃季铵

42. 属于肾上腺素能神经的神经纤维是
    A. 副交感神经的节前纤维　　　　　　B. 副交感神经的节后纤维
    C. 绝大部分交感神经的节后纤维　　　D. 躯体运动神经纤维
    E. 交感神经节前纤维

43. 关于儿茶酚胺与 β 受体结合后产生的反应,下列叙述错误的是
    A. 血管舒张　　　　　　B. 子宫舒张　　　　　　C. 小肠平滑肌舒张
    D. 心脏活动减弱　　　　E. 支气管舒张

44. 肾上腺素能受体均属于
    A. 离子通道型受体　　　　B. 酪氨酸激酶受体　　　　C. G 蛋白偶联受体
    D. 胞质受体　　　　　　　E. 核受体

45. 神经系统实现其调节功能的基本方式是
    A. 正反馈　　B. 负反馈　　C. 兴奋　　D. 反射　　E. 抑制

46. 反射弧中最易疲劳的环节是
    A. 中枢　　　　　　　　B. 感受器　　　　　　　　C. 传入神经纤维
    D. 传出神经纤维　　　　E. 效应器

47. 产生反馈性调节作用的结构基础的神经元联系方式是
    A. 单线式联系　　　　　　B. 辐散式联系　　　　　　C. 聚合式联系
    D. 环式联系　　　　　　　E. 链锁式联系

48. 能产生兴奋总和效应的神经元联系方式为
    A. 聚合式联系　　　　　　B. 辐散式联系　　　　　　C. 环式联系
    D. 链锁式联系　　　　　　E. 传入侧支性联系

49. 反射活动后发放的结构基础是
    A. 聚合式联系　　　　　　B. 辐散式联系　　　　　　C. 环式联系
    D. 链锁式联系　　　　　　E. 单线式联系

50. 传入侧支性抑制和回返性抑制均属于
    A. 突触前抑制　　　　　　B. 突触后抑制　　　　　C. 树突-树突型抑制
    D. 轴突-轴突型抑制　　　E. 胞-胞型抑制

51. 突触后抑制的形成是由于
    A. 进入突触前末梢 Ca^{2+} 量减少　　　B. 突触前末梢递质释放量减少
    C. 抑制一个兴奋性中间神经元　　　　D. 兴奋一个抑制性中间神经元
    E. 突触后膜去极化程度减少

52. 下列各项中,不是突触后抑制特点的是
    A. 兴奋性神经元可直接引起突触后抑制　　　B. 前膜释放抑制性递质
    C. 后膜出现抑制性突触后电位　　　　　　D. 潜伏期,持续时间相对短
    E. 士的宁可阻断

53. 关于回返性抑制的叙述,错误的是
    A. 结构基础为神经元间的环式联系
    B. 要经过抑制性中间神经元起作用
    C. 闰绍细胞在脊髓回返抑制活动中起作用
    D. 中间神经元兴奋引起后膜去极化
    E. 可引起脑区神经元的同步化活动

54. 脊髓闰绍细胞构成的抑制称为
    A. 突触前抑制　　　　　　B. 传入侧支性抑制　　　C. 去极化抑制
    D. 回返性抑制　　　　　　E. 同步抑制

55. 脊髓中闰绍细胞与脊髓前角运动神经元构成的突触所释放的递质是
    A. 乙酰胆碱　　　　　　　B. 甘氨酸　　　　　　　C. γ-氨基丁酸
    D. 5-羟色胺　　　　　　　E. 去甲肾上腺素

56. 某一传入纤维进入中枢后,一方面通过突触联系兴奋某一中枢神经元;另一方面通过侧支兴奋一抑制性中间神经元,再通过后者的活动抑制另一中枢神经元。这种抑制称为:
    A. 突触前抑制　　　　　　B. 传入侧支性抑制　　　C. 回返性抑制
    D. 同步抑制　　　　　　　E. 去极化抑制

57. 突触前抑制的结构基础是
    A. 轴突-树突式突触和轴突-胞体式突触联合
    B. 轴突-胞体式突触和轴突-胞体式突触联合
    C. 轴突-轴突式突触和轴突-胞体式突触联合
    D. 轴突-树突式突触和轴突-树突式突触联合
    E. 轴突-胞体式突触和轴突-胞体式突触联合

58. 突触前抑制的特点是
    A. 突触前膜超极化　　　　B. 突触前膜释放兴奋性递质减少
    C. 突触后膜的兴奋性降低　D. 突触后膜产生抑制性突触后电位
    E. 突触前膜释放抑制性递质

59. 关于突触前抑制的叙述,正确的是
    A. 突触前膜超极化　　　　　　 B. 突触后膜超极化
    C. 突触前膜去极化　　　　　　 D. 突触前膜释放抑制性递质
    E. 潜伏期较短

60. 突触前抑制的发生是由于
    A. 突触前膜兴奋性递质释放量减少　 B. 突触前膜释放抑制性递质
    C. 突触后膜超极化　　　　　　　　 D. 中间抑制性神经元兴奋的结果
    E. 以上原因综合的结果

61. 下列关于丘脑髓板内核群的描述,正确的是
    A. 在发生上属于最新的结构
    B. 直接接受经典感觉传导道第二级神经元的侧支纤维投射
    C. 发出的纤维多次换元后弥散性投射至皮质广泛区域
    D. 给予电刺激能激发大脑皮质感觉区神经元连续放电
    E. 与痛觉的传导和整合无关

62. 特异性投射系统的主要功能是
    A. 引起特定感觉并激发大脑皮质发出神经冲动
    B. 维持大脑皮质的兴奋状态
    C. 调节内脏功能
    D. 维持觉醒
    E. 协调肌紧张

63. 关于特异性感觉投射系统的描述,正确的是
    A. 仅指丘脑感觉接替核及其向大脑皮质的投射纤维
    B. 感觉接替核在所有感觉传导通路中都是第三级神经元
    C. 与大脑皮质有点对点的投射关系
    D. 主要与大脑皮质第二层的神经元形成突触联系
    E. 主要作用在于诱发大脑皮质小锥体细胞兴奋

64. 丘脑特异性投射系统的起始核团是
    A. 接替核　　　　　　 B. 联络核　　　　　　 C. 接替核和联络核
    D. 髓板内核群　　　　 E. 髓板内核群和联络核

65. 与丘脑感觉接替核无关的感觉传导是
    A. 触-压觉　　 B. 听觉　　 C. 视觉　　 D. 听觉　　 E. 嗅觉

66. 关于非特异性感觉投射系统的描述,正确的是
    A. 包括丘脑投向大脑皮质的所有纤维
    B. 自大脑皮质返回丘脑的纤维也可归入此系统
    C. 是各种不同感觉的共同上传通路
    D. 主要与大脑皮质第四层的神经元构成突触联系
    E. 电刺激该系统可引起皮质感觉区持续放电

67. 非特异性投射系统不能引起特定感觉的原因是
   A. 接受感觉传导道侧支联系　　B. 与丘脑第二类细胞群无纤维联系
   C. 进入大脑皮质各层　　　　　D. 通路失去各特定感觉的专一性
   E. 易受环境因素和药物的影响

68. 非特异性投射系统的主要功能是
   A. 引起特定感觉并激发大脑皮质发出神经冲动
   B. 维持大脑皮质的兴奋状态
   C. 调节内脏功能
   D. 维持睡眠状态
   E. 协调肌紧张

69. 丘脑非特异性投射系统的起始核团是
   A. 接替核　　　　　　B. 联络核　　　　　　C. 接替核和联络核
   D. 髓板内核群　　　　E. 髓板内核群和联络核

70. 躯体感觉的皮质代表区主要位于
   A. 中央前回　　　　　B. 中央后回　　　　　C. 岛叶皮质
   D. 颞叶皮质　　　　　E. 边缘系统

71. 左侧大脑皮质中央后回受损后,躯体感觉障碍的部位是
   A. 左半身　　　　　　B. 右半身　　　　　　C. 左侧头面部
   D. 右侧头面部　　　　E. 双侧头面部

72. 各种躯体感觉的感知取决于
   A. 感受器的分布密度　　　　　B. 参与反应的感受器数目
   C. 感觉神经纤维动作电位的频率　D. 参与的传入神经纤维数目
   E. 大脑皮质兴奋的特定部位

73. 引起各种躯体感觉的强度取决于
   A. 感受器阈值的高低
   B. 感觉神经纤维动作电位的频率和参与反应的感受器数目
   C. 特定的传入神经通路
   D. 传入通路中神经元换元的次数
   E. 大脑皮质兴奋的特定部位

74. 下列关于深部痛的描述,错误的是
   A. 发生在骨、关节、骨膜、肌腱、韧带和肌肉等处
   B. 定位不明确,可伴有恶心、出汗和血压改变等反应
   C. 反射性地引起邻近骨骼肌收缩
   D. 局部组织释放 Lewis P 因子可使疼痛加剧
   E. 不会发生牵涉痛

75. 传导快痛的外周神经纤维主要是
   A. A_α 纤维　　B. C 类纤维　　C. A_δ 类纤维　　D. B 类纤维　　E. A_γ 类纤维

76. 传导慢痛的外周神经纤维主要是

    A. α 纤维   B. C 类纤维   C. A_δ 类纤维   D. B 类纤维   E. A_γ 类纤维

77. 内脏感觉主要是

    A. 触-压觉   B. 本体感觉   C. 冷觉   D. 热觉   E. 痛觉

78. 内脏痛的特点是

    A. 刺痛   B. 定位不明确   C. 必有牵涉痛

    D. 牵涉痛的部位是内脏在体表的投影部位   E. 对电刺激敏感

79. 牵涉痛是指

    A. 内脏痛引起体表特定部位的疼痛或痛觉过敏

    B. 伤害性刺激作用于皮肤痛觉感受器引起的痛觉

    C. 伤害性刺激作用于内脏痛觉感受器引起的痛觉

    D. 肌肉和肌腱受牵拉时所产生的痛觉

    E. 内脏及腹膜受牵拉时产生的感觉

80. 脊髓前角 α 运动神经元轴突末梢释放的递质是

    A. 乙酰胆碱   B. 多巴胺   C. 去甲肾上腺素

    D. 甘氨酸   E. 肾上腺素

81. γ 运动神经元的功能是

    A. 发动牵张反射   B. 直接支配梭外肌纤维使其收缩

    C. 使肌梭在肌肉收缩时放电停止   D. 直接控制 α 运动神经元

    E. 使肌梭感受器处于敏感状态

82. 脊髓前角 γ 运动神经元轴突末梢释放的递质是

    A. 乙酰胆碱   B. 多巴胺   C. 去甲肾上腺素

    D. 甘氨酸   E. 肾上腺素

83. 下列关于脊休克的描述,正确的是

    A. 脊休克表现由切断损伤的刺激本身所引起

    B. 脊休克只发生在横断面水平以下的部分

    C. 所有脊休克症状可完全恢复

    D. 动物进化程度越高,恢复速度越快

    E. 恢复后再次在脊髓断面下方切断脊髓可再出现脊休克

84. 关于脊髓休克的下列论述,错误的是

    A. 断面以下的脊髓反射活动暂时丧失

    B. 断面以下的脊髓反射、感觉和随意运动可逐渐恢复

    C. 动物进化程度越高,其恢复速度越慢

    D. 脊休克的产生是由于突然失去了高位中枢的调节作用

    E. 反射恢复后,第二次横切脊髓,不再导致休克

85. 脊髓高位离断的病人,在脊休克过去后的表现为

    A. 离断面以下伸肌反射增强

    B. 离断面以下屈肌反射减弱

C. 离断面以下感觉和随意运动能力永久丧失

D. 排便、排尿能力恢复正常

E. 血压回升至正常水平并保持稳定

86. 脊休克产生的原因是

　　A. 损伤刺激对脊髓的抑制作用　　　　　B. 脊髓中反射中枢被破坏

　　C. 脊髓失去了高位中枢的控制作用　　　D. 血压下降使脊髓缺血

　　E. 高位中枢抑制作用增强

87. 维持躯体姿势最基本的反射是

　　A. 屈肌反射　　　　　　B. 肌紧张　　　　　　C. 对侧伸肌反射

　　D. 翻正反射　　　　　　E. 腱反射

88. 关于腱反射的论述,错误的是

　　A. 为单突触反射　　　　　　　　　　　B. 感受器是腱器官

　　C. 是快速牵拉肌腱时发生的牵张反射　　D. 效应器为同一肌肉的肌纤维

　　E. 主要发生于快肌纤维成分

89. 肌梭感受器的适宜刺激是

　　A. 梭外肌收缩　　　　　B. 梭内肌紧张性降低　　C. γ 纤维传出冲动减少

　　D. 梭外肌受到牵拉　　　E. 梭外肌松弛

90. 叩击跟腱引起与该肌腱相连的肌肉收缩,是刺激了

　　A. 腱器官　　　　　　　B. 痛觉感受器　　　　　C. 肌梭

　　D. 皮肤感受器　　　　　E. 触-压觉感受器

91. 叩击跟腱引起相连的同一块肌肉收缩,属于

　　A. 肌紧张　　　　　　　B. 腱反射　　　　　　　C. 屈肌反射

　　D. 姿势反射　　　　　　E. 多突触反射

92. 腱反射属于

　　A. 紧张性牵张反射　　　B. 行为性牵张反射　　　C. 腱器官引起的反射

　　D. 单突触反射　　　　　E. 外感受性反射

93. 下列关于腱反射的描述,正确的是

　　A. 感受器是腱器官　　　B. 反射中枢位于延髓　　C. 屈肌和伸肌同时收缩

　　D. 为多突触反射　　　　E. 高位中枢病变时反射亢进

94. 下列关于肌紧张的描述,正确的是

　　A. 由快速牵拉肌腱而引起　　　　　B. 感受器是肌梭

　　C. 人类以屈肌肌紧张为主要表现　　D. 为单突触反射

　　E. 反射持久进行时易疲劳

95. 下列关于肌梭的描述,正确的是

　　A. 梭外肌纤维呈串联关系　　　　　B. 适宜刺激是骨骼肌张力的变化

　　C. 接受 α 运动神经元的支配　　　　D. 传入纤维有 Ⅰa 和 Ⅰb 两类纤维

　　E. 感受并传入有关肌肉活动状态的信息

96. 肌梭的传入冲动增加时
    A. 兴奋支配同一肌肉的 α 运动神经元
    B. 抑制支配同一肌肉的 α 运动神经元
    C. 抑制支配同一肌肉的 γ 运动神经元
    D. 对支配其他关节肌肉的 α 运动神经元起兴奋作用
    E. 抑制闰绍细胞的作用

97. 脊髓前角 α 运动神经元传出冲动增加时,可使
    A. 梭外肌收缩   B. 梭内肌舒张
    C. 肌梭传入冲动增多   D. 梭外肌和梭内肌同时收缩
    E. 腱器官传入冲动减少

98. 当 γ 运动神经元的传出冲动增加时,可使
    A. Ⅰa 类纤维传入冲动减少   B. 使 α 运动神经元传出冲动减少
    C. 使肌梭的敏感性增加   D. 直接引起梭外肌舒张
    E. 直接引起梭内肌舒张

99. γ 运动神经元在牵张反射中的作用是
    A. 直接诱发梭外肌收缩   B. 直接发动牵张反射
    C. 直接支配 α 运动神经元   D. 引起腱器官的兴奋
    E. 使肌梭感受器处于敏感状态

100. 下列关于腱器官的描述,正确的是
    A. 与梭外肌纤维呈并联关系   B. 作用意义在于避免肌肉拉伤
    C. 是感受肌肉长度变化的感受器   D. 传入纤维是 Ⅱ 类纤维
    E. 与梭内肌纤维呈串联关系

101. 腱器官传入冲动增加时
    A. 对支配同一肌肉的 α 运动神经元起兴奋作用
    B. 对支配同一肌肉的 α 运动神经元起抑制作用
    C. 使梭外肌收缩增强
    D. 使梭内肌收缩增强
    E. 增强牵张反射

102. 皮质运动区的部位是
    A. 中央前回   B. 中央后回   C. 额叶   D. 枕叶   E. 颞叶

103. 在中脑上、下丘之间切断脑干的动物将出现
    A. 肢体麻痹   B. 去大脑僵直   C. 脊休克
    D. 腱反射加强   E. 动作不精确

104. 出现去大脑僵直现象是由于
    A. 切除了大部分脑干网状结构抑制区
    B. 切除了大部分脑干网状结构易化区
    C. 切断了网状结构和大脑皮质及纹状体之间的联系
    D. 切断了网状结构和小脑之间的联系

E. 切断了网状结构和前庭核之间的联系

105. 人出现去大脑僵直现象,意味着病变已严重侵犯

    A. 脊髓　　　　　B. 延髓　　　　　C. 脑干　　　　　D. 小脑　　　　　E. 大脑皮质

106. 证明去大脑僵直是骨骼肌牵张反射亢进的最好方法是

    A. 切断背根传入纤维,僵直消失　　　　　B. 切断腹根传出纤维,僵直消失

    C. 刺激前角运动神经元可引起僵直　　　　D. 横断脊髓后,断面以下僵直消失

    E. 刺激网状结构易化区可引起僵直

107. 下列关于大脑皮质运动区的描述,正确的是

    A. 人大脑皮质主要运动区位于中央后回　　　B. 躯体骨骼肌运动为交叉性支配

    C. 头面部肌肉运动均为双侧性支配　　　　　D. 躯体和头面部内部均为倒置性安排

    E. 肢体远端代表区在前,而近端代表区在后

108. 舞蹈病与手足徐动症的主要病因是

    A. 红核变性　　　　　B. 新小脑功能障碍　　　　　C. 前庭功能失常

    D. 双侧新纹状体病变　　　　　E. 丘脑底核受损

109. 与基底神经核的功能密切相关的生理活动是

    A. 特异感觉　　　　　B. 内脏活动调节　　　　　C. 内分泌的调节

    D. 睡眠产生　　　　　E. 躯体运动

110. 下列神经通路中,受损可导致帕金森病的是

    A. 黑质-纹状体多巴胺能通路　　　　　B. 纹状体内胆碱能通路

    C. 纹状体-黑质 γ-氨基丁酸能通路　　　　D. 结节-漏斗多巴胺能通路

    E. 脑干网状结构胆碱能系统

111. 帕金森病患者的主要症状是

    A. 肌张力降低　　　　　B. 静止性震颤　　　　　C. 运动共济失调

    D. 感觉迟钝　　　　　E. 随意运动过多

112. 震颤麻痹病变主要位于

    A. 黑质　　　　　B. 红核　　　　　C. 苍白球　　　　　D. 小脑　　　　　E. 丘脑底核

113. 下列部位或神经元中,受损可导致舞蹈病的是

    A. 大脑皮质内胆碱能神经元

    B. 大脑皮质-新纹状体谷氨酸能投射神经元

    C. 大脑皮质-新纹状体 γ-氨基丁酸能中间神经元

    D. 黑质-纹状体多巴胺能投射神经元

    E. 弓状核-正中隆起 γ-氨基丁酸能投射神经元

114. 皮质小脑的主要功能是

    A. 产生本体感觉　　　　　B. 协调随意运动　　　　　C. 启动精巧运动

    D. 执行精巧运动　　　　　E. 参与随意运动的设计和程序的编写

115. 交感神经兴奋时可引起

    A. 瞳孔缩小　　　　　B. 逼尿肌收缩　　　　　C. 消化道括约肌舒张

    D. 汗腺分泌　　　　　E. 支气管平滑肌收缩

116. 自主神经系统活动的特点是
    A. 内脏器官均接受交感和副交感双重支配
    B. 交感神经系统的活动一般比较局限
    C. 副感神经系统的活动一般比较广泛
    D. 对效应器的支配一般具有紧张性
    E. 活动度高低与效应器的功能状态无关

117. 交感神经系统不具有的特点是
    A. 节前纤维短,节后纤维长　　　　　B. 支配几乎所有脏器　　　C. 紧张性活动
    D. 刺激节前纤维时反应比较局限　　　E. 在应激反应活动加强

118. 属于副交感神经作用的是
    A. 瞳孔扩大　　　　　B. 糖原分解增加　　　　　C. 消化道括约肌收缩
    D. 逼尿肌收缩　　　　E. 骨骼肌血管舒张

119. 交感神经和副交感神经对其作用为非拮抗性的是
    A. 心肌　　　　　　　B. 唾液腺　　　　　　　C. 支气管平滑肌
    D. 小肠平滑肌　　　　E. 膀胱逼尿肌

120. 副交感神经兴奋的表现是
    A. 心跳加快加强　　　B. 支气管平滑肌舒张　　　C. 胃肠运动加强
    D. 瞳孔散大　　　　　E. 胰岛素分泌减少

121. 交感神经节前纤维直接支配的器官是
    A. 甲状腺　　　　　　B. 性腺　　　　　　　　C. 肾上腺皮质
    D. 肾上腺髓质　　　　E. 汗腺

122. 人的基本生命中枢位于
    A. 延髓　　　　B. 脑桥　　　　C. 下丘脑　　　　D. 丘脑　　　　E. 大脑皮质

123. 摄食中枢位于
    A. 延髓　　　　　　　B. 中脑　　　　　　　　C. 下丘脑腹内侧核
    D. 下丘脑外侧区　　　E. 大脑皮质

124. 防御反应区主要位于
    A. 延髓　　　　B. 脊髓　　　　C. 低位脑干　　　　D. 脑桥　　　　E. 下丘脑

125. 关于下丘脑功能的叙述,正确的是
    A. 是皮质下重要的躯体运动中枢　　　B. 是皮质下重要的体表感觉中枢
    C. 是调节内脏活动的较高级中枢　　　D. 是视、听觉的高级中枢
    E. 是躯体运动和体表感觉的整合中枢

126. 正常人在安静、清醒、闭目状态时,所记录的脑电波形主要是
    A. α 波　　　　　B. β 波　　　　　C. δ 波　　　　　D. θ 波　　　　　E. α 波和 β 波

127. 关于脑电图的叙述,正确的是
    A. 是中枢神经系统各部位的综合电位变化图
    B. 是头皮表面记录到的自发脑电活动
    C. 正常成人安静、清醒、闭目时出现 β 波

D. 兴奋、觉醒时出现 α 波

E. 由高幅慢波转为低幅快波表示抑制过程发展

128. 网状结构上行激动系统

A. 与丘脑联络核之间形成反馈联系　　　B. 位于脑干网状结构尾段

C. 经丘脑髓板内核群接替后继续上行　　D. 属于非特异投射系统的一部分

E. 属于特异投射系统的一部分

129. 网状结构上行激动系统具有的功能是

A. 激发情绪反应　　　B. 形成模糊感觉　　　C. 具有上行唤醒作用

D. 增加肌紧张度　　　E. 维持身体平衡

130. 慢波睡眠的特征

A. 脑电图呈现去同步化快波　　　B. 生长激素分泌减少

C. 多梦　　　D. 心率、呼吸加快,血压升高

E. 对促进生长,体力恢复有利

131. 慢波睡眠有利于

A. 脑内蛋白质的合成　　　B. 建立新的突触联系　　　C. 促进精力的恢复

D. 促进生长和体力恢复　　　E. 幼儿神经系统的成熟

132. 异相睡眠有利于

A. 促进体力恢复　　　B. 促进学习记忆和精力恢复

C. 加速细胞增殖和分化　　　D. 增进食欲和促进消化吸收

E. 促进机体的生长发育

133. 下列反射中为条件反射的是

A. 吸吮反射　　　B. 眨眼反射　　　C. 屈肌反射

D. 见到酸梅引起唾液分泌反射　　　E. 对侧伸肌反射

134. 人类与动物在条件反射方面的主要区别是

A. 能形成条件反射　　　B. 具有第一信号系统　　　C. 条件反射分化程度

D. 条件反射消退程度　　　E. 具有第二信号系统

135. 谈论酸梅时引起唾液分泌是

A. 第一信号系统的活动　　　B. 第二信号系统的活动　　　C. 非条件反射

D. 自身调节活动　　　E. 应激反应

136. 关于人类记忆过程的描述,正确的是

A. 分为第一、第二、第三级记忆三个阶段

B. 第一、第二级记忆均为短时程记忆

C. 第一级记忆的保留时间不超过 1s

D. 第二级记忆的形成与突触的可塑性有关

E. 第三级记忆的形成与建立新突触有关

137. 大脑皮质功能一侧优势的产生是由于

A. 两半球结构不同　　　B. 两半球功能差异　　　C. 胼胝体联合纤维差异

D. 先天性遗传因素　　　E. 习惯于右手劳动

138. 大脑优势半球在下列何种功能或能力上占优势
    A. 空间辨认   B. 深度知觉   C. 语言活动
    D. 触觉认识   E. 音乐欣赏

B 型题

    A. Na^+电导增大   B. K^+电导减小   C. K^+电导增大
    D. Ca^{2+}电导减小   E. Cl^-电导增大

1. 形成快兴奋性突触后电位的离子基础主要是
2. 形成快抑制性突触后电位的离子基础主要是

    A. 动作电位   B. 局部去极化   C. 阈电位   D. 超极化   E. 后电位

3. 神经冲动是指在神经纤维上传导的
4. 兴奋性突触后电位是
5. 抑制性突触后电位是
6. 沿神经纤维不衰减传导的电位变化是
7. 突触前抑制时,GABA 递质引起的是

    A. 乙酰胆碱   B. P 物质   C. 谷氨酸   D. 甘氨酸   E. γ-氨基丁酸

8. 运动神经元轴突侧支至脊髓闰绍细胞处释放的递质是
9. 脊髓闰绍细胞处释放的递质是
10. 在突触前抑制的轴突-轴突式突触中较为多见的神经递质是

    A. 主要作用于 α 受体   B. 主要作用于 β 受体   C. 主要作用于 $β_1$ 受体
    D. 对 α 受体和 β 受体作用都强   E. 对 α 受体和 β 受体作用都弱

11. 去甲肾上腺素
12. 肾上腺素
13. 异丙肾上腺素

    A. 左肩和左上臂   B. 右肩和右肩胛   C. 上腹部或脐周
    D. 左上腹和左肩胛   E. 腹股沟区

14. 胃溃疡、胰腺炎时,发生的牵涉痛部位常见于
15. 胆囊炎、胆石症发作时,牵涉痛常发生于
16. 心肌缺血时,疼痛常发生于
17. 肾结石肾绞痛时,疼痛常发生于
18. 阑尾炎时,发病开始时疼痛发生在

    A. 中央后回   B. 中央前回   C. 颞叶皮质   D. 枕叶皮质   E. 边缘叶

19. 视觉的皮质投射区位于
20. 听觉的皮质投射区为

21. 嗅觉的皮质投射区为
22. 肌肉本体感觉投射区为
23. 体表感觉投射区位于

    A. 运动性失语症   B. 去大脑僵直   C. 静止性震颤
    D. 位置性眼震颤   E. 意向性震颤

24. 在中脑上、下丘之间横断脑干,出现
25. 损伤新小脑后,可出现
26. 中脑黑质的功能受损后,可出现

    A. 去甲肾上腺素   B. 乙酰胆碱   C. 肾上腺素
    D. 多巴胺   E. 5-羟色胺

27. 心交感神经末梢释放的递质是
28. 副交感神经节前纤维释放的递质是
29. 交感舒血管纤维末梢释放的递质是
30. 心迷走神经末梢释放的递质是

    A. 感觉性记忆   B. 第一级记忆   C. 第二级记忆
    D. 第三级记忆   E. 习惯化和敏感化

31. 与神经元之间的环路联系有关
32. 与新的突触联系建立有关
33. 与脑内蛋白质合成有关
34. 与神经元活动的后作用有关

X 型题

1. 影响神经纤维传导速度的因素有
    A. 纤维直径   B. 有无髓鞘   C. 纤维长度
    D. 温度   E. 动物进化程度

2. 神经纤维传导兴奋的特征是
    A. 生理完整性   B. 绝缘性   C. 相对不疲劳性
    D. 单向性   E. 双向性

3. 神经胶质细胞的功能有
    A. 支持作用   B. 绝缘和屏障作用   C. 物质代谢和营养性作用
    D. 稳定细胞外 K^+ 浓度   E. 修复和再生作用

4. 化学性突触的结构特点是
    A. 由突触前膜、突触间隙和突触后膜三部分构成
    B. 轴突末梢膨大成突触小体
    C. 突触小体中有囊泡
    D. 囊泡中含神经递质

E. 突触后膜上有受体

5. 突触传递的特点有
   A. 单向传递　　　　　B. 中枢延搁　　　　C. 总和
   D. 相对不疲劳性　　　E. 易受环境,药物影响

6. 抑制性突触后电位
   A. 是"全或无"式的
   B. 有总和现象
   C. 是突触后膜对 Cl^- 和 K^+ 通透性增加的结果
   D. 幅度较 EPSP 大
   E. 呈电紧张性扩布

7. 抑制性突触后电位能抑制运动神经元是因为
   A. 使膜电位绝对值增大　　B. 改变神经元的阈电位　　C. 后膜超极化
   D. 缩短动作电位的时程　　E. 后膜产生抑制性突触后电位

8. 兴奋通过突触传递特征的叙述,错误的是
   A. 突触传递只能从突触前神经末梢传向突触后神经元
   B. 突触传递兴奋时需要的时间与冲动传导差不多
   C. 在中枢神经系统内,只有兴奋可以发生总和,而抑制不会产生总和
   D. 在反射活动中,传入神经上的冲动频率往往与传出神经发出的冲动频率一致
   E. 突触传递过程中,极易受内环境变化的影响

9. 外周神经中以 ACh 为递质的部位有
   A. 躯体运动神经末梢　　　　　B. 全部植物神经节前纤维末梢
   C. 全部副交感神经节后纤维末梢　　D. 小部分交感神经节后纤维末梢
   E. 大部分交感神经节后纤维末梢

10. 下列属于胆碱能纤维的是
    A. 交感和副交感神经节前纤维　　B. 副交感神经节后纤维
    C. 躯体运动神经纤维　　　　　　D. 支配内脏的所有传出神经
    E. 支配汗腺的交感神经节后纤维

11. 下列组织器官内,具有胆碱能 M 受体的是
    A. 胃肠道平滑肌　　　B. 膀胱逼尿肌　　　C. 支气管平滑肌
    D. 竖毛肌　　　　　　E. 汗腺

12. 胆碱能受体的阻断剂有
    A. 毒蕈碱　　B. 普萘洛尔　　C. 酚妥拉明　　D. 箭毒　　E. 阿托品

13. α 和 β 受体能结合的递质是
    A. ACh　　B. E　　C. NE　　D. DA　　E. 5-HT

14. 儿茶酚胺与 α 受体结合产生的效应为
    A. 血管收缩　　　　B. 子宫收缩　　　C. 扩瞳肌收缩
    D. 小肠平滑肌收缩　　E. 胃括约肌收缩

15. 回返性抑制
    A. 属突触前抑制

    B. 属传入侧支性抑制

    C. 属突触后抑制

    D. 使同一中枢内许多神经元的活动同步化

    E. 属交互抑制

16. 对突触后抑制的叙述,错误的是

    A. 必须通过抑制性中间神经元才能实现

    B. 是由于突触后膜呈超极化

    C. 它的产生仅与抑制性突触后电位有关,而与兴奋性突触后电位无关

    D. 该抑制为一种典型的反馈抑制

    E. 该抑制按其特点不同可分为传入侧支性抑制和回返性抑制

17. 脊髓闰绍细胞构成的抑制属于

    A. 突触后抑制　　　　　　　B. 回返性抑制　　　　　　　C. 传入侧支性抑制

    D. 交互抑制　　　　　　　　E. 超极化抑制

18. 突触前抑制的产生是由于

    A. 突触后膜的兴奋性发生改变

    B. 突触前膜去极化

    C. 突触后膜超极化

    D. 突触后膜产生兴奋性突触后电位幅度减少

    E. 突触后膜产生抑制性突触后电位

19. 有关特异投射系统的叙述,错误的是

    A. 各种特定感觉均经该系统投射至大脑皮质

    B. 丘脑感觉接替核和联络核均属于该系统范围

    C. 有特定的感觉传导路

    D. 点对点投射到大脑皮质特定感觉区域

    E. 引起特定感觉,并可改变大脑皮质的兴奋状态

20. 对内脏痛的主要特点的叙述,错误的是

    A. 疼痛缓慢、持久

    B. 对痛的定位不精确

    C. 对切割和烧灼等刺激敏感

    D. 可以引起某些皮肤区域发生疼痛或痛觉过敏

    E. 与皮肤痛一样,有快痛和慢痛之分

21. 脊休克后脊髓反射恢复的特征为

    A. 低等动物反射恢复快　　　　B. 人类不能恢复

    C. 屈肌反射、腱反射恢复快　　D. 血压逐渐回升到一定水平

    E. 随意运动不能恢复

22. 下列关于牵张反射叙述,错误的是

    A. 感受器是肌梭　　　　　　　B. 效应器是梭外肌

    C. 肌紧张是单突触反射　　　　D. 传入纤维是 C 类纤维

    E. 中枢是脊髓 α 运动神经元

23. 肌紧张是
    A. 缓慢持续牵拉肌腱时发生的牵张反射   B. 多突触反射
    C. 感受器为肌梭   D. 效应器主要是肌肉内快肌纤维成分
    E. 易疲劳

24. 下列哪些为腱反射和肌紧张的共同点
    A. 都是作用于肌腱所引起   B. 感受器、中枢和传出神经都不一样
    C. 都使受牵拉的同一肌肉发生收缩   D. 都属于多突触反射
    E. 都有位相性运动改变

25. 属于姿势反射的是
    A. 牵张反射   B. 对侧伸肌反射   C. 颈紧张反射
    D. 屈肌反射   E. 翻正反射

26. 去大脑僵直产生的原因是
    A. 脑干网状结构抑制区的作用减弱
    B. 脊髓 α 神经元发放的冲动增多
    C. 脊髓 γ 神经元发放的冲动增多
    D. 脑干网状结构易化区活动明显占优势
    E. 由于丘脑损伤而直接引起

27. 大脑皮质运动区的功能特征有
    A. 一侧皮质支配对侧躯体的肌肉
    B. 头面部肌肉多受双侧皮质支配
    C. 总体安排是倒置的,头面部内部安排是正立的
    D. 肌肉的运动越精细复杂,其代表区的面积越大
    E. 躯体和近端肢体的代表区在前部(6区)

28. 临床上基底神经核损伤的表现可能为
    A. 舞蹈病   B. 震颤麻痹   C. 手足徐动症
    D. 遗忘症   E. 小儿麻痹症

29. 患帕金森病时
    A. 随意运动减少   B. 肌紧张增强   C. 意向性震颤
    D. 静止性震颤   E. 多巴胺神经元变性受损

30. 关于小脑对躯体运动的调节作用的叙述,正确的是
    A. 维持身体平衡   B. 调节肌紧张   C. 协调随意运动
    D. 小脑受损可出现意向性震颤   E. 参与熟练运动程序的编制和储存

31. 脊髓小脑受损伤时出现
    A. 运动共济失调   B. 肌紧张减弱   C. 平衡失调
    D. 意向性震颤   E. 静止性震颤

32. 自主神经支配
    A. 骨骼肌   B. 平滑肌   C. 心肌
    D. 腺体   E. 脂肪组织

33. 副交感神经系统兴奋时
    A. 心率减慢   B. 瞳孔缩小   C. 肠运动加强

D. 糖原分解增加　　　　　E. 促进胰岛素分泌

34. 迷走神经的生理功能包括
    A. 膀胱逼尿肌舒张　　　B. 膀胱括约肌收缩　　　C. 支气管平滑肌收缩
    D. 心跳减慢　　　　　　E. 促进胃肠运动

35. 交感神经的生理功能包括
    A. 心跳加快　　　　　　B. 支气管平滑肌收缩　　C. 抑制胃肠运动
    D. 瞳孔扩大　　　　　　E. 无孕子宫舒张

36. 下丘脑的主要功能有
    A. 调节腺垂体激素分泌　B. 调节体温　　　　　　C. 分泌激素
    D. 调节水平衡　　　　　E. 参与睡眠、情绪及情绪生理反应

37. 有关脑干网状结构上行激动系统的正确叙述是
    A. 主要通过丘脑非特异投射系统而发挥作用
    B. 可维持大脑皮质的兴奋状态
    C. 损伤后可导致昏睡不醒
    D. 是多突触的上行系统
    E. 不易受药物影响

38. 慢波睡眠的特征是
    A. 多梦　　　　　　　　B. 生长激素分泌明显升高　C. 眼球快速运动
    D. 脑电图呈现同步化慢波　E. 血压升高

39. 条件反射是
    A. 后天获得的
    B. 在非条件反射的基础上建立起来复杂行为
    C. 在数量上是有限的
    D. 不能消退
    E. 具有极大的易变性

40. 大脑优势半球
    A. 为语言功能占优势的那侧大脑半球　　B. 多为左侧大脑半球
    C. 与习惯用右手有关　　　　　　　　　D. 少年时受损可在对侧重建
    E. 是在后天形成的

二、名词解释

1. 神经冲动(nerve impulse)　　　　　　2. 突触(synapse)
3. 突触后电位(postsynaptic potential)　4. 兴奋性突触后电位(excitatory post-synaptic potential,EPSP)
5. 抑制性突触后电位(inhibitory post-synaptic potential,IPSP)　6. 神经递质(neurotransmitter)
7. 胆碱能受体(cholinergic receptor)　　8. 胆碱能纤维(cholinergic fiber)
9. 肾上腺素能纤维(adrenergic fiber)　　10. 后放(after discharge)

11. 突触后抑制（postsynaptic inhibition）

12. 突触前抑制（presynaptic inhibition）

13. 非特异性投射系统（nonspecific projection system）

14. 特异性投射系统（specific projection system）

15. 牵涉痛（referred pain）

16. 脊休克（spinal shock）

17. 牵张反射（stretch reflex）

18. 肌紧张（muscle tonus）

19. 腱反射（tendon reflex）

20. 去大脑僵直（decerebrate rigidity）

21. α 僵直（α rigidity）

22. γ 僵直（γ rigidity）

23. 皮质诱发电位（evoked cortical potential）

24. 第一信号系统（first signal system）

25. 第二信号系统（second signal system）

三、简答题

1. 神经纤维传导兴奋有什么特征？

2. 简述中枢神经元之间化学性突触传递过程及其机制。

3. 突触后电位有哪些类型？各有何作用？举例说明。

4. 试比较兴奋性突触和抑制性突触传递原理的异同。

5. 何谓胆碱能纤维与肾上腺素能纤维？各包括哪些神经纤维？

6. 何谓突触前抑制？说明其产生机制。

7. 何谓内脏痛？其与皮肤痛相比，有何特点？

8. 何谓脊休克？产生的原因是什么？

9. 什么是屈肌反射与对侧伸肌反射？

10. 何谓牵张反射？它有几种类型？

11. 腱反射是如何发生的？试举一实例说明。

12. 何谓去大脑僵直？其形成机制是什么？

13. 试比较大脑皮质体表感觉区的投射规律和主要运动区的功能特征。

14. 小脑性共济失调有何表现？

15. 简述自主神经对心脏、支气管、胃肠、瞳孔、汗腺活动及糖代谢的作用。

16. 什么是网状结构上行激动系统？该系统有何生理作用？

17. 试比较条件反射和非条件反射的主要区别。

四、论述题

1. 神经元间传递信息的基本方式有哪些？

2. 胆碱能受体和肾上腺素能受体有哪些？其主要分布及作用如何？

3. 反射弧中枢部分兴奋传布的特征有哪些？

4. 何谓突触后抑制？突触后抑制有几种形式？试述其产生机制。

5. 说明突触前抑制与突触后抑制的异同。

6. 特异性和非特异性投射系统有何区别？

7. 何谓牵涉痛？有何实例？其可能的产生机制是什么？

8. 试比较腱反射和肌紧张的异同点。

9. 自主神经系统的结构和功能有何特点？

10. 试述下丘脑的主要生理功能。

11. 学习的形式有哪些?

12. 试述人类的记忆过程。

参考答案

一、选择题

A 型题

1. D　2. D　3. C　4. A　5. D　6. E　7. D　8. E　9. C　10. D　11. D　12. E　13. A　14. C　15. A　16. A　17. E　18. E　19. E　20. E　21. A　22. C　23. E　24. A　25. E　26. C　27. D　28. A　29. B　30. C　31. D　32. C　33. C　34. M　35. E　36. B　37. E　38. C　39. E　40. A　41. D　42. C　43. D　44. C　45. D　46. A　47. D　48. A　49. C　50. B　51. D　52. A　53. D　54. D　55. B　56. B　57. C　58. B　59. C　60. A　61. C　62. A　63. C　64. C　65. C　66. C　67. D　68. D　69. D　70. B　71. D　72. E　73. A　74. E　75. C　76. B　77. E　78. B　79. A　80. A　81. E　82. A　83. B　84. B　85. C　86. C　87. B　88. C　89. D　90. C　91. B　92. C　93. E　94. C　95. C　96. A　97. A　98. C　99. E　100. B　101. B　102. A　103. B　104. C　105. C　106. A　107. B　108. D　109. E　110. A　111. B　112. A　113. C　114. E　115. B　116. C　117. D　118. D　119. B　120. C　121. D　122. A　123. D　124. E　125. C　126. A　127. B　128. C　129. C　130. E　131. D　132. B　133. D　134. E　135. B　136. E　137. E　138. C

B 型题

1. A　2. E　3. A　4. B　5. D　6. A　7. B　8. A　9. D　10. E　11. A　12. D　13. B　14. D　15. B　16. A　17. E　18. C　19. D　20. C　21. E　22. B　23. A　24. B　25. E　26. C　27. A　28. B　29. B　30. B　31. B　32. D　33. C　34. A

X 型题

1. ABD　2. ABCE　3. ABCDE　4. ABCDE　5. ABCE　6. BCE　7. ACE　8. BCD　9. ABCD　10. ABCE　11. ABCE　12. DE　13. BC　14. ABCE　15. CD　16. CD　17. ABE　18. BD　19. AE　20. CE　21. ACDE　22. CD　23. ABC　24. AC　25. ABCE　26. ABCD　27. ABCDE　28. ABC　29. ABDE　30. ABCDE　31. AD　32. BCD　33. ABCE　34. CDE　35. ACDE　36. ABCDE　37. ABCD　38. BD　39. ABE　40. ABCDE

二、名词解释

1. 神经冲动:沿神经纤维传导着的兴奋或动作电位,称为神经冲动。

2. 突触:一个神经元的轴突末梢与其他神经元的胞体或突起相接触,所形成的特殊结构称为突触。

3. 突触后电位:由突触前膜释放的递质作用于后膜上特异性受体或化学门控通道,使某些带电离子进出后膜,突触后膜即发生一定程度的去极化或超极化,这种发生在突触后膜上的电位变化称为突触后电位。

4. 兴奋性突触后电位:突触后膜的膜电位在递质作用下发生去极化,使该突触后神经元的兴奋性升高,这种电位变化称为兴奋性突触后电位。

5. 抑制性突触后电位:突触后膜的膜电位在递质作用下发生超极化,使该突触后神经元的兴奋性下降,这种电位变化称为抑制性突触后电位。

6. 神经递质:由突触前神经元合成并在末梢处释放,能特异性作用于突触后神经元或效应器细胞上的受体,并使突触后神经元或效应器细胞产生一定效应的信息传递物质。

7. 胆碱能受体:能与乙酰胆碱特异性结合的受体。可分为 M 受体(毒蕈碱受体)和 N 受体(烟碱受体)。它们因分别能与毒蕈碱和烟碱这两种生物碱相结合并产生两类不同生物效应而得名。

8. 胆碱能纤维:释放乙酰胆碱作为递质的神经纤维,称为胆碱能纤维。

9. 肾上腺素能纤维:释放去甲肾上腺素作为递质的神经纤维,称为肾上腺素能纤维。

10. 后发放:在环式联系中,即使最初的刺激已经停止,传出通路上冲动发放仍能继续一段时间,这种现象称为后发放或后放电。

11. 突触后抑制:是由抑制性中间神经元轴突末梢释放抑制性递质,能使所有与其发生突触联系的其他神经元都产生抑制性突触后电位,从而使突触后神经元发生抑制。

12. 突触前抑制:发生于轴-轴式和轴突-胞体式联合突触,是由于突触前末梢受轴-轴式突触传递的影响而使递质释放量减少,导致轴突-胞体式突触后神经元兴奋性突触后电位减小而产生的抑制效应。由于这种抑制改变了突触前膜的电活动,所以称为突触前抑制。

13. 非特异性投射系统:丘脑非特异投射核及其投射至大脑皮质的神经通路。

14. 特异性投射系统:丘脑感觉接替核及其投射至大脑皮质的神经通路,联络核在结构上大部分也与大脑皮质有特定的投射关系,因此也归入该系统。

15. 牵涉痛:内脏疾病往往引起远隔的体表部位感觉疼痛或痛觉过敏,这种现象称为牵涉痛。

16. 脊休克:是指人和动物在脊髓与高位中枢之间离断后反射活动能力暂时丧失而进入无反应状态的现象称为脊休克。

17. 牵张反射:有神经支配的骨骼肌,如受到外力牵拉使其伸长时,引起受牵拉的同一肌肉收缩,这一反射效应称为牵张反射。有腱反射和肌紧张两种类型。

18. 肌紧张:是指缓慢而持续地牵拉肌腱所引起的牵张反射,其表现为受牵拉的肌肉发生紧张性收缩,阻止被拉长。

19. 腱反射:指快速牵拉肌腱时发生的牵张反射,如膝反射。

20. 去大脑僵直:在中脑上、下丘之间切断脑干后,动物出现抗重力肌(伸肌)的肌紧张亢进,表现为四肢伸直,坚硬如柱,头尾昂起,脊柱挺硬,这一现象称为去大脑僵直。

21. α 僵直:是由于高位中枢的下行性作用直接或间接通过脊髓中间神经元提高脊髓 α 运动神经元的活动,从而导致肌紧张亢进而出现的僵直。

22. γ 僵直:由于高位中枢的下行性作用,首先提高脊髓 γ 运动神经元的活动,使肌梭的敏感性提高而传入冲动增多,转而增强脊髓 α 运动神经元的活动,从而导致肌紧张亢进而出现的僵直。

23. 皮质诱发电位:感觉传入系统或脑的某一部位受刺激时,在皮质上某一局限区域引出的形式较为固定的电位变化,称为皮质诱发电位。

24. 第一信号系统:光、声、嗅、味、触、压等刺激可作为信号来形成各种条件反射,这些现实具体的信号称为第一信号,将人类大脑皮质对第一信号发生反应的功能系统称为第一信号系统。

25. 第二信号系统:抽象的信号(如词语等)称为第二信号,对第二信号发生反应的大脑皮质功能系统称为第二信号系统,是人类特有的,是人类区别于动物的主要特征。

三、简答题

1. ①完整性:神经纤维只有其结构和功能完整时才能传导兴奋;②绝缘性:一根神经干内含有许多神经纤维,但多条纤维同时传导兴奋时基本上互不干扰,其主要原因是细胞外液对电流的短路作用,使局部电流主要在一条神经纤维上构成回路;③双向性:用电刺激某一神经,神经纤维引发的冲动可以沿双向传导;④相对不疲劳性:在适宜条件下,连续电刺激神经,神经纤维仍能长时间保持其传导兴奋能力。

2. 化学性突触传递是中枢神经元之间信息传递的主要方式。当突触前神经元兴奋时,神经冲动抵达突触前神经末梢,突触前膜对电压门控 Ca^{2+} 通道开放,细胞外 Ca^{2+} 内流,使囊泡前移与前膜融合、囊泡破裂,兴奋性或抑制性递质释放。兴奋性递质与后膜受体结合,提高了后膜对 Na^+、K^+,尤其是 Na^+ 的通透性,Na^+ 内流增加,使后膜去极,此即兴奋性突触后电位(EPSP)。EPSP 通过总和,触发突触后神经元兴奋;抑制性递质与后膜受体结合,使突触后膜对 K^+、Cl^-,尤其是 Cl^-(但不包括 Na^+)通透性增大,Cl^- 内流增加,使后膜超极化,此即抑制性突触后电位(IPSP),IPSP 使突触后神经元不易兴奋而产生抑制。

3. 根据突触后膜发生去极化或超极化,突触后电位可分为两种:兴奋性突触后电位和抑制性突触后电位。①兴奋性突触后电位:例如,脊髓前角运动神经元接受肌梭的传入投射纤维而形成突触联系,当电刺激相应肌肉肌梭的传入纤维后约 0.5ms,运动神经元胞体的突触后膜即发生去极化。此种电位变化称为兴奋性突触后电位,使该突触后神经元的兴奋性升高。②抑制性突触后电位:例如,来自伸肌肌梭的传入神经冲动,在兴奋伸肌运动神经元同时,也能通过抑制性中间神经元转而抑制屈肌运动神经元。如电刺激伸肌肌梭的传入纤维,屈肌运动神经元胞体膜出现超极化现象。这种超极化膜电位变化称为抑制性突触后电位,使该突触后神经元的兴奋性下降。

4. (1)相同点:①动作电位到达突触前神经元的轴突末梢时,引起突触前膜对 Ca^{2+} 通透性增加;②神经递质与特异性受体结合后,导致突触后膜离子通道状态的改变;③突触后电位都是局部电位,该电位可改变突触后神经元的活动。

(2)不同点:①突触小体释放的递质性质不同,兴奋性突触是兴奋性递质,抑制性突触是抑制性递质;②兴奋性递质与受体结合后主要导致突触后膜对 Na^+ 通透性增高,抑制性递质与其受体结合后,使突触后膜主要对 Cl^- 通透性增高;③兴奋性突触传递时,突触后膜产生局部去极化,抑制性突触传递时,突触后膜产生局部超极化;④前者使突触后神经元容易兴奋,后者使突触后神经元不易产生兴奋。

5. 凡是末梢能释放乙酰胆碱作为递质的神经纤维,称为胆碱能纤维。在外周全部交感与副交感神经的节前纤维、少数交感神经节后纤维(即支配汗腺和支配骨骼肌血管引起防御反应性舒血管效应的纤维)、大多数副交感神经的节后纤维(少数释放肽类或嘌呤类递质的纤维除外)和躯体运动纤维都是胆碱纤维。凡是末梢释放去甲肾上腺素为递质的神经纤维,称为肾上腺素能纤维。包括大部分的交感神经节后纤维(支配汗腺和支配骨骼肌血管交感胆碱能纤维除外)。

6. 产生突触前抑制的结构基础是轴突-轴突式突触(如神经元 B 与神经元 A),而神经元 A 的轴突又与运动神经元 C 形成一个轴突-胞体性突触。神经元 A 兴奋时将引起运动神经元 C 产生一个兴奋性突触后电位,使运动神经元 C 兴奋。如果神经元 B 先兴奋而作用于神经元 A,使神经元 A 的轴突末梢局部去极化,神经元 A 再兴奋时其动作电位变小,时程缩短,使释放的递质减少,因而使运动神经元 C 的兴奋性突触后电位减小。因此,运动神经元 C 将不易甚至不能引起兴奋,出现了抑制效应。由于这种抑制是改变了突触前膜的活动而实现的,因此称为突触前抑制。

7. 内脏痛是指内脏本身受到刺激时所产生的疼痛,是临床常见的症状。内脏痛与皮肤痛相比较有下列特征:①定位不准确:例如,腹痛时常不易明确分清疼痛发生的部位。②发生缓慢,持续时间长。③对机械性牵拉、缺血、痉挛和炎症等刺激十分敏感。例如,内脏器官发生管道梗阻而出现异常运动、循环障碍、炎症时,往往引起剧烈的疼痛。而对能使皮肤致痛的刺激(切割、烧灼等)不敏感。④特别能引起不愉快的情绪活动,并伴有恶心、呕吐和心血管及呼吸活动改变。

8. 指人和动物在脊髓与高位中枢离断后反射活动能力暂时丧失而进入无反应状态的现象称为脊休克。脊休克的产生并非由切断损伤的刺激本身所引起,因为反射恢复后再次在脊髓断面下切断脊髓,脊休克不会再出现。所以,脊休克的产生原因是由于离断的脊髓突然失去了高位中枢的调节。

9. 脊动物在其皮肤受到伤害性刺激时,受刺激一侧的肢体关节的屈肌收缩而伸肌弛缓,称为屈肌反射。屈肌反射具有保持性意义,但不属于姿势反射。屈肌反射的强度与刺激强度有关。如刺激强度加大,则可以在同侧肢体发生屈肌反射的基础上出现对侧肢体伸直的反射活动称为对侧伸肌反射。对侧伸肌反射是姿势反射之一,在保持躯体平衡中具有重要意义。

10. 有神经支配的骨骼肌,如受到外力牵拉使其伸长时,引起受牵拉的同一肌肉收缩,此称为牵张反射(stretch reflex)。牵张反射有两种类型,一种为腱反射;另一种为肌紧张。腱反射是指快速牵拉肌腱时发生的牵张反射。临床上通过腱反射来了解神经系统的功能。肌紧张是指缓慢持续牵拉肌腱时发生的牵张反射,其表现为受牵拉肌肉能发生紧张性收缩,阻止被拉长。肌紧张是维持躯体姿势最基本的反射活动,是姿势反射的基础。

11. 腱反射是指快速牵拉肌腱时发生的牵张反射。例如,叩击膝关节下的股四头肌腱,则股四头肌立即发生一次收缩,这称为膝反射;叩击跟腱小腿腓肠肌即发生一次收缩,这称为跟腱反射。这些腱反射的感受器为肌梭,肌梭传入神经纤维的直径较粗($12 \sim 20\mu m$)、传导速度较快(90m/s 以上),效应器为同一肌肉的肌纤维;反射的潜伏期很短(约为 0.7ms),只够一次突触接替的中枢延搁时间,因此,腱反射为单突触反射。当叩击肌腱时,梭内肌的感受装置同时被动拉长,Ⅰa 类神经纤维传入冲动增加,冲动进后根进入脊髓灰质后,直达前角引起支配同一肌肉的 α 运动神经元活动和梭外肌收缩,发动牵张反射。因此,肌肉的收缩几乎是一次同步性收缩。腱反射主要发生于肌肉内收缩较快的快肌纤维成分。

12. ①在中脑上下丘之间切断脑干形成去大脑动物,动物出现抗重力肌(伸肌)的肌紧张亢进,表现为动物四肢伸直,坚硬如柱,头尾昂起,脊柱挺硬,称为去大脑僵直(decerebrate rigidity)。去大脑僵直主要是伸肌(抗重力)紧张性亢进,人和多数动物的抗重力肌是伸肌,所以去大脑僵直主要是一种伸肌紧张亢进状态。②在去大脑动物中,由于切断了大脑皮质运动区和纹状体等部位与网状结构的功能联系,造成抑制活动减弱而易化活动增强,使易化区的活动占有明显的优势,导致肌紧张过度增强而出现去大脑僵直。

13. 大脑皮质体表感觉区投射规律和主要运动区功能特征的比较见下表 10-2。

表 10-2 大脑皮质体感区投射规律和主要运动区功能特征的比较

	体表感觉区投射规律	主要运动区功能特征
交叉性投射或支配	躯干四肢部分的感觉为交叉性投射但头面部感觉的投射为双侧性投射	躯干四肢的肌肉运动为交叉性支配,但头面部除下部面肌和舌肌运动主要受对侧支配外,其余部分多为双侧性支配
功能定位及代表区的大小	具有精细的功能定位,与感觉分辨精细程度有关,分辨愈精细的部位的代表区愈大	具有精细的功能定位,与运动的精细程度有关,运动愈精细和复杂的肌肉,代表区愈大
倒置性投射或支配	躯体总体安排为倒置性投射,即下肢在顶部,膝以下在半球内侧,上肢在中间,头面部在底部,而头面部代表区内部安排为正立	躯体总体安排为倒置性安排,即下肢在顶部,膝以下在半球内侧,上肢在中间,头面部在底部,而头面部代表区内部安排为正立

14. 当切除或损伤脊髓小脑后,随意动作的力量、方向及限度将不能得到很好的控制,同时肌张力减退,表现为四肢乏力。受害动物或患者不能完成精巧动作,肌肉在完成动作过程中肌肉发生抖动而把握不住方向,特别是在精细动作的终末出现震颤(称为意向性震颤),行走时跨步过大而躯干落后,以致容易发生倾倒,或走路摇晃呈酩酊蹒跚状,沿直线走则更不稳;患者不能进行拮抗肌轮替重复动作(例如,上臂不断交替进行内旋与外旋),但当静止时则无异常的运动。以上这些动作协调性障碍,称为小脑共济失调。

15. 交感神经兴奋可使:心脏活动增强,表现为心跳有力、心率加快;支气管平滑肌抑制,促进其舒张,有利于通气;抑制胃肠运动,降低其紧张性;促进瞳孔开大肌收缩,使瞳孔开大;促进汗腺分泌;加速糖原分解,使血糖升高。副交感神经兴奋可使:心脏活动减弱,表现为心跳无力,心率减慢;使支气管平滑肌收缩,管径缩小;促进胃肠运动和消化腺分泌;使瞳孔括约肌收缩,瞳孔缩小;促进胰岛素分泌,有利于机体能源物质的储存和生长。

16. 在脑干网状结构内具有上行唤醒作用的功能系统,这一系统称为脑干网状结构上行激动系统。目前知道,上行激动系统主要就是通过丘脑非特异投射系统而发挥作用的,其作用就是维持与改变大脑皮质的兴奋状态。由于这一系统是一个多突触接替的上行系统,因此易于受药物的影响而发生传导阻滞。

17. 条件反射和非条件反射的主要区别有:①非条件反射是先天固有的,条件反射是后天获得的;②非条件反射的数量是有限的,条件反射的数量是无限的;③非条件反射的反射弧是固定的,条件反射的反射弧易变性大,可以建立、消退、分化和改造;④非条件反射使机体对环境的适应是有限的,条件反射大大提高了机体对环境的适应力和预见性。

四、论述题

1. ①经典的化学性突触传递:神经元间以突触的形式相互传递信息。典型的突触由突触前膜、突触间隙和突触后膜三部分组成。突触前膜释放的神经递质通过突触间隙,扩散至突触后膜,从而改变突触后神经元的活动。是神经元间相互作用最重要的方式。②非突触性化学传递(或非定向突触传递):在某些单胺类神经纤维末梢的分支上有许多结节状曲张体,它们不与效应细胞形成经典的突触联系。当神经冲动抵达曲张体时,递质从曲张体释放出来,以扩散方式抵达附近的效应细胞而发挥生理效应。③电突触传递:电传递的结构基础是紧密连接。该处膜阻抗低,易发生电紧张性作用。有助于促进神经元同步化活动的功能。

2.(1)胆碱受体包括毒蕈碱受体(muscarinic receptor,M 受体)和烟碱受体(nicotinic receptor,N 受体)。①在外周,M 受体分布于大多数副交感节后纤维支配的效应细胞、交感节后纤维所支配的汗腺,以及骨骼肌血管的平滑肌细胞膜上。目前 M 型受体已分出 $M_1 \sim M_5$ 五种亚型,均为 G 蛋白偶联受体。当 M 类受体激活时,就产生一系列副交感神经末梢兴奋的效应,包括心脏活动的抑制、支气管平滑肌、胃肠平滑肌、膀胱逼尿肌和虹膜环形肌的收缩、消化腺、汗腺的分泌增加和骨骼肌血管舒张等。乙酰胆碱与之结合所产生的效应称为毒蕈碱样作用(M 样作用),阿托品是 M 型受体阻断剂。②N 受体可再分为 N_1 和 N_2 受体两种亚型,两种 N 受体都是配体门控离子通道。N_1 分布于交感和副交感神经节神经元的突触后膜上,N_2 受体分布于神经-肌肉接头终板膜上,当乙酰胆碱与这类受体结合后就产生兴奋性突触后电位和终板电位,导致自主神经节后神经元和骨骼肌的兴奋。乙酰胆碱与之结合所产生的效应称为烟碱样作用(N 样作用)。筒箭毒能阻断 N_1 和 N_2 受体的功能,六烃季铵主要阻断 N_1 受体的功能,十烃季铵主要阻断 N_2 受体的功能,从而阻断乙酰胆碱的 N 样作用。

(2)能与去甲肾上腺素等结合的受体有两类:一类为 α 型肾上腺素能受体(简称 α 受体),α 受体又有 α_1 和 α_2 受体两种亚型,另一类为 β 型肾上腺素受体(简称 β 受体),β 受体有 β_1、β_2 和 β_3 受体三种亚型,都属于 G 蛋白偶联受体。①去甲肾上腺素与 α 受体结合产生的平滑肌效应主要是兴奋性的,包括血管、子宫、虹膜辐射状肌等;但也有抑制性的,如小肠舒张。②肾上腺素与 β 受体结合后产生的平滑肌效应是抑制性的,包括血管、子宫、小肠、支气管等的舒张;但产生的心肌效应却是兴奋性的。有的效应器仅有 α 受体,有的仅有 β 受体,有的 α 和 β 受体均有。

3. 反射弧中枢部分兴奋传播的特征:①单向传播:兴奋只能由一个神经元的轴突向另一个神经元的胞体或突起传递,而不能逆向传播,因为只有突触前膜能释放神经递质,且通常作用于后膜受体。②中枢延搁:兴奋通过中枢部分比较缓慢,称为中枢延搁。这主要是因为兴奋越过突触要耗费比较长的时间,这里包括突触前膜释放递质和递质扩散发挥作用等环节所需的时间。反射进行过程通过的突触数愈多,中枢延搁所耗时间就愈长。③总和:在反射活动中,单根神经纤维的传入冲动,一般不能引起中枢发出传出效应;而若干神经纤维的传入冲动同时传至同一神经中枢,才可能产生传出效应。这是因为若干传入纤维兴奋性突触后电位可发生空间性总和及时间性总和,从而爆发动作电位或产生易化作用。④兴奋节律的改变:在一反射活动中,如同时分别记录传入与传出的冲动频率,则可测得两者的频率不同。因为传出神经元的兴奋节律除取决于传入冲动的节律外,还取决于中间神经元和传出神经元的功能状态。⑤后发放:在环式联系中,即使最初的刺激已经停止,传出通路上冲动发放仍能继续一段时间,这种现象称为后发放或后放电。环式联系是产生后放的原因之一。在各种神经反馈活动中(如肌梭的传入冲动),传入冲动的反馈作用能纠正和维持原先的反射活动,也是产生后发放的原因之一。⑥对内环境变化敏感和易疲劳:因突触间隙与细胞外液相通,所以内环境理化因素变化如缺氧、二氧化碳、麻醉剂等因素均可影响突触传递。

4. 突触后抑制也称为超极化抑制,是由抑制性中间神经元活动所引起的。当抑制性中间神经元兴奋时,末梢释放抑制性递质,与突触后膜受体结合,使突触后膜对某些离子通透性增加(Cl^-、K^+,尤其是 Cl^-),产生抑制性突触后电位(IPSP),出现超极化现象,表现为抑制。突触后抑制可分为传入侧支性抑制和回返性抑制。①传入侧支性抑制是指感觉传入纤维进入脊髓后,一方面直接兴奋某一中枢的神经元,另一方面发出侧支兴奋另一个抑制性中间神经元,再通过后者抑制另一中枢神经元的活动,通过这种抑制使不同中枢之间的活动协调起来;②回返性抑制是指当某一中枢神经元兴奋时,其传出冲动沿轴突外传,同时又经轴突侧支兴奋另一个抑制性中间神经元,该抑制性中间神经元再抑制发动兴奋的神经元及同一中枢的其他神经元。这是一种负反馈抑制形式,它使神经元的活动能及时终止,或促使同一中枢的许多神经元之间活动的协调。

5. 突触前抑制和突触后抑制都属于中枢抑制,通过突触传递,使神经元的活动减弱或停止。它们的不同之处在于:①结构基础不同:突触前抑制的结构基础是轴-轴和轴突-胞体联合突触,而突触后抑制的结构基础是轴-树突触;②释放递质不同:突触前抑制其轴突末梢释放的兴奋性递质数量减少,而突触后抑制其轴突末梢释放的是抑制性递质;③电位变化不同:突触前抑制的发生是通过兴奋性递质释放减少引起突触后膜去极化电位减小,而突触后抑制是通过释放抑制性递质引起突触后膜超极化;④离子机制不同:突触前抑制的突触后膜去极化主要是 Na^+ 的内流引起的,而突触后抑制引起的突触后膜超极化主要是 Cl^- 的内流形成的。

6. 答案见表 10-3。

表 10-3 特异性和非特异性投射系统的区别

	特异投射系统	非特异投射系统
传导通路	一般由三级神经元接替而完成,投射到大脑皮质特定区域	感觉传导道第二级神经元→脑干网状结构内反复换元→丘脑第三类细胞群换元→弥散至皮质广泛区域
感觉与皮质定位	点对点投射关系	无点对点投射关系
丘脑转接核团	感觉接替核和联络核	髓板内核群
投射部位	终止于皮质第四层神经元并形成突触联系;通过若干中间神经元接替,与大锥体细胞形成突触联系	上行纤维进入皮质后分布于各层内,与皮质神经突触元形成突触联系
功能	形成特定感觉,并激发大脑皮质发出传出神经冲动	维持与改变大脑皮质的兴奋状态

7. ①牵涉痛通常是指由内脏疾病引起的身体远隔的体表部位发生疼痛或痛觉过敏的现象。②例如,心肌缺血时,可发生心前区、左肩和左上臂疼痛;胆囊炎、胆结石发病时,右肩区会出现疼痛;阑尾炎时,发病开始时常感上腹部或脐周有疼痛等。③机制:目前通常用会聚学说和易化学说对牵涉痛的产生机制加以解释。会聚学说认为,来自内脏痛和躯体痛的传入纤维会聚到脊髓同一水平的同一个后角神经元,即两者通过一共同的通路上传,且因为疼痛刺激多来源于体表部位,大脑皮质更习惯于识别体表信息,因而把

内脏痛误以为体表痛,于是发生牵涉痛。易化学说认为,来自内脏和躯体的传入纤维到达脊髓后角同一区域内彼此非常接近的不同神经元,由患病内脏传来的冲动可提高邻近的躯体感觉神经元的兴奋性,从而对体表传入冲动产生易化作用,使平常不至于引起疼痛的刺激信号变为致痛信号,从而产生牵涉痛。研究表明,局部麻醉有关躯体部位通常不能抑制严重的牵涉痛,但可完全取消轻微的牵涉痛。会聚学说可解释前一现象,但不能解释后一现象;而易化学说能解释后一现象,却不能解释前一现象。可见,会聚学说或易化学说都不能独自圆满解释牵涉痛。因此,目前倾向于认为上述两种机制可能都起作用。

8. 答案见表 10-4。

表 10-4　腱反射和肌紧张的异同点

	腱反射	肌紧张
定义	快速牵拉肌腱时发生的牵张反射	缓慢持续牵拉肌腱时发生的牵张反射
刺激	快速短暂的牵拉	缓慢持续的牵拉
感受器	肌梭	肌梭
传入纤维	主要为 I 类纤维	主要为 II 类纤维
收缩特点	同步性快速收缩	交替性收缩,不易疲劳
反射弧特点	单突触反射	多突触反射
潜伏期	短	长
生理意义	反映神经系统的功能状态	姿势反射的基础

9. 自主神经系统是指调节内脏功能的神经系统,包括交感神经和副交感神经两部分。

(1)其结构特点:①自主神经由节前神经元和节后神经元组成。交感神经节离效应器官较远,其节前纤维短而节后纤维长;副交感神经节离效应器官较近,有的神经节就在效应器官壁内,因此节前纤维长而节后纤维短。②交感神经起自脊髓胸腰段灰质的侧角。副交感神经的起源比较分散,其一部分起自脑干的缩瞳核、上唾液核、下唾液核、迷走背核、疑核,另一部分起自脊髓骶部相当于侧角的部位。③交感神经在全身分布广泛,几乎所有内脏器官都受它支配;而副交感神经的分布较局限,某些器官不具有副交感神经支配;刺激交感神经的节前纤维,反应比较弥散;刺激副交感神经的节前纤维,反应比较局限。

(2)其功能特点:①紧张性支配:自主神经对效应器的支配,一般具有持久的紧张性作用。②对同一效应器的双重支配:双重支配除少数器官外,一般组织器官都接受交感和副交感的双重支配,在具有双重支配的器官中,交感和副交感神经的作用往往具有拮抗的性质。③效应器本身的功能状态对自主神经的作用有影响:例如,刺激交感神经可抑制无孕子宫的运动,而对有孕子宫却可加强其运动。④对整体生理功能调节的意义:交感神经系统的活动一般比较广泛,常以整个系统参与反应,其主要作用在于促使运动机体能适应环境的急剧变化;副交感神经系统的活动,不如交感神经系统的活动那样广泛,而是比较局限的,其整个系统的活动主要在于保护机体、休整恢复、促进消化、积蓄能量以及加强排泄和生殖功能等方面。

10. 下丘脑的主要功能有:①体温调节:视前区-下丘脑前部存在着温度敏感神经元,它们既能感受所在部位的温度变化,也能对传入的温度信息进行整合。当超过或低于调定点

(正常时约为 36.8℃)水平,即可通过调节散热和产热活动,使体温能保持稳定。②水平衡调节:下丘脑能调节水的摄入与排出,从而维持机体的水平衡。饮水是一种本能行为;而下丘脑对肾排水的调节则是通过控制视上核和室旁核合成和释放血管升压素而实现的。③对腺垂体和神经垂体激素分泌的调节:主要通过合成与分泌下丘脑调节肽,并经垂体门脉系统作用于腺垂体;此外,下丘脑还存在着监察细胞,能感受血液中某些激素浓度的变化,从而反馈调节下丘脑调节肽的分泌;下丘脑可控制下丘脑视上核和室旁核的神经内分泌大细胞对血管升压素和催产素的分泌。④生物节律控制:下丘脑视交叉上核可能是控制日周期的中心。视交叉上核可通过视网膜-视交叉上核束与视觉感受装置发生联系,因此外界的昼夜光照变化可影响视交叉上核的活动,从而使体内日周期节律和外环境的昼夜节律同步起来。⑤其他功能:下丘脑能产生食欲、渴觉和性欲等,并能调节相应的摄食行为、饮水行为和性行为等本能行为。下丘脑还参与睡眠、情绪及情绪生理反应等。

11.(1)非联合型学习:非联合型学习不需要在刺激和反应之间形成某种明确的联系。不同形式的刺激使突触活动发生习惯化、敏感化等可塑性改变,就属于这种类型的学习。

(2)联合型学习:是在时间上很接近的两个事件重复地发生,在脑内逐渐形成联系,如条件反射的建立和消退。经典条件反射和操作式条件反射均属于联合型学习。①经典条件反射:在巴甫洛夫的经典动物实验中,给狗以食物,可引起唾液分泌,这是非条件反射,食物就是非条件刺激。给狗以铃声刺激,不会引起唾液分泌,因为铃声与食物无关。但是,如果每次给食物之前先出现一次铃声,然后再给予食物,这样多次结合以后,当铃声一出现,动物就会分泌唾液。这种情况下铃声成为条件刺激。条件反射就是由条件刺激与非条件刺激在时间上的结合而建立起来的。这个过程称为强化。②操作式条件反射:训练动物建立这种条件反射时,是给动物一定的刺激,要求动物对该刺激作出的反应是执行和完成一定的操作。

12.人类的记忆过程可以细分成四个阶段,即感觉性记忆、第一级记忆、第二级记忆和第三级记忆。前两个阶段相当于短时性记忆,后两个阶段相当于长时性记忆。感觉性记忆是指通过感觉系统获得信息后,首先在脑感觉区内储存的阶段,这阶段储存的时间很短,一般不超过 1s,如果没有经过注意和处理就会很快消失。如果信息在这阶段经过加工处理,把那些不连续的、先后进来的信息整合成新的连续的印象,就可以从短暂的感觉性记忆转入第一级记忆。这种转移一般可通过两种途径来实现:一种是通过把感觉性记忆的资料变成口头表达性的符号(如语言符号)而转移到第一级记忆,这是最常见的;另一种非口头表达性的途径,这在目前还了解得不多,但它必然是幼儿学习所必须采取的途径。信息在第一级记忆中停留的时间仍然很短暂,平均约几秒钟;通过反复运用学习,信息便在第一级记忆中循环,从而延长了信息在第一级记忆中停留的时间,这样就使信息容易转入第二级记忆之中。第二级记忆是一个大而持久的储存系统。发生在第二级记忆内的遗忘,似乎是由于先前的或后来的信息的干扰所造成的;这种干扰分别称为前活动干扰和后活动性干扰。有些记忆的痕迹,如自己的名字和每天都在进行操作的手艺等,通过长年累月的运动,是不易遗忘的,这一类记忆是储存在第三级记忆中的。

(涂永生)

第十一章 内 分 泌

学习要求

1. **掌握** 激素分泌的调节;生长激素;甲状腺激素的生物学作用;甲状腺激素分泌的调节;甲状旁腺的内分泌与调节钙、磷代谢的激素;肾上腺皮质激素;肾上腺髓质激素;胰岛素;胰高血糖素。

2. **熟悉** 激素及其分类;激素作用的一般特性;激素的作用机制;下丘脑调节肽;催乳素;神经垂体激素;甲状腺激素的合成与代谢。

3. **了解** 促黑(素细胞)激素;生长抑素和胰多肽;前列腺素;褪黑素;瘦素。

第一节 概 述

内分泌系统(endocrine system):是由内分泌腺和分散于某些器官组织中的内分泌细胞组成的一个重要的信息传递系统。

一、激素及其分类

(一) 激素的概念及作用方式

1. 激素的概念

激素(hormone):由内分泌腺或散在的内分泌细胞所分泌的高效能生物活性物质,是细胞与细胞之间信息传递的化学媒介。

2. 激素的作用方式 接受信息的器官、组织或细胞分别称为靶器官、靶组织或靶细胞。

(1) 远距分泌:内分泌细胞→激素→ 血→靶组织或靶细胞等。例:肾上腺髓质→肾上腺素→血→心脏和血管。

(2) 旁分泌:内分泌细胞→激素→组织液→邻近细胞。例:胃窦黏膜 D 细胞→生长抑素→抑制胃酸分泌。

(3) 自分泌:内分泌细胞分泌的激素在局部扩散后又作用于该内分泌细胞。例:下丘脑生长激素释放激素对其自身释放的反馈调节作用。

(4) 神经分泌(neurocrine):下丘脑许多神经细胞既能产生和传导冲动,又能合成和释放激素,称神经内分泌细胞,其产生的激素称神经激素。神经激素可沿轴突借轴浆流动运送至末梢而释放入血液,这种方式称神经内分泌。

(二) 激素的分类

1. 含氮类激素

(1) 蛋白质激素:如:胰岛素和甲状旁腺激素。

（2）肽类激素：如：下丘脑调节性多肽、神经垂体激素和胃肠激素等。

（3）胺类激素：如：E（A）、NE（NA）、T_3 和 T_4。

2. 类固醇激素　由肾上腺皮质和性腺分泌，包括皮质醇、醛固酮、雌激素、孕激素和雄激素等。

3. 固醇类激素　维生素 D_3、25-羟维生素 D_3 和 1, 25-二羟维生素 D_3。

4. 脂肪酸衍生物　如：前列腺素。

二、激素作用的一般特性

激素作用的一般特性有：

1. 激素的信息传递作用。

2. 高效能生物放大作用。

3. 激素作用的相对特异性。

4. 激素间的相互作用。

表现为：竞争作用、协同作用、拮抗作用和允许作用。

允许作用（permissive action）：有的激素本身并不能直接对某些器官组织或细胞产生生物效应，但在它存在的条件下，使另一种激素的作用明显加强。

例：糖皮质激素本身对心肌和血管平滑肌并无收缩作用，但是在它存在时，儿茶酚胺才能充分发挥对心血管的调节作用。

三、激素作用的机制

（一）含氮类激素的作用机制

第一信使：含氮激素。

第二信使：cAMP、cGMP、IP_3、DG、Ca^{2+} 等。

1. G 蛋白偶联受体途径

（1）AC-cAMP-PKA 途径：激素与受体结合→G 蛋白偶联（Gs 或 Gi）→腺苷酸环化酶激活或抑制→cAMP↑（↓）→PKA→底物蛋白磷酸化→生物学作用。

（2）PLC-IP_3/DG-CaM/PKC 途径：激素与受体结合→G 蛋白偶联→PLC→使 PIP_2 分解，生成 IP_3 和 DG，DG 可激活 PKC，使多种蛋白质和酶发生磷酸化；IP_3 与内质网的 IP_3 受体结合激活 Ca^{2+} 通道，使细胞内 Ca^{2+} 浓度升高，Ca^{2+} 与 CaM 结合，激活依赖 CaM 的蛋白激酶，从而调节细胞的活动。

（3）GC-cGMP-PKG 途径：鸟苷酸环化酶（GC）主要参与心房钠尿肽和内皮舒张因子的信号转导。

激素与血管平滑肌上相应的受体结合后，一方面可经 G 蛋白介导，激活 GC，使 GTP 转化为 cGMP，cGMP 作为第二信使激活蛋白激酶 G（PKG），导致血管舒张。另一方面，GC 又能作为受体，与相应的激素结合，可使 GC 激活，生成 cGMP，再经过 PKG 发挥效应。

2. 酶偶联受体途径　有些激素，如胰岛素等可经酶偶联受体调节靶细胞的功能。这类受体结构比较简单，膜外部分有与激素结合的部位，膜内部分具有酪氨酸激酶的活性。通过激活酪氨酸激酶引起一系列细胞内的信号转导和生物效应。

(二)类固醇激素的作用机制

1. 类固醇激素作用的基因调节机制　激素与胞质受体结合→激素-胞质受体复合物→进入核内形成激素-核受体复合物→调节 mRNA 生成→诱导蛋白质合成。

类固醇激素核受体结构:激素结合结构域;DNA 结合结构域和转录激活结构域。

2. 类固醇激素作用的非基因调节机制　有些类固醇激素的作用效应出现很快,这种快速作用是细胞膜上受体介导的,称类固醇激素的快速非基因效应。

四、激素分泌的调节

(一)下丘脑-腺垂体-靶腺轴的调节

下丘脑-腺垂体-靶腺轴在甲状腺激素、肾上腺皮质激素和性激素分泌的调节中起重要作用,构成三级水平功能的轴心。一般来说,上位内分泌腺分泌的激素对下位内分泌腺细胞的活动起促进作用。下位分泌腺分泌的激素对上位内分泌腺细胞的活动有反馈作用,多数为负反馈。

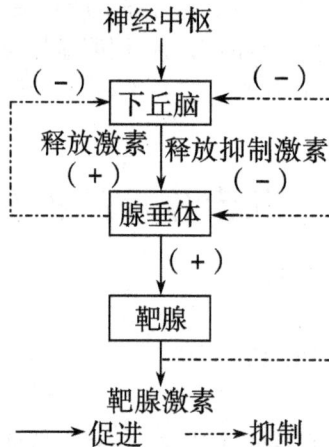

(二)反馈调节

长反馈(long-loop feedback):靶腺分泌的激素对下丘脑和腺垂体的负反馈作用。

短反馈(short-loop feedback):腺垂体分泌的促激素对下丘脑的负反馈作用。

超短反馈(ultra-short-loop feedback):下丘脑分泌的某些释放肽还可能在下丘脑内部刺激和它相应的释放抑制肽的细胞,实现负反馈调节。

(三)神经调节

许多内分泌腺的活动直接或间接受中枢神经系统活动的调节。如应急时,交感神经活动增强,导致肾上腺素和去甲肾上腺素分泌增加。

此外,激素的分泌受到体内生物节律的影响。

第二节　下丘脑和垂体的内分泌

下丘脑-垂体功能单位:下丘脑-腺垂体系统和下丘脑-神经垂体系统。

一、下丘脑调节肽

(一)概念

由下丘脑促垂体区肽能神经元分泌的,能调节腺垂体活动的肽类激素。

(二)主要的下丘脑调节肽(表 11-1)

表 11-1　下丘脑调节肽的化学性质和主要作用

名称	缩写	对腺垂体的主要作用
促甲状腺激素释放激素	TRH	TSH↑,PRL↑
促性腺激素释放激素	GnRH	LH↑,FSH↑
促肾上腺皮质激素释放激素	CRH	ACTH↑
生长激素释放激素	GHRH	GH↑
生长激素释放抑制激素(生长抑素)	GHRIH	GH↓,LH↓,FSH↓,TSH↓,PRL↓,ACTH↓
催乳素释放因子	PRF	PRL↑
催乳素释放抑制因子	PIF	PRL↓
促黑激素释放因子	MRF	MSH↑
催黑激素释放抑制因子	MIF	MSH↓

(三)下丘脑调节肽分泌的调节

受高位中枢及外周传入信息的影响。

神经递质:一类是肽类如脑啡肽等;另一类是单胺类神经递质如多巴胺、去甲肾上腺素和 5-羟色胺等。

二、腺垂体激素

腺垂体是体内最重要的内分泌腺,可分泌七种激素:GH、PRL、MSH、TSH、ACTH、LH 和 FSH。

形成三条重要的内分泌轴:下丘脑-腺垂体-甲状腺轴;下丘脑-腺垂体-肾上腺皮质轴;下丘脑-腺垂体-性腺轴。

(一)生长激素

1. 生长激素(growth hormone,GH)的生理作用

(1)促生长作用:生长素促生长作用是由于生长素能促进骨、软骨、肌肉及其其他组织细胞的分裂增殖和蛋白质合成,从而使骨骼和肌肉生长发育加快。幼年期缺乏导致侏儒症,幼年期过多导致巨人症,成年过多导致肢端肥大症。

(2)促代谢作用:促进蛋白质合成;促脂肪分解,增强脂肪酸氧化;抑制糖利用,提高血糖水平。GH 分泌过多,因血糖升高而引起糖尿,称垂体性糖尿。

2. 生长激素的作用机制　GH 与细胞膜上的 GH 受体结合,通过 JAK-STAT 途径(Janus

酪氨酸激酶途径)及 PLC-DG 途径,引起靶细胞的生物效应。实验证明,GH 能诱导靶细胞产生生长激素介质,与软骨、骨骼肌等细胞上相应受体结合后,通过酶偶联受体或 G 蛋白偶联受体介导,间接引起靶细胞的生物效应。

3. 生长素分泌的调节

(1) 下丘脑对生长素分泌的调节:GH 的分泌受下丘脑 GHRH 与 GHRIH 的双重调节,前者促进 GH 分泌,后者则抑制其分泌。

(2) 反馈调节:GH 对下丘脑和腺垂体发挥负反馈调节作用。

(3) 其他调节:性别主要影响 GH 的分泌模式;睡眠:慢波睡眠时,GH 分泌增加,转入快波睡眠后,GH 分泌减少;代谢因素:能量供应缺乏或耗能增加,GH 分泌增多,低血糖是刺激 GH 分泌的最有效因素;激素的作用:甲状腺激素、雌激素等均能促进 GH 分泌。

(二) 催乳素

1. 催乳素的生理作用

(1) 对乳腺的作用:催乳素(prolactin,PRL)可促进乳腺发育,引起并维持泌乳。在妊娠期及青春期,PRL、雌激素、孕激素、胰岛素、T_3 和 T_4 可促进乳腺进一步发育。分娩后,雌二醇和孕酮大量减少,而 PRL 发挥其起动和维持泌乳的作用。

(2) 对性腺作用:可影响黄体的功能。

小剂量时促进雌激素和孕激素合成。大剂量时起抑制作用。

闭经泌乳综合征:表现为溢乳、闭经与不孕,与 PRL 增高有关。

(3) 在应激反应中的作用:PRL、ACTH 和 GH 是应激反应中腺垂体分泌的三种主要激素。

(4) 对免疫的调节作用:促进淋巴细胞增殖及分泌 IgM 和 IgG 增多。

2. PRL 分泌的调节

(1) 下丘脑调节肽的调节:PRL 受 PRF 和 PIF 双重控制,PRF 促进 PRL 分泌,PIF 抑制 PRL 分泌。

(2) 负反馈调节:血中 PRL 水平升高,可通过下丘脑多巴胺能神经元抑制 GnRH 和 PRL 的分泌。

(三) 促黑激素

主要作用:刺激黑色素细胞,使细胞内的酪氨酸转化为黑色素,皮肤和毛发颜色加深。

分泌的调节:主要受下丘脑 MIF 和 MRF 的调控。

三、神经垂体激素

神经垂体激素包括视上核和视旁核合成而储存于神经垂体的血管升压素和催产素。

(一) 血管升压素

生理剂量:抗利尿作用。

大剂量:升高和维持血压,维持体液平衡的作用。

(二) 催产素

1. 生理作用

(1) 对乳腺的作用:哺乳期乳腺分泌乳汁储存于腺泡中,腺泡周围肌上皮细胞有收缩作用。

吸吮乳头时,可反射性地使催产素释放入血,引起腺泡周围的肌上皮细胞收缩,乳汁排出。

(2)对子宫的作用:催产素可促进子宫收缩,其作用与子宫的功能状态有关。对非孕子宫的作用较弱,而对妊娠子宫的作用比较强。雌激素增强子宫对催产素的敏感性。

2. 催产素分泌的调节　属于神经内分泌调节,下丘脑 GnRH 神经元的活动受多巴胺及 β-内啡肽的影响。

第三节　甲状腺的内分泌

一、甲状腺激素的合成与代谢

甲状腺激素(thyroid hormone):四碘甲腺原氨酸(T_4)和三碘甲腺原氨酸(T_3)。

原料:碘和甲状腺球蛋白。

合成步骤:聚碘、活化、碘化和偶联等。

（一）甲状腺腺泡的聚碘

部位:腺泡微绒毛与腺泡腔交界处。

聚碘过程:碘由肠吸收入血后逆浓度差(20~25 倍)和电位差进入细胞内,因此摄碘是个主动过程。

碘泵:用毒毛花苷抑制 ATP 酶活性后,聚碘作用发生障碍。

临床上常用甲状腺摄取放射性碘示踪法检查和判断甲状腺的聚碘能力及其功能状态。

（二）碘的活化

进入上皮细胞的 I^-,在过氧化酶的作用下活化。

部位:腺泡上皮细胞顶端膜的微绒毛与腺泡腔的交界处进行。

（三）酪氨酸碘化与甲状腺激素的合成

碘化发生在甲状腺球蛋白结构上的酪氨酸残基上,由活化的碘取代酪氨酸残基苯环上的 H^+,生成一碘酪氨酸(MIT)和二碘酪氨酸(DIT)。

1 分子 MIT 与 1 分子 DIT 偶联生成 T_3;2 分子 DIT 偶联生成 T_4。

（四）储存、释放、运输与代谢

1. 储存

特点:①细胞外储存;②储量大,可供机体利用 50~120 天。

意义:适应碘的多变,短时缺碘影响小;抗甲状腺药需要较长时间才能显效。

2. 释放　MIT、MDT 入血后被脱碘酶脱碘。T_3,T_4 释放入血,T_4 释放远远超过 T_3,但 T_3 生物活性强于 T_4。

3. 运输　99%与血浆甲状腺素结合球蛋白、甲状腺结合前白蛋白及白蛋白结合,游离 T_4 为 0.04%,T_3 为 0.4%。

4. 代谢　①主要部位:肝、肾、垂体和骨骼肌;②主要降解方式:脱碘。

T_4 在外周组织脱碘酶的作用下生成 T_3 和 rT_3,成为血中 T_3 主要来源。

二、甲状腺激素的生物学作用

（一）对代谢的影响

1. 产热效应　提高绝大多数组织的耗氧率,增加产热量尤以心、肝、骨骼肌和肾脏最为显著。

2. 糖、脂肪和蛋白质代谢　①蛋白质:加速蛋白质合成。甲状腺激素过少导致黏液性水肿,甲状腺激素过多导致蛋白质分解加速。②糖:既升高血糖,又加强利用。③脂肪:加速分解氧化。④胆固醇:促合成<促分解。甲状腺功能亢进时,患者血中胆固醇含量低于正常。

（二）对生长发育的影响

T_3、T_4 主要影响脑和长骨的生长发育,出生后四个月内影响最大。

胚胎时间缺碘而导致甲状腺合成不足或出生后甲状腺功能低下的婴幼儿,脑的发育有明显障碍,智力低下,身材矮小,称为呆小症(cretinism)。

（三）对神经系统的影响

甲状腺功能亢进,中枢神经系统及交感神经兴奋性明显增高;甲状腺功能低下,中枢神经系统兴奋性降低。

（四）对心血管活动的影响

甲状腺激素可使心率增加,心肌收缩力增强,心排血量增大,故收缩压增高;同时能使血管平滑肌舒张,外周阻力减小,故舒张压下降。因此,脉压增大。

（五）其他作用

还可影响生殖、消化等。

三、甲状腺功能的调节

（一）下丘脑-腺垂体对甲状腺功能的调节

1. 下丘脑　TRH 可促进腺垂体 TSH 的合成和释放。

2. 腺垂体

TSH 作用:

(1) 促进 T_3、T_4 的合成与释放,作用于 T_3、T_4 合成的所有环节(聚碘、活化、碘化等)。

(2) 甲状腺细胞增生,腺体肥大。

作用机制:TSH 与甲状腺腺泡上皮的细胞膜上 TSH 受体结合→G 蛋白→cAMP 和 IP_3/DG 信号通路促进甲状腺激素的合成和释放。

（二）甲状腺激素对腺垂体和下丘脑的反馈性调节

T_3、T_4↑→腺垂体促甲状腺细胞产生抑制性蛋白→TSH 合成释放↓,垂体对 TRH 反应性↓→TSH↓。

（三）甲状腺的自身调节

概念:指在没有神经和体液因素的影响下,甲状腺能适应碘的变化,调节自身摄碘及 T_3、T_4 合成与释放。

$I_2\uparrow\rightarrow T_3$、$T_4$合成$\uparrow$；$I_2\uparrow\uparrow\rightarrow T_3$、$T_4$合成$\downarrow$，若血碘浓度达到 10mmol/L 时，甲状腺聚碘作用完全消失。$I_2\uparrow\uparrow\uparrow\rightarrow T_3$、$T_4$合成$\uparrow$（高碘的适应）。

过量的 I_2 可产生抗甲状腺效应，称为碘阻断效应（Wolff-Chaikoff 效应）。

（四）自主神经对甲状腺功能的作用

交感神经兴奋可使 T_3、T_4 合成增加。

副交感神经兴奋可使 T_3、T_4 合成减少。

第四节　甲状旁腺的内分泌与调节钙、磷代谢的激素

一、甲状旁腺激素

（一）生物学作用

甲状旁腺激素（parathyroid hormone，PTH）的主要作用是升高血钙和降低血磷。

1. PTH 对肾脏的作用　PTH 促进远端小管对钙的重吸收，使尿钙减少，血钙升高，同时还抑制近端小管对磷的重吸收，增加尿磷酸盐的排出，使血磷降低。

2. PTH 对骨的作用

（1）快速效应：数分钟即可发生，骨细胞膜对 Ca^{2+} 的通透性$\uparrow\rightarrow$骨液中的钙进入细胞$\uparrow\rightarrow$钙泵$\uparrow\rightarrow$血钙$\uparrow$。

（2）延迟效应：PTH 作用后 12~14 小时出现，几天甚至几周后达高峰。效应是通过刺激破骨细胞活动，加速骨组织溶解，使钙、磷释放入血。

3. PTH 对小肠吸收钙的作用　通过激活肾内的 1α-羟化酶，促进 $1,25(OH)_2D_3$ 的生成，促进小肠黏膜对钙、磷的吸收。

（二）分泌的调节

1. 血钙　是主要调节因素，血钙升高可使 PTH 分泌增加。

2. 其他因素　如血磷、血镁、儿茶酚胺和 PGE_2 等。血磷浓度升高，可使血钙降低，从而刺激 PTH 分泌；儿茶酚胺可通过 cAMP 的介导促进 PTH 的分泌。

二、降　钙　素

（一）降钙素的生物学作用

降钙素（calcitonin，CT）的主要是降低血钙和血磷。

1. 对骨的作用　抑制破骨细胞活动，促进成骨过程，使血钙降低及血磷降低。

2. 对肾的作用　抑制肾小管对钙、磷等离子的重吸收。

（二）降钙素分泌调节

1. 血钙水平　CT 分泌主要受血钙水平的调节，血 Ca^{2+} 升高可使 CT 分泌增多。

2. 其他机制　进食刺激 CT 分泌，血 Mg^{2+} 升高也可刺激 CT 分泌。

三、1,25-二羟维生素 D_3

(一) 1,25-二羟维生素 D_3 的生成

维生素 D_3→25-羟化酶作用下生成 25-羟维生素 D_3→1α-羟化酶作用下生成 1,25-二羟维生素 D_3。

(二) 1,25-二羟维生素 D_3 的生物学作用

1. 促进小肠黏膜对钙的吸收。
2. 调节骨钙的沉积和释放。
3. 促进肾小管对钙、磷重吸收。

1,25-二羟维生素 D_3 的生成受血钙、血磷、PTH 及 1α-羟化酶等因素的影响。

第五节 肾上腺的内分泌

一、肾上腺皮质激素

皮质球状带:盐皮质激素,以醛固酮为代表;皮质束状带:糖皮质激素,以皮质醇为代表;皮质网状带:性激素以脱氢表雄酮为代表。

皮质激素进入血液后,90%为结合型,主要与皮质类固醇结合球蛋白结合;5%~10%为游离型,游离型才能进入靶细胞发挥生物学作用;主要在肝中代谢,测尿 17-羟类固醇可反映肾上腺皮质激素的分泌水平。

(一) 糖皮质激素

1. 糖皮质激素的生物学作用
(1) 对物质代谢的影响:

糖代谢:是调节糖代谢的重要激素之一。糖异生↑及葡萄糖的利用↓→血糖↑。

库欣综合征→血糖↑;艾迪生病→血糖↓。

蛋白质代谢:分解↑。

脂肪代谢:四肢脂肪分解↑,腹、面、肩、背脂肪合成↑。糖皮质激素↑→满月脸、水牛背、将军肚及向心性肥胖。

(2) 对水盐代谢的影响:降低肾小管入球小动脉阻力,增加肾血流量,肾小球滤过率↑→水排出↑。皮质激素↓→水中毒。

皮质醇有较弱的保钠排钾作用。

(3) 对血液系统的影响:红细胞、血小板和中性粒↑;淋巴细胞和嗜酸粒细胞↓。

(4) 对循环系统的影响:维持正常血压必需:对儿茶酚胺缩血管作用具有允许作用,降低毛细血管壁通透性。

(5) 在应激反应中作用:应激(stress):内外环境中各种有害刺激引起血中 ACTH、糖皮质激素分泌增加的反应。

(6) 其他作用:促进胎儿肺的发育及肺表面活性物质的合成等。

2. 糖皮质激素分泌的调节 糖皮质激素的分泌分为基础分泌和应激分泌。

（1）下丘脑-腺垂体对肾上腺皮质功能的调节：CRH→ACTH↑→糖皮质激素↑。CRH 释放呈日周期节律和脉冲式释放,一般在清晨6~8时达高峰,午夜分泌最少。

（2）糖皮质对下丘脑和腺垂体的反馈调节：糖皮质激素↑→CRH 和 ACTH↓。

```
                        应激刺激
                           │
                           ▼
      ┌ - - - - - - → 下丘脑 ←───── 短
      │                   │         反
      │                  CRH        馈
   长  │                  │
   反  │ - - - - - - → 腺垂体 ─── ACTH
   馈  │                   │
      │                 ACTH
      │                   │
      │                   ▼
      │               肾上腺皮质
      │                   │
      │                   ▼
      └ - - - - - - - 糖皮质激素
```

──→ 表示促进　　·····▶ 表示抑制

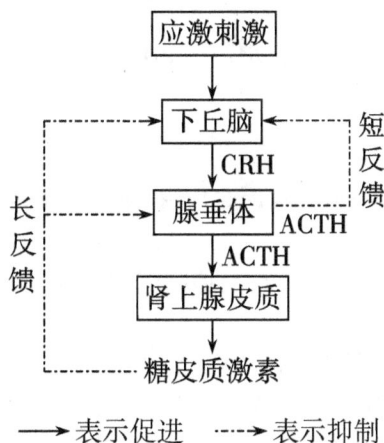

（二）盐皮质激素

盐皮质激素主要包括醛固酮、11-去氧皮质酮和11-去氧皮质醇,醛固酮对水盐代谢的作用最强,其次为去氧皮质酮。

1. 盐皮质激素的生物学作用　促进远端小管和集合管对 Na^+ 和水的重吸收和排出 K^+。

2. 盐皮质激素分泌的调节　肾素-血管紧张素-醛固酮系统;血 K^+ 和血 Na^+ 的浓度。

二、肾上腺髓质激素

肾上腺髓质:分泌肾上腺素和去甲肾上腺素,以肾上腺素为主。

（一）肾上腺髓质激素的合成与代谢

原料:酪氨酸。

储存:肾上腺髓质嗜铬细胞的嗜铬颗粒中。

降解:单胺氧化酶和儿茶酚-O-位甲基转换酶。

（二）肾上腺髓质激素的生物学作用

参与应急反应(emergency reaction)。应急是当机体遭遇特殊紧急情况时,交感-肾上腺髓质系统发生的适应性反应。

（三）肾上腺髓质激素的分泌调节

1. 交感神经的作用　短时间:交感神经兴奋→E、NE 释放增加;长时间:交感神经兴奋→E、NE 合成增加。

2. ACTH 与糖皮质激素的作用　促进作用。

3. 儿茶酚胺合成的反馈性调节　儿茶酚胺↑→抑制某些合成酶→儿茶酚胺↓。

第六节　胰岛的内分泌

A 细胞:胰高血糖素;B 细胞:胰岛素;D 细胞:生长抑素;PP 细胞:胰多肽。

一、胰　岛　素

(一)胰岛素的生物学作用

1. 对糖代谢的影响

血糖↓:促进葡萄糖摄取和利用,糖原合成;抑制糖异生;促进葡萄糖转变为脂肪酸。

缺乏→糖尿病。

2. 对脂肪代谢的影响　促进脂肪合成,抑制脂肪分解。

缺乏→脂代谢紊乱。

3. 对蛋白质代谢的影响　促进蛋白质合成,抑制蛋白质分解。

缺乏→蛋白质合成减少,分解加强,妨碍生长。

4. 对电解质代谢的影响　胰岛素可促进 Ca^{2+}、Mg^{2+} 及磷酸根离子进入细胞,使血钾降低。

(二)胰岛素的作用机制

1. 胰岛素受体　细胞内区具有酪氨酸蛋白激酶的活性,胰岛素与胰岛素受体结合后,受体构型发生改变,激活细胞内区酪氨酸激酶,催化底物蛋白上的酪氨酸残基磷酸化。

2. 受体后机制　激活胰岛素受体底物(insulin receptor substrate, IRS),IRS 为 IRS-1 和 IRS-2。

(三)胰岛素分泌调节

1. 血糖浓度　是调节胰岛素分泌的最主要因素,血糖↑→胰岛素↑,其分泌分三个阶段:

(1) 血糖升高 5 分钟后,胰岛素与 B 细胞膜上相应受体结合后,使 cAMP 与 Ca^{2+} 增多,胰岛素分泌可增加 10 倍。

(2) 血糖升高 15 分钟后,通过激活胰岛素合成的酶系,引起第二次分泌增加,2~3 小时达高峰。

(3) 血糖持续一周,通过刺激 B 细胞增殖,引起胰岛素分泌的进一步增加。

2. 氨基酸和脂肪酸　精氨酸、赖氨酸刺激胰岛素分泌的作用最强;脂肪酸和酮体增多也促进胰岛素分泌。

3. 激素对胰岛素分泌的调节

(1) 胃肠激素:促胃液素、促胰液素、缩胆囊素和抑胃素均可刺激胰岛素分泌。

肠-胰岛轴(entero-insular axis):胃肠激素与胰岛素分泌之间的关系。

(2) 生长素、皮质醇、甲状腺激素:通过升高血糖间接刺激胰岛素分泌。

(3) 胰高血糖素和生长抑素:胰高血糖素和生长抑素引起胰岛素分泌增多。

(4) 神经肽和递质:TRH、GHRH、CRH、VIP 等促进胰岛素分泌;肾上腺素等抑制胰岛素分泌。

4. 神经调节　交感神经兴奋使胰岛素分泌减少;迷走神经兴奋使胰岛素分泌增多。

二、胰高血糖素

（一）胰高血糖素的生物学作用

很强的促分解代谢作用,可促进糖原分解,升高血糖,还可促进氨基酸转化为葡萄糖,抑制蛋白质的合成,促进脂肪分解。

（二）胰高血糖素分泌的调节

1. 血糖与氨基酸水平对胰高血糖素分泌的调节

血糖↓→胰高血糖素↑;氨基酸:可刺激胰高血糖素的分泌。

2. 激素的调节

（1）胰岛素:胰岛素和生长抑素可直接抑制胰高血糖素的分泌,胰岛素还可通过降低血糖间接刺激胰高血糖素的分泌。

（2）胃肠激素:缩胆囊素和促胃液素促进胰高血糖素的分泌,促胰液素相反。

3. 神经调节　交感神经兴奋,胰高血糖素分泌增多;迷走神经兴奋,胰高血糖素分泌减少。

三、生长抑素和胰多肽

生长抑素(SS):SS_{14}和SS_{28},主要抑制胰岛 A、B 细胞和 PP 细胞的分泌,参与胰岛激素分泌的调节。

胰多肽:是由胰岛 PP 细胞分泌,主要作用是抑制胰酶分泌,减少胆汁的排出。

第七节　其他腺体或组织的内分泌

一、前列腺素

（一）前列腺素的合成

$$磷脂\xrightarrow{磷脂酶 A_2}花生\xrightarrow{四烯酸}PGG_2\to PGH_2\to TXA_2,PGI_2,PGE_2,PGF_{2\alpha}。$$

（二）前列腺素的生物学作用:

F 不同的组织细胞存在不同的 PG 受体,因此对 PG 的反应也不同。如 TXA_2 能使血小板聚集及血管收缩。

二、褪　黑　素

松果体分泌的激素:吲哚类(褪黑素)和多肽类(如 GnRH、TRH 等)。

褪黑素的生物学作用:

1. 对生殖系统的影响　褪黑素可抑制下丘脑 GnRH 的释放,影响垂体促性腺激素的合成和释放,对性腺发育起抑制作用。

2. 对甲状腺和肾上腺的影响　抑制下丘脑-垂体-甲状腺轴和肾上腺皮质功能的作用。

3. 调节衰老过程　延缓衰老,减少老年病的发生。

4. 调整生物节律 褪黑素具有促进睡眠的作用。

三、瘦 素

瘦素主要由白色脂肪组织合成和分泌。瘦素的分泌具有昼夜节律,夜间分泌的水平较高,体内脂肪储存量是影响分泌的主要因素。

瘦素的生物学效应:调节体内脂肪储存量和维持能量平衡的作用。

(李建华)

习 题

一、选择题

A 型题

1. 下列物质中,不属于激素的是
   A. 前列腺素   B. 肝素   C. 胰岛素   D. 生长激素   E. 维生素 D_3

2. 内分泌腺细胞分泌的激素只通过局部扩散而作用于邻近细胞称为
   A. 外分泌   B. 旁分泌   C. 神经分泌   D. 远距分泌   E. 自分泌

3. 关于激素信息传递作用的叙述,错误的是
   A. 不能添加成分   B. 不能提供能量
   C. 不仅仅起"信使"的作用   D. 能减弱靶细胞原有的生理生化过程
   E. 能加强靶细胞原有的生理生化过程

4. 血中激素含量极低,但生理作用很明显,这是因为
   A. 激素的特异性很高   B. 激素的半衰期很长
   C. 激素分泌的持续时间长   D. 激素随血流分布的范围广
   E. 细胞内存在高效能的生物放大系统

5. 关于激素作用机制的叙述,错误的是
   A. 含氮激素的作用是通过第二信使传递机制
   B. 类固醇激素是通过调控基因表达而发挥作用
   C. 含氮激素也可通过 cAMP 调节转录过程
   D. 有些类固醇激素也可作用于细胞膜上,引起一些非基因效应
   E. 甲状腺激素属于含氮激素,是通过第二信使而发挥作用的

6. 通过细胞膜受体起作用的激素是
   A. 糖皮质激素   B. 盐皮质激素   C. 肾上腺素
   D. 睾酮   E. 雌二醇

7. 下列哪一个激素可通过细胞膜与核受体结合而起作用
   A. 生长素   B. 胰岛素   C. 醛固酮
   D. 肾上腺素   E. 抗利尿激素

8. 类固醇激素作用的主要特点是
   A. 不能通过细胞膜   B. 细胞膜上有特异受体

C. 细胞核内无特异受体　　　　　D. 诱导新蛋白质的合成

E. 通过第二信使 cAMP 起作用

9. 下列物质中属于第一信使的是

 A. Ca^{2+}　　　　B. cAMP　　　　C. cGMP　　　　D. IP_3　　　　E. 生长激素

10. 下列哪种物质属于第二信使的物质是

 A. ATP　　　　B. ADP　　　　C. AMP　　　　D. cAMP　　　　E. GTP

11. cAMP 作为第二信使,它的作用是先激活

 A. DNA　　　　　　　　B. 磷酸化酶　　　　　　　　C. 蛋白激酶 A

 D. 磷酸二酯酶　　　　　E. 腺苷酸环化酶

12. 关于第二信使学说,下列哪一项是错误的

 A. 是大多数含氮激素的作用机制　　　　B. cAMP 是惟一的第二信使

 C. 激素是第一信使　　　　　　　　　　D. 腺苷酸环化酶可催化 ATP 转变为 cAMP

 E. 细胞膜中的 G 蛋白参与受体对腺苷酸环化酶活性的调节

13. 下丘脑与腺垂体之间主要通过下列哪条途径联系

 A. 神经纤维　　　　　B. 神经纤维和门脉系统　　　　C. 垂体门脉系统

 D. 垂体束　　　　　　E. 轴浆运输

14. 下列哪个激素不是腺垂体分泌的

 A. 促甲状腺激素　　　　B. 黄体生成素　　　　　C. 抗利尿激素

 D. 催乳素　　　　　　　E. 促肾上腺皮质激素

15. 下列哪种激素的分泌不受腺垂体的调节

 A. 糖皮质激素　　　　　B. 甲状腺激素　　　　　C. 甲状旁腺激素

 D. 雌激素　　　　　　　E. 雄激素

16. 由腺垂体分泌的激素是

 A. 促肾上腺皮质激素释放激素　　B. 催产素　　　　　C. 促肾上腺皮质激素

 D. 肾上腺皮质激素　　　　　　　E. 生长素释放激素

17. 幼年时生长素分泌过多会导致

 A. 肢端肥大症　　　　　B. 黏液性水肿　　　　　C. 向心性肥胖

 D. 侏儒症　　　　　　　E. 巨人症

18. 成年人生长素分泌过多会导致

 A. 肢端肥大症　　　　　B. 巨人症　　　　　　　C. 黏液性水肿

 D. 侏儒症　　　　　　　E. 向心性肥胖

19. 人幼年时生长素缺乏会导致

 A. 呆小症　　　　　　　B. 侏儒症　　　　　　　C. 黏液性水肿

 D. 糖尿病　　　　　　　E. 肢端肥大症

20. 生长素对代谢的作用是

 A. 促进蛋白质合成,抑制脂肪分解,促进葡萄糖氧化

 B. 促进蛋白质合成,抑制脂肪分解,抑制葡萄糖氧化

 C. 促进蛋白质合成,加速脂肪分解,抑制葡萄糖氧化

    D. 抑制蛋白质合成,加速脂肪分解,抑制葡萄糖氧化

    E. 抑制蛋白质合成,抑制脂肪分解,促进葡萄糖氧化

21. 生长激素是通过哪种物质促进软骨生长

    A. T_3,T_4 B. 生长素原   C. 生长素释放激素

    D. 生长抑素   E. 生长素介质

22. 对于生长素作用的叙述,错误的是

    A. 提高血糖浓度

    B. 可促使肝脏产生生长素介质

    C. 对婴幼儿期神经细胞生长发育有促进作用

    D. 可促进蛋白质合成

    E. 可促进脂肪分解

23. 关于生长素的作用哪项是不正确的

    A. 加速蛋白质合成   B. 促进脑的发育   C. 加速脂肪分解

    D. 促进软骨的生长发育   E. 提高血糖水平

24. 催乳素引起并维持乳腺泌乳的时期是

    A. 青春期   B. 妊娠早期   C. 妊娠后期

    D. 分娩后   E. 以上各期

25. 神经垂体分泌的激素是指

    A. 催乳素与生长素   B. 催乳素与催产素

    C. 血管升压素与催产素   D. 醛固酮与抗利尿激素

    E. 催乳素与血管升压素

26. 血管升压素主要产生部位是

    A. 神经垂体   B. 致密斑   C. 近球细胞

    D. 正中隆起   E. 视上核和室旁核

27. 血管升压素的主要生理作用是

    A. 使血管收缩,维持血压

    B. 促进肾脏 Na^+ 的重吸收

    C. 促进肾脏的保钠排钾作用

    D. 降低肾远曲小管和集合管对水的通透性

    E. 增加肾远曲小管和集合管对水的通透性

28. 催产素产生在

    A. 神经垂体   B. 卵巢   C. 腺垂体

    D. 视上核和室旁核   E. 致密斑

29. 下列关于催产素的叙述,哪一项是错误的

    A. 由下丘脑视上核和室旁核合成   B. 由神经垂体释放

    C. 促进妊娠子宫收缩   D. 促进妊娠期乳腺生长发育

    E. 促进哺乳期乳腺排乳

30. 催产素的主要生理作用是
    A. 促进非孕子宫收缩　　　　　　B. 刺激输卵管收缩,促进卵子运行
    C. 刺激催乳素分泌,促进乳汁分泌　D. 促进卵泡发育
    E. 刺激乳腺肌上皮细胞收缩,使乳汁排出

31. 射乳反射是哪种激素反射性分泌的结果
    A. 孕激素　　B. 催产素　　C. 生长素　　D. 升压素　　E. 雌激素

32. 血液中生物活性最强的甲状腺激素是
    A. 一碘甲腺原氨酸　　　　B. 二碘甲腺原氨酸　　　　C. 三碘甲腺原氨酸
    D. 四碘甲腺原氨酸　　　　E. 逆-三碘甲腺原氨酸

33. 影响神经系统发育最重要的激素是
    A. 肾上腺素　　　　B. 甲状腺激素　　　　C. 生长素
    D. 胰岛素　　　　E. 醛固酮

34. 甲状腺激素促进生长发育,主要促进
    A. 内脏和骨骼　　　　B. 神经系统和肌肉　　　　C. 骨骼和肌肉
    D. 神经系统和骨骼　　E. 肌肉和内脏

35. 呆小症的发生是由于幼年时缺乏
    A. 生长素　　　　B. 胰岛素　　　　C. 维生素 D_3
    D. 甲状腺激素　　E. 甲状旁腺激素

36. 治疗呆小症应在出生后何时补充甲状腺激素才能奏效
    A. 3 个月内　　　　B. 6 个月内　　　　C. 8 个月内
    D. 10 个月内　　　　E. 12 个月内

37. 使基础代谢率增高的主要激素是
    A. 糖皮质激素　　　　B. 肾上腺素　　　　C. 甲状旁腺素
    D. 甲状腺激素　　　　E. 生长素

38. 甲状腺激素能够降低
    A. 糖酵解　　　　B. 糖原异生　　　　C. 胰岛素分泌
    D. 血浆胆固醇水平　　E. 血浆游离脂肪酸水平

39. 下列哪一项不是甲状腺激素的生理作用
    A. 增加糖原分解　　　　B. 促进外周细胞对糖的利用
    C. 适量时促进蛋白质合成　D. 提高神经系统兴奋性
    E. 减慢心率和减弱心肌收缩力

40. 地方性甲状腺肿的主要发病原因是
    A. 食物中缺少钙　　　　B. 食物中缺少碘　　　　C. 食物中缺少酪氨酸
    D. 促甲状腺激素分泌过少　E. 甲状腺激素合成过多

41. 下列哪项属于甲状旁腺激素的作用
    A. 抑制骨钙进入血液　　B. 抑制远曲小管和集合管对钙的重吸收
    C. 使血磷升高　　　　D. 使血糖浓度降低
    E. 促进 1,25-二羟维生素 D_3 形成

42. 关于甲状旁腺激素的作用,下列哪一项是错误的
    A. 升高血钙,降低血磷　　　　　　　B. 促进骨钙入血　　　　　　C. 使尿钙减少
    D. 促进 1,25-二羟维生素 D_3 的生成　　　E. 升高血钙的作用缓慢、短暂

43. 调节降钙素和甲状旁腺激素分泌的主要因素是
    A. 血钾浓度　　　　　　　　B. 血钠浓度　　　　　　　　C. 血钙浓度
    D. 血糖浓度　　　　　　　　E. 神经作用

44. 降钙素的主要靶器官是
    A. 甲状旁腺　　　　B. 骨　　　C. 腺垂体　　　D. 胃肠道　　　E. 下丘脑

45. 下列哪种维生素的激活形式可以影响钙的吸收
    A. 维生素 A　　　　　　　　B. 维生素 B 复合体　　　　　　C. 维生素 C
    D. 维生素 D　　　　　　　　E. 维生素 E

46. 可促进小肠对钙吸收的是
    A. 维生素 A　　　　　　　　B. 维生素 B　　　　　　　　C. 维生素 C
    D. 维生素 D_3　　　　　　　E. 维生素 B_{12}

47. 关于肾上腺皮质激素的分泌,下列哪一项是正确的
    A. 束状带主要分泌糖皮质激素　　　B. 束状带主要分泌性激素
    C. 网状带主要分泌糖皮质激素　　　D. 网状带主要分泌盐皮质激素
    E. 球状带主要分泌性激素

48. 不是肾上腺皮质分泌的激素是
    A. 皮质醇　　　　　　　　B. 醛固酮　　　　　　　　C. 性激素
    D. 肾上腺素　　　　　　　E. 盐皮质激素

49. 糖皮质激素的作用是
    A. 抑制蛋白质分解　　　　B. 使血糖浓度降低
    C. 使肾脏排水能力降低　　D. 使红细胞数量减少
    E. 参与应激反应

50. 关于糖皮质激素生理作用不正确的是
    A. 血中嗜酸粒细胞增加　　　B. 增加胃酸和胃蛋白酶的分泌
    C. 促进肝外蛋白的分解　　　D. 增强机体对有害刺激的耐受力
    E. 促进四肢脂肪分解

51. 关于糖皮质激素的作用,下列哪一项是错误的
    A. 使淋巴细胞减少　　　　　B. 使红细胞数目增加
    C. 增加机体抗伤害刺激的能力　　D. 对正常血压的维持很重要
    E. 对水盐代谢无作用

52. 糖皮质激素对血液中中性粒细胞(N)、淋巴细胞(L)和嗜酸粒细胞(E)数量的影响是
    A. N 增加,L 增加,E 增加　　B. N 增加,L 增加,E 减少
    C. N 增加,L 减少,E 减少　　D. N 减少,L 增加,E 增加
    E. N 减少,L 减少,E 减少

53. 糖皮质激素对代谢的作用是
    A. 促进葡萄糖的利用,促进肌肉组织蛋白质分解
    B. 促进葡萄糖的利用,抑制肌肉组织蛋白质分解
    C. 促进葡萄糖的利用,促进肌肉组织蛋白质合成
    D. 抑制葡萄糖的利用,抑制肌肉组织蛋白质分解
    E. 抑制葡萄糖的利用,促进肌肉组织蛋白质分解

54. 纠正"水中毒"应补充
    A. 糖皮质激素   B. 盐皮质激素   C. 抗利尿激素
    D. 甲状腺激素   E. 甲状旁腺激素

55. 糖皮质激素无收缩血管作用,但能加强去甲肾上腺素的缩血管作用,这种作用称为
    A. 拮抗作用   B. 协同作用   C. 允许作用
    D. 正反馈作用   E. 负反馈作用

56. 关于应激反应的叙述,错误的是
    A. 缺氧、创伤、精神紧张等有害刺激时出现
    B. 有多种激素参与
    C. 是一种特异性反应
    D. 血中 ACTH、糖皮质激素浓度升高
    E. 交感-肾上腺髓质系统活动加强

57. 长期服用糖皮质激素的患者
    A. 血中淋巴细胞和嗜酸粒细胞增多
    B. 面部、躯干和背部脂肪明显减少
    C. 血压往往低于服药前水平
    D. 可引起肾上腺皮质束状带萎缩
    E. 可以突然停药

58. 肾上腺皮质功能亢进可导致
    A. 血糖浓度降低   B. 淋巴细胞数量增多   C. 四肢脂肪增加
    D. 蛋白质合成增加   E. 面、肩、腹部脂肪增加

59. 关于促肾上腺皮质激素的分泌,下列哪一项是错误的
    A. 受下丘脑促肾上腺皮质激素释放激素的调节
    B. 受糖皮质激素的负反馈调节
    C. 受醛固酮的负反馈调节
    D. 在应激状态下分泌增多
    E. 长期大量使用糖皮质激素的病人,其分泌减少

60. ACTH 是下列哪种激素合成与分泌调节中最主要的生理因素
    A. 盐皮质激素   B. 糖皮质激素   C. 醛固酮
    D. 性激素   E. 甲状腺激素

61. 关于醛固酮的叙述,下列哪一项是错误的
    A. 血钠降低可刺激其分泌

B. 血钾下降可刺激其分泌

C. 血压下降、血容量减少可使其分泌增加

D. 有保钠排钾、保水的作用

E. 能增强血管平滑肌对儿茶酚胺的敏感性

62. 醛固酮的主要作用是

    A. 增加肾髓袢保钠排钾　　　　B. 增加肾近曲小管保钾排钠

    C. 增加肾近曲小管保钠排钾　　　D. 增加肾远曲小管和集合管保钠排钾

    E. 增加肾远曲小管和集合管保钾排钠

63. 下列因素中,不影响醛固酮分泌的是

    A. 血 Na^+ 水平的降低　　　B. 血 Na^+ 水平的升高　　　C. 血 K^+ 水平的降低

    D. 血 K^+ 水平的升高　　　E. 血 Cl^- 水平的升高

64. 下列哪种激素与水、钠代谢无关

    A. 醛固酮　　　　　　　B. 雌激素　　　　　　　C. 氢化可的松

    D. 胰高血糖素　　　　　E. 抗利尿激素

65. 下列激素中对腺垂体 ACTH 分泌具有负反馈作用的是

    A. 氢化可的松　　　　　B. 肾素　　　　　　　　C. 肾上腺素

    D. 促肾上腺皮质激素　　E. 去甲肾上腺素

66. 关于肾上腺髓质激素的叙述,下列哪一项是错误的

    A. 肾上腺素和去甲肾上腺素都是由髓质分泌的

    B. 髓质激素的化学本质是类固醇

    C. 肾上腺素受体有 α 和 β 两大类

    D. 去甲肾上腺素升血压作用强于肾上腺素

    E. 肾上腺髓质激素的分泌受交感神经支配

67. 肾上腺髓质的分泌细胞(嗜铬细胞)直接受

    A. 交感神经节前纤维支配　　　B. 副交感神经节前纤维支配

    C. 交感神经节后纤维支配　　　D. 副交感神经节后纤维支配

    E. 躯体运动神经支配

68. 胰岛中分泌胰岛素的细胞是

    A. A 细胞　　　B. B 细胞　　　C. D_1 细胞　　　D. D 细胞　　　E. PP 细胞

69. 关于胰岛素对代谢的调节,下列哪一项是错误的

    A. 促进组织对葡萄糖的摄取和利用　　B. 促进糖原合成

    C. 促进糖异生　　　　　　　　　　　D. 促进蛋白质的合成

    E. 促进脂肪合成与储存

70. 降低血糖的激素是

    A. 胰岛素　　　　　　　B. 糖皮质激素　　　　　C. 胰高血糖素

    D. 甲状旁腺激素　　　　E. 生长素

71. 调节胰岛素分泌最重要的因素是

    A. 血糖水平　　　　　　B. 血脂水平　　　　　　C. 血中氨基酸水平

D. 血 Na^+ 浓度   E. 血 Ca^{2+} 浓度

72. 不影响糖代谢的激素是

    A. 甲状腺激素   B. 生长素   C. 皮质醇

    D. 胰岛素   E. 甲状旁腺激素

73. 下列激素中,哪一种没有促进蛋白质合成的作用

    A. 甲状腺激素   B. 甲状旁腺激素   C. 生长素

    D. 胰岛素   E. 雄激素

74. 下列有关胰高血糖素作用的叙述,正确的是

    A. 是一种促进合成代谢的激素   B. 促进糖原合成   C. 促进葡萄糖异生

    D. 促进蛋白质合成   E. 促进脂肪的合成

B 型题

    A. TSH   B. 甲状旁腺激素   C. ADH   D. 甲状腺激素   E. CRH

1. 由下丘脑释放的激素是

2. 属于神经垂体激素是

3. 由腺垂体释放的激素是

    A. 呆小症   B. 侏儒症   C. 巨人症   D. 肢端肥大症   E. 黏液性水肿

4. 幼年时生长素缺乏可导致

5. 婴幼儿甲状腺激素分泌过少可导致

6. 成年人生长素分泌过多可导致

    A. cAMP   B. 激素   C. 下丘脑   D. 腺垂体   E. 神经垂体

7. 被称为第二信使的是

8. 能合成血管加压素的是

9. 能合成生长激素的是

    A. 甲状腺激素   B. 胰高血糖素   C. 甲状旁腺激素

    D. 糖皮质激素   E. 胰岛素

10. 在激素储存量上居首位的是

11. 调节血钙与血磷水平最重要的激素是

12. 缺乏时可引起水中毒的激素是

    A. 生长素   B. 生长抑素   C. 生长素介质

    D. 胰岛素   E. 1,25-二羟维生素 D_3

13. 由肝脏产生的激素是

14. 腺垂体产生的激素是

15. 胰岛 D 细胞产生的激素是

    A. 生长素   B. 胰岛素   C. 生长抑素

    D. 促胰液素   E. 胰高血糖素

16. 胰岛 A 细胞产生的是

17. 胰岛 B 细胞产生的激素是

18. 胰岛 D 细胞产生的激素是

X 型题

1. 激素的作用方式有

    A. 自分泌   B. 旁分泌   C. 外分泌   D. 神经分泌   E. 远距分泌

2. 关于激素间相互作用的叙述,正确的是

    A. 协同作用   B. 拮抗作用可发生在受体水平

    C. 拮抗作用   D. 协同作用可发生在受体水平

    E. 允许作用

3. 下列哪些物质属于第二信使

    A. Ca^{2+} B. cAMP   C. cGMP   D. G 蛋白   E. 蛋白激酶

4. 下丘脑产生的激素有

    A. TRH   B. ADH   C. 催产素   D. FSH 和 LH   E. TSH

5. 下列哪些是腺垂体分泌的促激素

    A. TSH   B. ACTH   C. PRL   D. LH   E. FSH

6. 关于生长素的叙述,正确的是

    A. 生长作用主要是通过 IGF- I 介导   B. 加速蛋白质的合成

    C. 促进脂肪分解   D. 抑制外周组织对葡萄糖的利用

    E. 对脑的发育有重要的作用

7. 关于抗利尿激素(ADH)的正确描述是

    A. ADH 经垂体门脉由下丘脑运至神经垂体

    B. ADH 增加肾脏远曲小管及集合管对水的通透性

    C. 血浆晶体渗透压下降是刺激 ADH 分泌的主要因素

    D. 血容量减少可使 ADH 分泌增多

    E. ADH 是由神经垂体合成的

8. 关于甲状腺激素生理作用的叙述,正确的是

    A. 使绝大多数组织的氧耗量增加   B. 促进蛋白质及各种酶的合成

    C. 促进小肠对糖的吸收   D. 促进胆固醇的合成及降解

    E. 对脑和骨的发育尤为重要

9. 参与血钙浓度调节的激素有

    A. 降钙素   B. 甲状腺激素   C. 甲状旁腺激素   D. 维生素 D_3 E. 胰岛素

10. 肾上腺皮质分泌的激素有

    A. 盐皮质激素   B. 糖皮质激素   C. 性激素   D. 肾上腺素   E. 去甲肾上腺素

11. 有关糖皮质激素作用的叙述,正确的是

    A. 促进蛋白质分解

B. 促进脂肪分解,增强脂肪酸在肝内的氧化过程,有利于糖异生

C. 对水的排出有促进作用,有较弱的保钠排钾作用

D. 可增强血管平滑肌对儿茶酚胺的敏感性

E. 参与应激反应

12. 有关盐皮质激素生理作用的叙述,正确的是

A. 有保 Na^+ 排 K^+ 作用   B. 受肾素-血管紧张素的调节

C. 血 K^+ 浓度升高可促进醛固酮分泌   D. 血 Na^+ 浓度减少可促进醛固酮分泌

E. 缺少时可导致水中毒

13. 下列哪些细胞是胰岛中的细胞

A. A 细胞   B. B 细胞   C. D 细胞   D. G 细胞   E. PP 细胞

14. 有关胰岛素作用的叙述,正确的是

A. 促进肝糖原和肌糖原的合成   B. 促进组织对葡萄糖的摄取和利用

C. 促进脂肪合成   D. 促进蛋白质合成

E. 促进组织蛋白质分解

15. 胰岛素降低血糖的途径有

A. 促进糖原合成   B. 抑制糖原异生

C. 促进组织对葡萄糖的摄取   D. 促进组织对葡萄糖的氧化利用

E. 抑制小肠对葡萄糖的吸收

16. 参与糖、蛋白和脂肪代谢的激素有

A. 甲状腺激素   B. 生长激素   C. 甲状旁腺激素   D. 糖皮质激素   E. 胰岛素

17. 下列激素具有促进生长作用的激素有

A. 甲状腺激素   B. 生长激素   C. 甲状旁腺激素   D. 糖皮质激素   E. 醛固酮

18. 能促进蛋白质合成的激素有

A. 生长激素   B. 甲状腺激素   C. 甲状旁腺激素   D. 去甲肾上腺素   E. 胰岛素

二、名词解释

1. 激素(hormone)   2. 靶细胞(target cell)

3. 旁分泌(paracrine)   4. 自分泌(autocrine)

5. 神经分泌(neurocrine)   6. 激素的允许作用(permissive action)

7. 第二信使(second messenger)   8. 长反馈(long-loop feedback)

9. 短反馈(short-loop feedback)   10. 下 丘 脑 调 节 肽 (hypothalamic regulatory peptides,HRP)

11. 应激(stress)

三、简答题

1. 简述激素作用的一般特性。

2. 试举例说明激素的允许作用。

3. 生长激素的生理作用。

4. 甲状腺激素的生理学作用。

5. 简述长期缺碘导致甲状腺肿大的机制。

6. 糖皮质激素的生理作用。

7. 胰岛素的生理作用。

8. 试列举 5 种能影响正常生长发育的激素。

四、论述题

1. 影响钙磷代谢的激素有几种？它们是如何调节钙磷代谢的？

2. 影响糖代谢的激素有几种？它们是如何调节糖代谢的？

参考答案

一、选择题

A 型题

1. B　2. B　3. C　4. E　5. E　6. C　7. C　8. D　9. E　10. D　11. C　12. B　13. C
14. C　15. C　16. C　17. E　18. A　19. B　20. C　21. E　22. C　23. B　24. D　25. C
26. E　27. E　28. D　29. D　30. E　31. B　32. C　33. B　34. E　35. D　36. A　37. D
38. D　39. E　40. B　41. E　42. E　43. C　44. B　45. D　46. D　47. A　48. D　49. E
50. A　51. E　52. C　53. E　54. A　55. E　56. C　57. D　58. E　59. C　60. B　61. B
62. D　63. E　64. D　65. A　66. B　67. A　68. B　69. E　70. A　71. A　72. E　73. B
74. C

B 型题

1. E　2. C　3. A　4. B　5. A　6. D　7. A　8. C　9. D　10. A　11. C　12. D　13. C
14. A　15. B　16. E　17. B　18. C

X 型题

1. ABDE　2. ABCDE　3. ABC　4. ABC　5. ABCDE　6. ABCD　7. ABD　8. ABCDE
9. ACD　10. ABC　11. ABCDE　12. ABCD　13. ABCE　14. ABCD　15. ABCD　16. ABDE
17. ABE　18. ABE

二、名词解释

1. 激素:由内分泌细胞分泌的具有传递细胞之间信息功能的高效能生物活性物质。

2. 靶细胞:接受激素信息并能和激素产生特异性反应的细胞。

3. 旁分泌:激素经组织液扩散作用于邻近细胞的作用方式。

4. 自分泌:内分泌细胞分泌的激素经局部扩散作用于该细胞本身的作用方式。

5. 神经分泌:神经细胞合成的激素,沿轴突经轴浆运输到末梢释放入血液的作用方式。

6. 激素的允许作用:某些激素本身并不能直接对器官或组织产生生理效应,但它能明显增强其他激素的生理作用。

7. 第二信使:激素、神经递质、细胞因子等第一信使作用于细胞膜后产生的细胞内信号分子,如 cAMP、IP_3 和 DG 等,其作用是将胞外的信息转入胞内。

8. 长反馈:在下丘脑-腺垂体-靶腺轴调节中,靶腺(甲状腺、肾上腺皮质、性腺)分泌的激素对下丘脑和腺垂体的负反馈作用。

9. 短反馈:腺垂体分泌的促激素对下丘脑的负反馈作用。

10. 下丘脑调节肽:由下丘脑促垂体区肽能神经元分泌的,能调节腺垂体活动的肽类激素。

11. 应激:当机体受到多种有害刺激如感染、缺氧和饥饿等,垂体释放大量的 ACTH 导致血液中糖皮质激素水平升高,并产生一系列抵抗有害刺激的非特异性反应。

三、简答题

1. 激素作用的一般特性：①信息传递作用；②高效能生物放大作用；③相对特异性；④激素之间的相互作用。

2. 试举例说明激素的允许作用：某些激素本身并不能直接对器官或组织产生生理效应，但它能增强其他激素的生理作用。如糖皮质激素本身并没有收缩血管的作用，但它的存在能增加儿茶酚胺的缩血管作用。

3. 生长激素的生理作用：①促进机体生长发育；②促进代谢：促进蛋白合成，促进脂肪分解，抑制组织细胞对葡萄糖的摄取和利用，升高血糖；③参与应激反应。

4. 甲状腺激素的生理学作用：①能量代谢：使提高机体组织耗氧量和产热量。②物质代谢：生理剂量甲状腺激素促进蛋白合成，大剂量促进蛋白分解；促进糖的吸收和糖原分解，使血糖升高同时又增加外周组织对糖的利用。促进脂肪酸氧化和胆固醇分解。③促进机体生长发育，特别是脑和骨骼的发育。④提高神经系统的兴奋性。⑤使心率加快，心肌收缩力增强。

5. 长期缺碘导致甲状腺肿大的机制：碘是合成甲状腺激素的主要原料，长期缺碘会导致甲状腺激素合成减少，甲状腺激素对腺垂体的负反馈抑制减弱，从而使腺垂体分泌的TSH增加，过量的TSH作用于甲状腺导致其肿大。

6. 糖皮质激素的生理作用：①物质代谢：促进糖原异生，抑制葡萄糖的利用，使血糖升高；促进肝外组织特别是肌肉蛋白分解；促进脂肪分解，增强脂肪酸在肝内的氧化过程。②水盐代谢：可增加肾小球滤过率，有利于肾排水。③血液系统：使红细胞、血小板、中性粒细胞数量增加，淋巴细胞和嗜酸粒细胞数量减少。④循环系统：能加强儿茶酚胺的缩血管作用。⑤参与应激反应。⑥其他作用：促进胎儿肺泡发育和肺泡表面活性物质的生成。促进胃酸和胃蛋白酶原的分泌。抑制成纤维细胞增生和胶原合成。

7. 胰岛素的生理作用：①糖代谢：促进组织细胞对葡萄糖的摄取和利用，促进糖原的合成，抑制糖异生，降低血糖；②脂肪代谢：促进脂肪的合成和储存，抑制脂肪分解；③蛋白代谢：促进蛋白合成；④促进 K^+、Mg^{2+} 进入细胞内，降低血钾。

8. 5种能影响正常生长发育的激素：生长激素；甲状腺激素；胰岛素；雌激素；雄激素。

四、论述题

1. 影响钙磷代谢的激素有甲状旁腺激素(PTH)、降钙素(CT)和1,25-二羟维生素 D_3。①PTH能升高血钙：促进骨钙入血；促进肾远端小管对钙的重吸收；促进小肠对钙的吸收。②CT能降低血钙：抑制溶骨过程，增强成骨细胞的活动；抑制肾小管对钙的重吸收。③1,25-二羟维生素 D_3 能升高血钙：促进小肠对钙的吸收；促进肾小管对钙的重吸收；促进骨钙入血。

2. 影响糖代谢的激素有甲状腺激素、生长激素、糖皮质激素、肾上腺素、胰岛素和胰高血糖素。①甲状腺激素促进糖的吸收和糖原分解，使血糖升高；②生长激素抑制组织细胞对葡萄糖的摄取和利用，升高血糖；③糖皮质激素促进糖原异生，抑制葡萄糖的利用，使血糖升高；④肾上腺素能加强糖原分解，使血糖水平升高；⑤胰岛素促进组织细胞对葡萄糖的摄取和利用，促进糖原的合成，抑制糖异生，降低血糖；⑥胰高血糖素促进糖原分解和糖异生，升高血糖。

（颜建云）

第十二章 生 殖

学习要求

1. 掌握 睾丸的内分泌功能;睾丸功能的调节;卵巢的内分泌功能;卵巢功能的调节。
2. 熟悉 睾丸的生精作用;卵巢的生卵作用和卵巢周期;妊娠与分娩。
3. 了解 性生理学。

第一节 睾丸的功能与调节

一、睾丸的功能

(一) 睾丸的生精作用

1. 精子(sperm)生成的部位 曲细精管。

曲细精管由生精细胞和支持细胞构成。

2. 精子的生成过程 精原细胞→初级精母细胞→次级精母细胞→精子细胞→精子。

(二) 睾丸的内分泌功能

$$睾丸\begin{cases}曲细精管\begin{cases}生殖细胞\\支持细胞:抑制素\end{cases}\\间质细胞:雄激素\end{cases}$$

1. 雄激素 睾丸间质细胞分泌的雄激素主要有睾酮(testosterone,T)、双氢睾酮、脱氢异雄酮和雄烯二酮。各种雄激素中双氢睾酮的生物活性最强,睾酮次之,其余雄激素的生物活性仅及睾酮的1/5。

(1) 睾酮的合成、运输与代谢:98%的睾酮与血浆蛋白结合。30%睾酮与性激素结合蛋白(sex hormone-binding globulin,SHBG)结合,68%与血浆白蛋白及其他血浆蛋白结合。2%的睾酮以游离的形式存在,游离的睾酮具有生物活性。

睾酮主要在肝内灭活。

正常情况下,20~50岁的男子血中睾酮的含量最高,为19~24nmol/L;成年男子血中睾酮水平表现有年节律、日节律及脉冲式分泌的现象。

(2) 睾酮的生理作用:①影响胚胎发育;②维持生精作用;③刺激生殖器官,男性副性征生长发育,维持正常的性欲;④促进蛋白质合成,骨骼生成。

2. 抑制素 抑制素可分为抑制素A和抑制素B,可选择性地作用于腺垂体,对FSH的合成和分泌有很强的抑制作用。而生理剂量的抑制素对LH分泌无明显影响。

二、睾丸功能的调节

睾丸功能主要受下丘脑腺-垂体-睾丸轴调节。

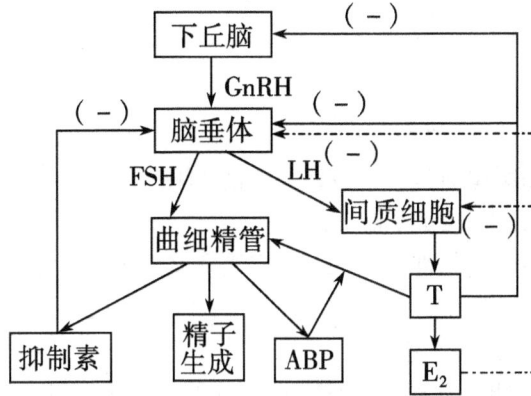

(一) 下丘脑-垂体对睾丸活动的调节

1. 下丘脑 促性腺激素释放激素(gonadotropin-releasing hormone,GnRH)→腺垂体→促卵泡激素(follicle-stimulating hormone,FSH)与黄体生成素(luteinizing hormone,LH)。

2. 腺垂体对生精作用的调节 FSH→支持细胞受体→雄激素结合蛋白(androgen bingding protein,ABP)↑→ABP与睾酮结合→生精细胞↑→生精↑(FSH对生精过程有启动作用,睾酮则具有维持效应;LH刺激睾丸间质细胞分泌睾酮而间接发生作用)。

3. 腺垂体对间质细胞睾酮分泌的调节 LH→G蛋白-cAMP途径→间质细胞→睾酮↑;FSH具有增强LH刺激睾酮分泌的作用。

(二) 睾丸激素对下丘脑-腺垂体的反馈调节

1. 雄激素 睾酮↑→下丘脑和腺垂体(负反馈)→GnRH和LH的分泌↓(对FSH无影响)。

2. 抑制素 抑制素→FSH↓(对LH无影响)。

(三) 睾丸内的局部调节

睾丸局部产生一些细胞因子或生长因子通过旁分泌或自分泌的方式参与睾丸功能的局部调节。

第二节 卵巢的功能与调节

一、卵巢的功能

(一) 卵巢的生卵作用和卵巢周期

1. 卵泡期 原始卵泡(卵母细胞和卵泡细胞)→初级卵泡→次级卵泡→成熟卵泡。

2. 排卵期

排卵(ovulation):成熟卵泡壁破裂,出现排卵孔,卵细胞与透明带、放射冠及卵泡液被排出卵泡的过程。

3. 黄体期　排卵后,残余的卵泡壁内陷,血液进入卵泡腔,发生凝固,形成血体。随着血液被吸收,残留的颗粒细胞与卵泡膜细胞黄体化,形成外观为黄色的黄体(corpus luteum)。

(二)卵巢的内分泌功能

$$
\text{内分泌功能}
\begin{cases}
\text{雌激素(雌二醇)} \\
\text{孕激素(孕酮)} \\
\text{抑制素}
\end{cases}
$$

少量的雄激素及多种肽类激素。

卵泡期:内膜细胞和颗粒细胞→雌激素和少量孕酮。

黄体期:黄体→雌激素和大量孕激素。

1. 雌激素(estrogen)　包括雌二醇(E_2)、雌酮和雌三醇(E_3),以 E_2 活性最强。雌激素的作用:

(1) 促进女性生殖器官的发育:

卵巢:协同 FSH 促进卵泡发育,诱导排卵前 LH 峰的出现,促进排卵。

子宫:①促子宫发育,使内膜发生增生期变化;②宫颈分泌清亮稀薄的黏液;③使子宫对催产素敏感性增加。

输卵管:促进输卵管上皮增生、分泌及输卵管运动。

阴道:促增生、角化,合成糖原自净作用。

(2) 促进女性副性征的出现。

(3) 对代谢的作用:①促蛋白质合成和生长发育;②增强成骨细胞活动,抑制破骨细胞;③提高血载脂蛋白的含量,降低血胆固醇;④致水钠潴留。

2. 孕激素　孕激素主要有孕酮(progesterone,P)、20α-羟孕酮和 17α-羟孕酮,以孕酮的生物活性最强。

孕激素的生理作用:

(1) 对腺垂体激素的分泌起调节作用:

排卵前:孕酮协助雌激素诱发 LH 分泌高峰。

排卵后:对腺垂体激素的分泌起负反馈调节。

(2) 影响生殖器官的生长发育和功能活动:使增生期子宫进入分泌期,为受精卵的生存和着床提供适宜的环境;降低子宫平滑肌对催产素敏感性;降低子宫肌细胞膜的兴奋性;宫颈黏液少、黏稠。

(3) 乳腺:促乳腺腺泡发育,为泌乳做准备。

(4) 使基础体温升高:临床上常用基础体温的变化作为判断有无排卵的标志之一。

3. 雄激素　主要由卵泡内膜细胞和肾上腺皮质网状带细胞产生,适量的雄激素可刺激女性阴毛与腋毛的生长。

二、卵巢功能的调节

青春期前:下丘脑 GnRH 神经元对卵巢激素反馈作用的敏感性较高,GnRH 分泌少。

青春期:敏感性降低,GnRH↑→FSH 和 LH↑→卵巢→月经。

卵巢功能受下丘脑-腺垂体-卵巢轴调节。

（一）子宫周期

月经（menstruation）：在青春期，随着卵巢功能的周期性变化，在卵巢分泌激素的影响下，子宫内膜发生周期性剥落，产生流血现象，称为月经。因此，女性生殖周期称为月经周期（menstrual cycle）。

月经周期：28 天；月经期：3~5 天；增生期：第 6~14 天；排卵：第 14 天；分泌期：第 15~28 天。

（二）卵巢周期与子宫周期激素

1. 卵泡期

（1）卵泡早期（月经期）：

时间：月经第 1~5 天。

子宫内膜特点：子宫内膜缺血、脱落和出血。

激素水平变化：血中雌、孕激素降至最低水平。

（2）卵泡晚期（增生期）：

时间：第 6~14 天。

子宫内膜特点：子宫内膜显著增殖、血管增生、腺体增多，雌激素作用结果。

激素水平变化：排卵前一天，雌激素达高峰，FSH 和 LH 分泌增加，尤以 LH 分泌增加更为明显，形成 LH 峰。

2. 排卵期

时间：第 14 天，LH 峰是引发排卵的关键因素，在排卵日女性的基础体温最低，因此可根据月经周期中基础体温的变化来判断排卵日。

3. 黄体期（分泌期）

时间：第 15~28 天。

子宫内膜特点：子宫内膜腺体呈分泌状态，孕激素作用的结果。

激素水平变化：雌激素第二高峰，孕激素高峰。

第三节　妊娠与分娩

妊娠（pregnancy）：是指子代新个体的产生和孕育的过程，包括受精、着床、妊娠的维持和胎儿的生长。

分娩（parturition）：是成熟胎儿及其附属物从母体子宫产出体外的过程。

一、妊　　娠

（一）受精

受精（fertilization）：是精子穿入卵子并与卵子相互融合的过程。

1. 精子的运行。

2. 精子获能　精子必须在子宫或输卵管中停留几小时，才能获得使卵子受精的能力。

3. 顶体反应　精子与卵子接触后，精子的顶体外膜与精子头部细胞膜融合、破裂，形成许多小孔，释放出顶体酶，使卵子外围的放射冠及透明带溶解，这一过程，称为顶体反应。

（二）着床

着床是指胚泡植入子宫内膜的过程。包括定位、黏着和穿透三个阶段。

（三）妊娠的维持及激素调节

1. 人绒毛膜促性腺激素（human chorionic gonadotropin，hCG） 由胎盘绒毛组织的合体滋养层细胞分泌，妊娠 8~10 周达高峰，随后分泌减少，是诊断早期妊娠的一个指标。

2. 其他蛋白质激素和肽类激素 胎盘分泌人绒毛膜生长激素、绒毛膜促甲状腺激素等。

3. 类固醇激素

（1）孕激素：由胎盘的合体滋养层细胞分泌，妊娠 6 周，胎盘开始分泌孕酮，12 周后迅速增加，妊娠末期达高峰。

（2）雌激素：90% 是雌三醇，是由胎盘和胎儿共同参与合成的。因此，检测孕妇尿中雌三醇的含量，可以反映胎儿在子宫内的情况。

二、分　娩

分娩的动力：子宫肌节律性收缩。

机制：糖皮质激素、雌激素、孕激素、催产素、松弛素、前列腺素及儿茶酚胺等参与分娩的启动和分娩过程。

三个阶段：胎儿头部紧抵子宫颈（数小时）；胎儿由宫腔经子宫颈和阴道娩出体外（1~2 小时）；胎盘与子宫分离并排出母体。

第四节　性生理学

一、性成熟的表现

（一）青春期体格形态的变化

1. 身高 促青春期生长的激素女性以雌二醇最为重要，男性以睾酮作用更为明显，此外胰岛素样生长因子-1 和生长素等均与青春期突长有关。

2. 机体构成比 在发育成熟后，男性的净体重、骨量和肌肉约为女性的 1.5 倍，女性脂肪约为男性的 2 倍。

（二）性器官的发育

1. 男性性器官的发育

（1）第一期：9~12 岁，为青春期的开始。分泌少量睾酮，附属性器官处于幼稚状态。

（2）第二期：12~15 岁，睾丸体积增多，出现精子细胞和精子，量少。睾酮分泌增加，附属性器官快速生长。

（3）第三期：15 岁后，睾丸及附属性器官已接近成人大小，精子数量及睾酮分泌与成人相似。

2. 女性性器官的发育 青春期，卵巢体积增大，子宫体积增大，性附属器官发育，出现月经。

（三）第二性征的出现

男性第二性征：声调变低，喉结突出，长胡须、腋毛和阴毛，肌肉发达，出现男性特有的气味。

女性:以乳房的发育最早,骨盆变大,皮下脂肪增厚,腋毛和阴毛相继长出,出现女性特有的气味。

(四) 性成熟的调节

下丘脑-腺垂体的功能被激活,GnRH、FSH、LH 的释放增加,引起青春期的一系列变化。

(五) 青春期性发育的异常

1. 性早熟　女性性早熟指 8 岁前出现乳房发育,腋毛、阴毛生长等情况。男性在 9 岁前出现生殖器官明显发育和第二性征。

2. 青春期延迟　女性 13 岁无乳房发育,16 岁无月经来潮;男性超过 14 岁无青春期发育的表现。

(李建华)

习　　题

一、选择题

A 型题

1. 关于睾丸功能的叙述,下列哪项是错误的
   A. 有产生精子的功能　　　　B. 精原细胞发育成为精子　　　　C. 有产生雄激素的功能
   D. 间质细胞产生睾酮　　　E. 无产生抑制素功能

2. 关于雄激素的作用的叙述,下列哪项是错误的
   A. 刺激雄性生殖器官发育　　　　B. 刺激男性副性征出现
   C. 促进肌肉与骨骼生长　　　　D. 分泌过盛可使男子身高超出常人
   E. 维持正常的性欲

3. 在卵泡期,成熟的卵泡能分泌大量的
   A. 卵泡刺激素　　　　B. 绒毛膜促性腺激素　　　　C. 雌激素
   D. 孕激素　　　　E. 黄体生成素

4. 关于雌激素生理作用的叙述,下列哪项是错误的
   A. 使输卵管平滑肌活动增强
   B. 促进阴道上皮细胞增生,并合成大量糖原
   C. 促进肾小管对钠、水的重吸收
   D. 子宫内膜增生变厚,腺体分泌
   E. 刺激乳腺导管和结缔组织增生,产生乳晕

5. 正常妇女体内的雌激素主要是
   A. 雌酮　　　B. 雌二醇　　　C. 雌三醇　　　D. 绒毛膜促性腺激素　　　E. 孕酮

6. 孕激素的生理作用是
   A. 使阴道上皮增生、角化　　　　B. 可使子宫兴奋性增高,活动增强
   C. 刺激乳腺导管和结缔组织增生　　　　D. 使子宫内膜呈分泌期变化
   E. 使子宫颈分泌大量清亮、稀薄的黏液

7. 有关女子基础体温的叙述,哪一项是错误的
   A. 随孕激素及其代谢产物的变化而波动   B. 随雌激素水平的波动而变化
   C. 在排卵前较低,排卵日最低   D. 排卵后升高 0.5℃ 左右
   E. 在黄体期一直维持在高水平上

8. 月经的出现是由于在循环血液中的水平急剧下降所致
   A. 雌激素   B. 孕激素   C. 雌激素和孕激素
   D. FSH 和 LH   E. 催乳素

9. 关于月经周期血中激素浓度变化的叙述,错误的是
   A. 雌激素有两次高峰   B. 排卵前出现孕激素高峰
   C. LH 在排卵前达高峰   D. FSH 与 LH 的高峰同步出现
   E. 月经前血中雌、孕激素浓度均会急剧下降

10. 排卵后子宫内膜呈分泌期是由于
    A. 高浓度雌激素的作用   B. 高浓度人绒毛膜促性腺激素的作用
    C. 卵泡刺激素浓度升高   D. 黄体生成素浓度升高
    E. 孕激素和雌激素共同刺激

11. 排卵后形成的黄体可以分泌
    A. 雌激素   B. 孕激素   C. LH
    D. 雌激素和孕激素   E. 雌激素、孕激素和 LH

12. 引起排卵发生的最关键性因素是
    A. FSH 高峰   B. 孕激素高峰   C. 雌激素第二个高峰
    D. LH 高峰   E. 催乳素高峰

13. 排卵前血液中出现 LH 高峰的原因是
    A. 血中孕激素对下丘脑的正反馈作用
    B. 血中高水平雌激素对下丘脑的正反馈作用
    C. 少量黄体生成素本身的短反馈作用
    D. 血中雌激素和孕激素的共同作用
    E. 卵泡刺激素的作用

14. 下列血中哪一种激素出现高峰可作为排卵的标志
    A. 催乳素   B. 卵泡刺激素   C. 黄体生成素
    D. 催乳素释放因子   E. 催乳素释放抑制因子

15. 妊娠时维持黄体功能的主要激素是
    A. 雌激素   B. 孕激素   C. FSH
    D. LH   E. 绒毛膜促性腺激素

B 型题
   A. 卵巢颗粒细胞   B. 卵巢内膜细胞   C. 睾丸间质细胞
   D. 睾丸支持细胞   E. 睾丸生精细胞

1. 睾丸生成雄激素的细胞是
2. 卵巢产生雄激素的细胞是

A. 雌激素　　　　B. 孕激素　　　　C. FSH　　　　D. LH　　　　E. hCG

3. 使基础体温升高的激素是

4. 促进阴道上皮细胞增生角化的激素是

5. 维持妊娠黄体功能的是

X 型题

1. 睾丸的生理作用有

 A. 产生精液　　　　　　　B. 产生精子　　　　　　　C. 分泌睾酮

 D. 分泌双氢睾酮　　　　　E. 分泌抑制素

2. 睾酮的生理作用有

 A. 抑制垂体分泌 LH　　　B. 促进生殖器官的生长　　　C. 促进骨骼生长

 D. 引起负氮平衡　　　　　E. 促进红细胞增多

3. 孕激素的生理作用有

 A. 使子宫平滑肌的活动减弱

 B. 促进增生的子宫内膜分泌

 C. 在雌激素作用的基础上使子宫内膜进一步增生

 D. 在雌激素作用的基础上使乳腺发育

 E. 使基础体温升高

4. 关于月经周期的叙述,下列哪些是正确的

 A. 排卵与血液中 LH 水平突然升高有关

 B. 月经期是因子宫内膜失去雌激素和孕激素支持所致

 C. 雌激素使子宫内膜增殖

 D. 月经血是不凝固的

 E. 月经周期是固定不变的

5. 与排卵有关的表现有

 A. 排卵前血中 LH 达高峰　　B. 排卵前雌激素达高峰　　C. 排卵前孕激素达高峰

 D. 排卵前基础体温短暂降低　E. 排卵后基础体温升高

二、名词解释

 1. 月经(menstruation)　　　　　　2. 受精(fertilization)

 3. 着床(implantation)

三、简答题

 1. 简述雌激素的主要生理作用。

 2. 简述孕激素的主要生理作用。

参 考 答 案

一、选择题

A 型题

1. E　2. D　3. C　4. D　5. B　6. D　7. B　8. C　9. B　10. E　11. D　12. D　13. B

14. C　15. E

B 型题

1. C 2. B 3. B 4. A 5. E

X 型题

1. BCDE 2. ABCE 3. ABCDE 4. ABCD 5. ABDE

二、名词解释

1. 月经:在卵巢激素分泌的影响下,子宫内膜发生周期性剥落,出现的阴道流血现象。

2. 受精:精子穿入卵子并与卵子相互融合的过程。

3. 着床:胚泡植入子宫内膜的过程。

三、简答题

1. 雌激素的主要生理作用:①促进女性生殖器官的发育:促进卵泡发育和排卵,促进子宫内膜增生,促进输卵管运动,促进阴道上皮细胞增生和糖原合成,使阴道保持酸性环境;②促进乳腺的发育并维持女性第二性征;③对代谢的作用:促进蛋白合成和骨钙沉积,降低血浆低密度脂蛋白而增加高密度脂蛋白含量。高浓度雌激素可导致水钠潴留。

2. 孕激素的主要生理作用:①对腺垂体分泌的激素有调节作用:排卵前协同雌激素诱导 LH 分泌出现高峰,而排卵后对腺垂体分泌的激素起负反馈作用;②影响生殖器官的生长发育和功能活动:使子宫内膜呈分泌期变化,为受精卵着床提供适宜的环境,降低子宫平滑肌的兴奋性;③对乳腺的作用:促进乳腺腺泡的发育和成熟;④使基础体温升高。

(颜建云)